LOIS ET RÈGLEMENTS

SUR LA

PHARMACIE EN BELGIQUE

DEPUIS

LES TEMPS LES PLUS RECULÉS JUSQU'A NOS JOURS

OU

CODE ANNOTÉ

A L'USAGE DES PHARMACIENS PRATICIENS

PAR

L. CRÉTEUR

PHARMACIEN A BRUXELLES

> Les lois sont toujours utiles à ceux qui possèdent, nuisibles à ceux qui n'ont rien.
>
> J. J. ROUSSEAU.

> L'humanité dans les lois ne se trouve que dans une civilisation avancée. C'est avec le progrès des lumières que le législateur s'attache plutôt à réformer qu'à punir.
>
> WILSON.

BRUXELLES
LIBRAIRIE MÉDICALE DE G. MAYOLEZ
RUE DE L'IMPÉRATRICE, 15.

PARIS
LIBRAIRIE DE GERMER BAILLIÈRE
RUE DE L'ÉCOLE-DE-MÉDECINE, 17.

1870

LOIS ET RÈGLEMENTS

SUR LA

PHARMACIE EN BELGIQUE

BRUXELLES
IMPRIMERIE COMBE ET VANDE WEGHE
PLACE DE LA VIEILLE-HALLE-AUX-BLÉS, 15

LOIS ET RÈGLEMENTS

SUR LA

PHARMACIE EN BELGIQUE

DEPUIS

LES TEMPS LES PLUS RECULÉS JUSQU'A NOS JOURS

OU

CODE ANNOTÉ

A L'USAGE DES PHARMACIENS PRATICIENS

PAR

L. CRÉTEUR

PHARMACIEN A BRUXELLES

Les lois sont toujours utiles à ceux qui possèdent, nuisibles à ceux qui n'ont rien.

J. J. ROUSSEAU.

L'humanité dans les lois ne se trouve que dans une civilisation avancée. C'est avec le progrès des lumières que le législateur s'attache plutôt à réformer qu'à punir.

WILSON.

BRUXELLES
LIBRAIRIE MÉDICALE DE G. MAYOLEZ
RUE DE L'IMPÉRATRICE, 13.

PARIS
LIBRAIRIE DE GERMER BAILLIÈRE
RUE DE L'ECOLE-DE-MÉDECINE, 17.

1870

PRÉFACE

Il faut remonter à l'époque où la civilisation avait déjà imposé ses lumières aux nations, pour trouver les premiers règlements sur la pharmacie ; au temps où les sciences naturelles avaient substitué leurs lois rationnelles aux méthodes superstitieuses des prêtres et à celles des médecins empiriques d'Athènes et de Rome.

Ce fut vers le XIIIe siècle que la pharmacie commença à se détacher du *tronc médical* pour vivre séparément.

Cette institution eut les plus heureuses conséquences ; car elle contribua puissamment au développement des sciences médicales. En effet, c'est à cette auxiliaire laborieuse et modeste que la médecine doit non-seulement l'agrandissement de ses domaines, mais encore l'accomplissement de ses miracles. C'est cet art qui a fait faire de si grands progrès à la chimie, dont les brillantes et utiles découvertes ont apporté la plus grande extension à l'industrie, tout en servant l'humanité souffrante.

Sortie par le travail de la position la plus obscure où on l'avait reléguée, la pharmacie, après avoir subi le dédain et les risées des différents peuples, s'est élevée, par sa persévérance, à la hauteur des plus belles institutions sociales. Elle s'est assise sur ce piédestal des sciences, qui est devenu la base assurée du vrai mérite et de l'estime dont elle est entourée aujourd'hui. Mais, pour y arriver, elle a dû supporter les jalouses tracasseries de la *science mère* dont elle est sortie, tout autant que du trafic honteux des méges imposteurs et ignorants qui cherchaient à la ravaler et à ternir l'éclat de sa science. Dès lors, des abus se commirent en son nom, et il fallut des lois pour les réprimer, en même temps que pour réglementer les diverses attributions de la profession elle-même.

Du reste, il y avait un motif sérieux pour lequel la liberté commerciale ne pouvait être accordée aux pharmaciens; c'est que, comme le disent les vieux règlements : « *Ils tiennent entre leurs mains la santé et la vie des citoyens.* »

Il fallait donc que les gouvernements soumissent le corps pharmaceutique à une législation telle, qu'en repoussant les *spéculateurs*, ils réservassent aux pharmaciens le monopole de la préparation et de la vente des médicaments et, par ce moyen, *la légitime confiance publique*.

Ce monopole commercial est peut-être unique; aussi est-il cause que notre délicate législation soulève tant et de si difficiles questions. Cependant, les gouvernements, sans gêner en rien les arts, devaient renfermer dans des bornes sévères ceux qui, comme la pharmacie, ont une influence trop directe sur la santé des particuliers (1). Du reste, comme le disait M. Falcon, s'il est vrai que la pharmacie a étonné le monde par le nombre et l'importance de ses découvertes, par une suite naturelle de tout ce qui porte le caractère des inventions humaines, ici comme ailleurs, le danger est à côté du salut, le mal à côté du bien : plus l'étude, la connaissance et la préparation des plantes et de tout ce qui entre dans la composition des médicaments sont et peuvent être utiles à la santé, plus il devient nécessaire que cet art ne soit exercé que par des hommes dont les preuves soient faites, et qui offrent au public une garantie suffisante à la confiance qu'il doit leur accorder.

Mais il fallait aussi que ces lois sauvegardassent les intérêts des pharmaciens, car aucune profession n'a plus de droit au respect que la pharmacie, tant sont grandes les responsabilités qui lui incombent. Vigilance, ordre, exactitude, probité scrupuleuse, tels sont les devoirs du véritable pharmacien. Son ministère tient du culte, mais de ce culte qui ne trahit jamais les devoirs que lui impose sa charge. Martyr de sa liberté, dont il a fait abnégation, il ne peut

(1) Discours de présentation de la loi de germinal.

avoir d'autre guide que sa raison ou sa conscience; son ministère est un sacerdoce.

N'était-ce pas rempli de cet enthousiasme pour la dignité de notre art, que M. Carret disait, le 19 germinal an XI, que de toutes les corporations, celle des pharmaciens seule avait pu traverser les révolutions sans en éprouver les outrages, et que, tandis que les factieux mettaient la France en lambeaux et renversaient les monuments du génie, les pharmaciens s'assemblaient paisiblement pour se communiquer leurs lumières, pour faire des réceptions, perpétuer la science et conserver, pour la nation, son feu sacré?

Quelle belle page pour l'histoire de la pharmacie française!

Pour de tels hommes, il ne fallait point de loi; mais il en fallait pour les prémunir contre les usurpateurs.

Chose étonnante, aucune profession n'a eu plus à souffrir des vices de la législation que la pharmacie belge! Elle vit comme dans un chaos de lois et de règlements empruntés à tous les régimes, et dont les dispositions, loin de la protéger, la livrent sans défense à l'arbitraire et à l'anarchie. Aussi pouvons-nous dire que la décadence de l'art pharmaceutique belge est due à cette insuffisance de la législation, qui, comme conséquence, ajoute à l'impuissance des tribunaux, à l'incurie ou à l'indifférence des autorités, à une surveillance illusoire et à une répression nulle.

Bien avant nous, des hommes de grand mérite ont écrit pour réclamer une législation nouvelle, en démontrant les vices et les lacunes de celle qu'on nous impose. Tour à tour, M. Pypers (1), d'Anvers, M. le chevalier De le Bidart de Thumaide (2), M. Damery (3), de Liége, ont démontré combien la pharmacie, telle que nous l'ont faite les franchises modernes, en était venue au point de désespérer d'elle-même. En 1846, M. le Dr Sauveur, nommé rapporteur à l'Académie royale de médecine, sur la question de la vente des médicaments en Belgique, avait démontré, au sein de cette docte compagnie, à combien d'abus la liberté commerciale pharmaceutique peut entraîner. Ce travail, chef-d'œuvre d'études et de recherches historiques, démontrait que non-seulement des lois sévères doivent interdire tout empiétement sur le domaine de la pharmacie, mais encore que le nombre des officines devrait être limité.

En 1862, M. Jules Sauveur, docteur en droit, aujourd'hui chef du cabinet de M. le ministre de l'intérieur, publia un travail du plus grand mérite, l'*Histoire de la législation médicale belge*. C'était le prélude d'un autre ouvrage qu'il méditait et que nous aurions désiré voir paraître. Du reste, ce traité, n'établissant

(1) Discussion de quelques faits historiques relatifs à la séparation de la médecine d'avec la pharmacie.

(2) Améliorations que réclame la législation pharmaceutique belge.

(3) De la législation pharmaceutique.

que d'une façon sommaire les lois médicales dans l'ordre chronologique de nos différents gouvernements, n'était point fait pour servir de code aux pharmaciens.

J'ai adopté et suivi, dans mon travail, l'ordre chronologique de M. J. Sauveur.

Après avoir jeté un coup d'œil sur les anciennes institutions pharmaceutiques chez les différentes nations, j'ai groupé avec ordre les anciens édits de Belgique réglant notre profession.

J'ai divisé par chapitres les lois qui ont été édictées sous nos différents gouvernements, et j'ai eu soin de recueillir et d'annoter les décisions judiciaires se rapportant aux divers articles de chacune de ces lois. J'ai ensuite établi un parallèle entre les études sous les divers régimes, et j'ai recherché les inconvénients que présentait chaque système d'organisation.

On le voit, je n'ai rien innové : la besogne m'avait été taillée par mes devanciers; un classement méthodique seul restait à faire, afin d'établir un petit *Code pharmaceutique* dans lequel les pharmaciens belges pussent trouver facilement et promptement tous les renseignements désirables sur leur profession.

C'est là ce que j'ai tenté de faire; puissé-je y avoir réussi!

Dépourvu de toute ambition personnelle, je ne me suis décidé à faire ce travail que sur les instances de mes collègues et amis. C'est pourquoi je les prie de m'accorder une large part d'indulgence dans l'appréciation qu'ils en feront. Cette indulgence m'est d'autant plus nécessaire que cette entreprise, tout en ayant trait à ma profession, n'est plus en rapport avec les études que j'ai faites. Aussi, voulant rendre à chacun la part de mérite qui lui est due, je dirai que, grâce à un éminent jurisconsulte, M. J. B. Leroux, ancien juge au tribunal de première instance de Bruxelles, j'ai pu facilement me procurer une partie des notes judiciaires dont j'avais besoin, et que, grâce également à l'obligeance de M. J. Sauveur, je suis parvenu à obtenir, pour en faire mon profit, les circulaires et les arrêtés ministériels publiés depuis lors.

J'espérais pouvoir terminer mon travail par la loi sur la police et la discipline médicales dont le contre-projet élaboré par la Fédération médicale belge et l'Association générale pharmaceutique de Belgique a été déposé, mais la discussion n'en ayant pas pu avoir lieu, j'en ferai l'objet d'un travail particulier, qui sera le complément de celui-ci.

L. Créteur.

LOIS ET RÈGLEMENTS

SUR

LA PHARMACIE EN BELGIQUE

CHAPITRE PREMIER.

ÉTYMOLOGIE DES MOTS APOTHICAIRE ET PHARMACIEN. — ORIGINE DE LA PHARMACIE. — ESQUISSE GÉNÉRALE DE SON HISTOIRE DEPUIS LES TEMPS LES PLUS RECULÉS JUSQU'EN 1803.

Malgré la synonymie des mots *apothicaire* et *pharmacien*, synonymie reçue dans l'acceptation générale, ces deux mots ont cependant une telle différence entre eux, qu'ils ne devraient jamais être confondus l'un avec l'autre.

Le mot *apothicaire*, tiré du grec αποθεκε, *boîte* ou *boutique*, du verbe αποτιθημι, *serrer*, *emmagasiner*, conviendrait mieux aux merciers, aux drapiers, aux épiciers, aux libraires, aux droguistes, qu'aux pharmaciens.

Le mot *pharmacien*, au contraire, tire son origine du grec φαρμακον, *médicament*. C'est donc un art qui consiste à reconnaître, à recueillir et à conserver les médicaments simples et à préparer les médicaments composés.

Il est fort difficile d'assigner l'époque où commença la pharmacie, dont l'origine se perd dans la nuit des temps. Chez toutes les nations, tant sauvages qu'autres, on trouve des traces anciennes de l'usage des médicaments.

L'instinct doit sans doute avoir été le premier guide qui

indiqua les propriétés des plantes utiles : d'heureuses découvertes apprirent à les modifier pour les conserver, et des traditions de famille conservèrent ces premières observations. Plus tard, ces traditions furent recueillies dans les temples par les prêtres qui, les premiers, s'occupèrent de l'art de guérir.

Selon Hérodote et Strabon, ce furent les Indiens, les Assyriens et les Chaldéens, qui, les premiers, composèrent des remèdes. D'un autre côté, Pline et Dioscoride soutiennent que ce furent les Grecs et les Romains, et que les peuples d'Orient ne s'occupèrent de pharmacie qu'après les Égyptiens, et que ce fut à ceux-ci que Moïse et les Hébreux puisèrent les premières notions de chimie. Dans tous les cas, Sophar, de Perse, nous a laissé des écrits hiéroglyphiques, qui nous prouvent que la chimie était déjà bien connue de son temps. Après lui, nous trouvons Hermès, Ostanis d'Égypte, et Marie la Juive, sœur de Moïse, qui s'occupèrent de pharmacie.

Cependant, ce qui porterait à croire que les Chinois avaient devancé toutes les nations, c'est que le premier pharmacien dont l'histoire fasse mention est Ching-Nong, empereur de la Chine, qui, dit-on, vivait vers l'an 2680 avant l'ère chrétienne, et qui fit une histoire de drogues qui porte son nom. Il fit même des essais d'analyses, des extraits, etc., et il faisait constater les effets de ses médicaments sur les malades.

En Égypte, en Grèce, chez le peuple romain, l'histoire de la pharmacie se trouve entièrement liée à celle de la médecine et du sacerdoce ; comme nous le voyons dans l'histoire des médecins juifs, le prêtre seul, tout en étudiant les choses sacrées, s'adonnait à la médecine, qui faisait partie de la connaissance des cultes. Pour cela, l'usage de préparer et d'administrer les médicaments était réservé aux prêtres : aussi l'art de guérir comprenait tous les moyens internes et externes, et la pharmacie et la chirurgie se confondaient avec la médecine.

Les demi-dieux et les héros, Hercule, Chiron, Achille et les deux fils d'Esculape, Macaon et Podalire, préparaient eux-mêmes les remèdes. Dans l'antiquité, la pharmacie fut pratiquée par les femmes les plus célèbres : ainsi nous y trouvons Médée l'enchanteresse, Circé l'empoisonneuse, Aspasie, maîtresse de Cyrus, et les deux belles reines de Carie et d'Égypte, Artémise et Cléopâtre, voulurent aussi, de leurs mains délicates, extraire le suc des plantes. Les Romains, pendant cinq à six siècles, s'occupèrent peu de pharmacie. Ils s'adonnaient cependant beaucoup à la chimie ou alchimie, car nous voyons dans Pline que, sous l'empereur Tibère, la verroterie était déjà connue. Pompée, le premier, apporta à Rome un recueil de formules choisies par Mithridate, environ 64 ans avant Jésus-Christ. Rome adopta alors quelques préparations recommandées par Agrippa, des électuaires inventés par Phiton et Moschion, enfin la fameuse thériaque composée par Nicandre et Andromachus. Vers le milieu du premier siècle de l'ère chrétienne, Dioscoride donna aux Romains les premiers éléments de matière médicale, et jusqu'au temps de Galien (150), ils empruntèrent des médicaments aux Grecs. Vint ensuite Aëtius qui, dans son fameux *Tetrabiblos*, recueillit ce que la polypharmacie gréco-égyptienne avait de meilleur. Après ces maîtres, vinrent Paul d'Égine, vers l'an 636, puis Étienne d'Athènes, dont les écrits furent suivis jusqu'au VIIIe siècle, et qui sont encore recherchés de nos jours.

Geber, surnommé l'Arabe, mais que Léon l'Africain dit avoir été Grec, enseigna alors aux Arabes l'art de distiller, et la chimie fit faire chez cette nation les premiers progrès à la pharmacie. Mésué, Sérapion et Rhasès enrichirent successivement la pharmacie de plusieurs médicaments, et le *Julap* des Arabes ou l'eau distillée de roses en est un. A cette époque, c'est-à-dire vers le VIIIe siècle, c'était un véritable combat d'étude d'alchimie chez toutes les nations : des ermites, tels que celui de Jérusalem, des évêques du mérite d'Albert le Grand, de Ratisbonne, et le célèbre moine Bacon, de Westminster inventeur de la poudre à canon (1), nous ont laissé des *traités sur les minéraux, des miroirs d'alchimie, sur la composition de la pierre philosophale ou présent d'Azoth*, de souvrages sur les *secrets de l'art*, ou *magie chimique*, etc., etc.

Vers le XIIe siècle, Alchindi, Averroés et Albenbitar introduisirent en Europe les remèdes employés en Orient. Vers le commencement du XIIIe siècle, Sylvaticus, Myrepsus, Platicarius, Arnauld de Villeneuve, dont les manuscrits se trouvent dans la bibliothèque de Leide, et son disciple Raimond Lulle, de Majorque, qui mourut en Afiique, et qui est un des premiers auteurs qui aient écrit sur le remède universel pour toutes les maladies du corps humain, transmirent aux Occidentaux toutes les connaissances des Arabes.

On commença alors à former la classification des médicaments, en suivant la méthode d'Hippocrate, selon leurs propriétés principales (altérants, incisifs, relâchants, etc.), ou selon leurs actions spéciales (céphaliques, hépatiques, stomachiques, diurétiques, etc.).

De cette idée d'attacher aux médicaments des propriétés spéciales, on vit naître ces rêveries hypothétiques qui, mêlées aux romans de l'alchimie (2) et aux folies de Paracelse, devaient faire rétrograder la science, et livrer les malades à une polypharmacie sans limite. Aussi jusqu'au XVIIe siècle, nous dit Cadet de Gassicourt, tous les traités de pharmacie

(1) D'autres attribuent l'invention de la poudre à canon au franciscain Berthold Schwarz.

(2) L'étymologie du mot chimie (Χημια, noir, obscur, caché) avait fait dire à Zosime de Ponopolis que c'était une science donnée par les démons aux femmes, pour les récompenser des faveurs qu'ils en avaient reçues.

ressemblent à des grimoires. Il ne pouvait en être autrement, car les alchimistes se faisaient médecins, et prétendaient déraciner toutes les maladies du corps humain à l'aide de leur art : leurs faux succès les enflent d'une folle vanité qui va en augmentant jusqu'à l'époque de l'organisation du corps médical. Il est vrai de dire que les Arabes nous firent connaître des médicaments très-utiles; et l'alchimie, si elle n'a pu faire découvrir la pierre philosophale, nous a au moins laissé des préparations du plus grand mérite. Nous voyons Carpus se servir du mercure et de ses préparations pour combattre les maladies vénériennes. Avant lui, Basile Valentin, bénédictin d'Erfurt, fit son fameux *Char de triomphe de l'antimoine*, etc., et recommanda une foule de préparations d'antimoine, des acides, des sels, etc. ; un peu plus tard, Charas, Baulduc, Lemery, Hombeng, Geoffroy, profitèrent de ces matériaux laissés par leurs devanciers pour faire de nouvelles découvertes. Au milieu du XVe siècle, la chimie était très en vogue, et nous voyons Catherine de Médicis se payer des faveurs de son Florentin pour empoisonner Jeanne d'Albret par inoculation.

Aux XVIe et XVIIe siècles, nous vîmes sortir du sein de l'Allemagne protestante des pharmacologues du plus grand mérite, tels que Glauber, Zunckel, Glaser, Schrœder, Wedelius, Juncker, Dippel.

Vers la fin de 1600, Boerhave, répandant à la fois les lumières par ses cours et ses écrits, éveilla chez les pharmaciens le goût des analyses. Un peu plus tard, Stahl créa la chimie du phlogistique, en rattachant tous les faits à un grand système. La pharmacie commença alors à prendre le rang qui lui convenait, et quoiqu'elle eût conservé beaucoup de formules et des préparations tout à fait empiriques, elle devint un art régulier. Dès lors, il ne fut plus permis au pharmacien d'être un simple manipulateur, car les génies des Priestley, des Lavoisier, des Berthollet, des Monge, des Laplace, des Guyton, des Morveau, des Fourcroy, et les travaux de Rouelle, Beaumé, Bayen, Cadet, etc., etc., firent tourner tous les progrès des sciences physiques, de la chimie et de l'histoire naturelle, au profit de la pharmacie.

Dans les xiiie et xive siècles, les médecins, renonçant peu à peu à la manipulation, confièrent les préparations de leurs ordonnances à des élèves qui travaillaient chez eux, et qui étaient chargés de porter les médicaments aux malades. De là date l'origine du patronage et du pouvoir que les médecins exercèrent longtemps sur les pharmaciens. Vers 1336, Philippe de Valois fit faire quelques règlements pour les apothicaires. Sous Charles IX (1560), *le corps des apothicaires* fut érigé en communauté. Ce furent les médecins qui, pour se montrer leurs pères et maîtres, se chargèrent de rédiger le serment que les *maîtres apothicaires chrétiens et craignant Dieu* eurent à prêter, entre autres formalités, pour « *l'honneur, la gloire et l'ornement de la majesté de la médecine.* » On réunit ensuite le corps des barbiers au corps des chirurgiens, et le corps des apothicaires à celui des épiciers. Cette réunion devait être funeste aux pharmaciens, car comme les lois de ce temps établissaient des catégories de gens selon leur commerce, les épiciers ayant été placés dans la classe des pharmaciens, se crurent égaux en savoir, et ne tardèrent pas à s'immiscer dans l'exercice de la pharmacie. De là une foule d'abus se commirent, des plaintes, des contestations, des procès de tous genres. Les médecins fomentaient ces sortes de querelles, car ils craignaient que les pharmaciens, qui chaque jour devenaient plus éclairés, ne se trouvassent bientôt en état de secouer le joug de la faculté de médecine.

Le mal était à son comble sous la régence de Marie de

Médicis, dont la favorite et dame d'atours, elle-même, Léonore Galigaï, composait des remèdes magiques. En 1631, sous le règne de Louis XIII et le gouvernement du duc de Richelieu, pour mettre un terme à ces dissensions, le cardinal ministre força les gardes ou chefs du corps des apothicaires de signer un règlement nommé *Concordat*, à la fin duquel la faculté de médecine obligea les apothicaires à demander grâce et à reconnaître les médecins comme *leurs pères* et *bons maîtres*, pour en être reconnus eux-mêmes comme seuls artistes capables de préparer et d'*administrer* (1) les médicaments. Cependant le tout-puissant ministre, qui venait de publier la première gazette, et qui, sous les travaux d'imagination des beaux esprits des Malherbe, des Desmarets, des Boisrobert, des Vauglas, etc., venait de créer l'Académie française, ne pouvait point laisser les sciences médicales de côté. Aussi fit-il promulguer une loi par laquelle il interdisait les études pharmaceutiques à tout individu étranger à la France et professant d'autre religion que la sienne. Il divisa les études en *apprentissage* qui devait durer quatre années ; l'aspirant prenait alors le titre de *compagnon*, pendant six ans, laps de temps que devait durer son stage. Il subissait alors un examen divisé en trois parties : d'abord un examen sur toutes les préparations tant magistrales qu'officinales. Il avait ensuite un second examen sur la botanique, examen qui consistait à connaître les noms des herbes. Enfin il devait faire son *chef-d'œuvre* consistant en cinq préparations. Ces examens se subissaient devant deux docteurs, mais il était loisible à tous maîtres d'y assister et d'interroger le récipiendaire.

Cette même loi établissait des peines pour quiconque délivrait des médicaments sans autorisation, ainsi que pour les

(1) Molière, *Monsieur de Pourceaugnac*, scène xv. — *Le Malade imaginaire*, scène iv.

pharmaciens qui employaient des drogues vieillies ou de mauvaise qualité.

Cette loi de rigueur, que les apothicaires avaient subie pour acheter la paix, pesa sur eux 146 ans, de 1631 à 1777. Mais, pendant ce temps, les sciences physiques ayant fait de grands progrès, dus en partie aux travaux de quelques pharmaciens, et le roi Louis XV (1) ayant délivré les chirurgiens (1743) de leur association avec les barbiers, le roi Louis XVI usa de la même justice envers les apothicaires (1777) en les séparant des épiciers et en créant l'*école de pharmacie,* sous la surveillance de la faculté de médecine. On défendit en même temps aux épiciers de vendre au poids médicinal, et la pharmacie prit, parmi les arts, le rang qu'elle méritait. Après la chute de Louis XVI, un décret du 18 août 1792 supprima les universités. Il n'y eut plus de réceptions régulières, l'anarchie la plus complète prit la place de l'ancienne organisation, et on vit des ignares grossiers être patentés, car aucune preuve de savoir et d'habileté n'était exigée.

La loi qui organisa la pharmacie, le 21 germinal an XI (1803), établit en France *trois écoles de pharmacie* (il devait y en avoir six), Paris, Montpellier, Strasbourg. Les attributions et l'organisation de ces grandes écoles répondent dès lors à l'importance d'un enseignement complet et régulier de pharmacie chez un grand peuple. Ces écoles ont le droit d'examiner et de recevoir, pour tout le territoire, les élèves qui se destinent à la pratique de la pharmacie ; de plus, elles sont chargées d'enseigner les principes et la théorie dans les cours publics et d'en surveiller l'exercice. Nul ne pouvait alors prétendre à se faire recevoir pharmacien, si, pendant huit ans au

(1) Le règne de Louis XIV fut tout entier livré aux superstitions les plus grossières des sortilèges et de la magie, et la fameuse *poudre de succession* nous donne un triste exemple de l'état des sciences sous ce règne.

moins, il n'avait travaillé dans les pharmacies légalement établies. Pour les élèves qui, pendant trois ans, avaient suivi les cours des écoles, ils pouvaient se faire recevoir, en passant trois autres années dans les pharmacies. L'examen et la réception des pharmaciens se faisaient soit dans les écoles de pharmacie, ou bien dans les jurys établis dans chaque département pour la réception des officiers de santé, selon la loi du 19 ventôse an XI. Aux examinateurs désignés par le gouvernement, pour les examens dans les écoles de pharmacie, il était adjoint deux docteurs en médecine ou en chirurgie, choisis parmi les professeurs des écoles de médecine. Pour la réception des pharmaciens par les jurys de médecine, il était adjoint à ces jurys, par le préfet de chaque département, quatre pharmaciens légalement reçus. Là où existaient les écoles de pharmacie, ces jurys n'étaient point formés, mais les examens étaient les mêmes dans les écoles et devant les jurys.

Ces examens, comme ceux qui se subissaient sous le règne de Louis XIII, étaient divisés en trois parties, c'est-à-dire deux examens théoriques, dont l'un sur les principes de l'art, l'autre sur la botanique, ce qui constituait plutôt l'*Histoire naturelle des drogues simples*, et sur la chimie. Ces premiers examens étaient séparés du troisième par un intervalle d'un mois. Cette dernière épreuve devait durer quatre jours, durant lesquels l'aspirant devait faire au moins neuf opérations chimiques et pharmaceutiques, désignées par les professeurs ou les membres du jury.

Le récipiendaire faisait lui-même ces opérations, et il devait en décrire les matériaux, les procédés et les résultats qu'il en avait obtenus. Pour obtenir son diplôme, il devait avoir réuni au moins les deux tiers des suffrages des examinateurs ; de plus, il devait être âgé de vingt-cinq ans accomplis.

Sous cette loi consulaire, nul ne pouvait ouvrir une officine, *préparer*, *vendre ou débiter* aucun médicament, s'il n'avait pas été reçu selon les formes voulues, et pour en être assurés, les préfets faisaient imprimer et afficher chaque année les noms des pharmaciens établis dans toute l'étendue de leur département (1).

PREMIERS RÈGLEMENTS SUR LA PHARMACIE EN FRANCE.

DÉCLARATION ROYALE RELATIVE AUX POISONS (JUILLET 1682).

ART. 6. Seront réputés au nombre des poisons, non-seulement ceux qui peuvent causer une mort prompte et violente, mais aussi ceux qui, en altérant peu à peu la santé, causent des maladies; soit que lesdits poisons soient simples, naturels, ou composés et faits de main d'artiste; et en conséquence défendons à toutes sortes de personnes, à peine de la vie, même aux médecins, apothicaires et chirurgiens, à peine de *punitions corporelles*, d'avoir et garder de tels poisons simples ou préparés, qui, retenant toujours leur qualité de venin, et n'entrant en aucune composition ordinaire, ne peuvent servir qu'à nuire, et sont de leur nature pernicieux et mortels.

ART. 7. A l'égard de l'arsenic, du réalgar, de l'orpiment et du sublimé, quoiqu'ils soient poisons dangereux de toute leur substance, comme ils entrent et sont employés dans plusieurs compositions nécessaires, nous voulons, afin d'empêcher à l'avenir la trop grande facilité qu'il y a eu jusqu'ici d'en abuser, qu'il ne soit permis qu'aux marchands qui demeurent dans les villes d'en vendre et d'en livrer eux-mêmes seulement aux médecins, apothicaires, chirurgiens, orfévres, teinturiers, maréchaux et autres personnes publiques, qui, par leur pro-

(1) Extrait du *Tableau historique de la médecine*, de Casimir Broussais.

fession, sont obligés d'en employer; lesquels néanmoins écriront, en les prenant, sur un registre particulier tenu pour cet effet par lesdits marchands, leurs nom, qualité et demeure, ensemble la quantité qu'ils auront prise desdits minéraux; et si, au nombre desdits artisans qui s'en servent, il s'en trouve qui ne sachent pas écrire, lesdits marchands écriront pour eux. Quant aux personnes inconnues auxdits marchands, comme peuvent être les chirurgiens et maréchaux des bourgs et villages, ils apporteront des certificats en bonne forme, contenant leurs nom, demeure et profession, signés du juge du lieu, ou d'un notaire et de deux témoins, ou du curé ou de deux principaux habitants, lesquels certificats et attestations demeureront chez lesdits marchands pour leur décharge. Seront aussi les épiciers, merciers et autres marchands demeurant dans lesdits bourgs et villages, tenus de remettre incessamment ce qu'ils auront desdits minéraux entre les mains des syndics, gardes ou anciens marchands, épiciers ou apothicaires des villes plus prochaines des lieux où ils demeureront, lesquels leur en rendront le prix; le tout à peine de *trois livres d'amende*, en cas de contravention, même de *punition corporelle*, s'il y échet.

Art. 8. Enjoignons à tous ceux qui ont droit par leurs professions et métiers de vendre ou d'acheter des susdits minéraux, de les tenir en des lieux sûrs dont ils garderont eux-mêmes la clef. Comme aussi leur enjoignons d'écrire sur un registre particulier la qualité des remèdes où ils auront employé lesdits minéraux, et la quantité qu'ils y auront employée, et d'arrêter à la fin de chaque année sur lesdits registres ce qui leur en restera; le tout à peine de *mille livres d'amende* pour la première fois, et de plus grande, s'il y échet.

Défendons aux médecins, chirurgiens, apothicaires, épiciers, droguistes, orfévres, teinturiers, maréchaux et tous autres, de distribuer desdits minéraux en substance à quelque personne que ce puisse être, et sous quelque prétexte que ce soit, sous peine d'être punis corporellement; et seront tenus de composer eux-mêmes, ou de faire composer en leur présence par leurs garçons, les remèdes où il devra entrer nécessairement desdits minéraux, qu'ils donneront après cela à ceux qui leur en demanderont, pour s'en servir aux usages ordinaires.

. . . .

Art. 10. Défenses sont aussi faites à toutes personnes autres qu'aux médecins et apothicaires, d'employer aucuns insectes venimeux, comme serpents, crapauds, vipères et autres semblables, sous prétexte de s'en servir à des médicaments ou à faire des expériences, et sous quelque autre prétexte que ce puisse être, s'ils n'en ont la permission expresse et par écrit.

Art. 11. Faisons très-expresses défenses à toutes personnes, de quelque condition et profession qu'elles soient, excepté aux médecins approuvés, et dans le lieu de leur résidence, aux professeurs en chimie et aux maîtres apothicaires, d'avoir aucuns laboratoires, et d'y travailler à aucune préparation de drogues ou distillations, sous prétexte de remèdes chimiques, expériences, secrets particuliers, recherches de la pierre philosophale, conversion, multiplication ou raffinement de métaux; confections de cristaux ou de pierres de couleur, et autres semblables prétextes, sans avoir auparavant obtenu de nous, par lettres du grand sceau, la permission d'avoir lesdits laboratoires, présenté lesdites lettres, et fait déclarations en conséquence à nos juges et officiers de police des lieux.

Défendons pareillement à tous distillateurs, vendeurs d'eau-de-vie, de faire autre distillation que celles de l'eau-de-vie et de l'esprit-de-vin, sauf à être choisi d'entre eux le nombre qui sera jugé nécessaire pour la confection des eaux fortes dont l'usage est permis; lesquels ne pourront néanmoins y travailler qu'en vertu de nosdites lettres et après en avoir fait leur déclaration, à peine de punition exemplaire.

—

ARRÊT DU PARLEMENT DE PARIS QUI ENJOINT AUX APOTHICAIRES DE SUIVRE LE FORMULAIRE DRESSÉ PAR LA FACULTÉ DE MÉDECINE, ET DE NE DÉLIVRER DES MÉDICAMENTS QUE SUR LES ORDONNANCES DE QUI DE DROIT (23 JUILLET 1748).

Vu par la cour la requête présentée par les doyens et docteurs régents de la faculté de médecine de Paris, à ce que, pour les causes y contenues, il plût à notredite cour ordonner que les arrêts et règlements de notredite cour du 3 août 1536, 25 octobre 1591, 12 septembre 1598, 20 décembre 1599, 30 août 1566, 20 janvier 1571, 17 et 25 octobre 1597, 28 avril 1671, 1er septembre 1672; les déclarations du roi des 29 mars et 19 juillet 1696; l'édit du mois de mars 1707; ensemble l'arrêt de notredite cour du 26 mars 1732, seront exécutés selon leur forme et teneur, etc.; notredite cour ordonne que les ordonnances, édits et déclarations enregistrés en notredite cour, ensemble les arrêts et règlements de notredite cour rendus au sujet des médecins et apothicaires, seront exécutés selon leur forme et teneur; ce faisant que tous les apothicaires de cette ville et faubourgs de Paris seront tenus de se conformer au nouveau dispensaire, fait par les suppléants, pour la composition des remèdes y mentionnés, et ce dans six mois, à compter du jour du présent arrêt et de l'acte de dépôt qui sera fait au greffe de notredite cour dudit dispensaire, après avoir été signé du doyen de la faculté de médecine de cette ville de Paris. Fait prohibition et défense aux apothicaires de donner les compositions mentionnées audit dispensaire ou autres, par eux faites, aux malades, sur autres ordonnances que celles des docteurs de ladite faculté, licence d'icelle, ou autres ayant pouvoir d'exercer la médecine dans cette ville et faubourgs de Paris, et sans ordonnances datées et signées desdits docteurs licenciés ou autres ayant pouvoir, desquelles ordonnances lesdits apothicaires seront tenus de tenir bon et fidèle registre, le tout sous les peines portées par les ordonnances, édits, déclarations et arrêts de la cour (500 *livres d'amende*).

—

DÉCLARATION DU ROI PORTANT RÈGLEMENT POUR LES PROFESSIONS DE LA PHARMACIE ET DE L'ÉPICERIE A PARIS, DONNÉE A VERSAILLES LE 25 AVRIL 1777, REGISTRÉE EN PARLEMENT LE 13 MAI 1777.

Louis, par la grâce de Dieu, roi de France et de Navarre : à tous ceux qui ces présentes lettres verront, salut. Par l'art. 3 de notre édit du mois d'août dernier, nous nous sommes réservé de nous expliquer particulièrement sur ce qui concerne la pharmacie; nous avons considéré qu'étant une des branches de la médecine, elle exigeait des études et des connaissances approfondies, et qu'il serait utile d'encourager une classe de nos sujets à s'en occuper uniquement, pour parvenir à porter cette science au degré de perfection dont elle est susceptible dans les différentes parties qu'elle embrasse et qu'elle réunit : nous avons également porté notre attention sur ce qui pouvait intéresser le commerce de l'épicerie; nous avons eu pour but de prévenir le danger qui peut résulter du débit médicinal des compositions chimiques, galéniques ou pharmaceutiques, entrantes au corps humain, confié à des marchands qui ont été jusqu'à présent autorisés à en faire commerce, sans être obligés d'en connaître les propriétés. L'emploi des poisons étant en usage dans quelques arts, et la vente en étant commune entre l'épicerie et la pharmacie, nous avons jugé nécessaire d'ordonner de nouveau l'exécution de nos ordonnances sur cet objet, et de fixer entre les deux professions des limites qui nous ont paru devoir prévenir toutes contestations, et opérer la sûreté dans le débit des médicaments dont la composition ne peut être trop attentivement exécutée et surveillée. A ces causes et autres à ce nous mouvant, de l'avis de notre conseil et de notre certaine science, pleine puissance et autorité royale, nous avons, par ces présentes signées de notre main, dit, déclaré et ordonné, disons, déclarons et ordonnons, voulons et nous plaît ce qui suit :

Art. 1er. Les maîtres apothicaires de Paris, et ceux qui, sous le titre de privilégiés, exerçaient la pharmacie dans ladite ville et faubourgs, seront et demeureront réunis, pour ne former à l'avenir qu'une seule et même corporation, sous la dénomination de collége de pharmacie, et pourront seuls avoir laboratoire et officine ouverte; nous réservant de leur donner des statuts sur les mémoires qui nous seront remis pour régler la police intérieure des membres dudit collége.

Art. 2. Lesdits privilégiés, titulaires de charges, et qui à ce titre sont réunis, ne pourront se qualifier de maîtres en pharmacie, et avoir laboratoire et officine à Paris, que tant qu'ils posséderont et exerceront personnellement leurs charges; toute location ou cession de privilége étant et demeurant interdite à l'avenir, sous quelque prétexte et à quelque titre que ce soit.

Art. 3. Tous ceux qui, à l'époque de la présente déclaration, autres néanmoins que les maîtres et privilégiés compris en l'art. 1er, prétendraient avoir droit de tenir laboratoire et officine ouverte pour exercer la pharmacie ou chimie dans ladite ville et faubourgs, seront tenus de produire leurs titres entre les mains du lieutenant général de police, dans un mois pour tout délai, à l'effet d'être agrégés et inscrits à la suite du tableau des maîtres en pharmacie, ce qui ne pourra avoir lieu qu'après qu'ils auront subi les examens prescrits par les statuts et règlements.

Art. 4. Les maîtres en pharmacie qui composeront le collége ne pourront à l'avenir cumuler le commerce de l'épicerie. Ils seront tenus de se renfermer dans la confection, préparation, manipulation et vente des drogues simples et compositions médicinales, sans que, sous prétexte des sucres, miels, huiles et autres objets qu'ils emploient, ils puissent en exposer en vente, à peine d'amende et de confiscation. Permettons néanmoins à ceux d'entre eux qui, à l'époque de la présente déclaration, exerçaient les deux professions, de les continuer leur vie durant, en se soumettant aux règlements concernant la pharmacie.

Art. 5. Les épiciers continueront d'avoir le droit et faculté de faire le commerce en gros des drogues simples, sans qu'ils puissent en vendre et débiter, au poids médicinal, mais seulement au poids de commerce; leur permettons néanmoins de vendre en détail et au poids médicinal, la manne, la casse, la rhubarbe et le séné, ainsi que les bois et racines, le tout en nature, sans préparation, manipulation ni mixtion, sous peine de cinq cents livres d'amende pour la première fois, et de plus grande peine en cas de récidive. Voulons que les maîtres en pharmacie puissent tirer directement de l'étranger les drogues simples à leur usage, et pour la consommation de leur officine seulement.

Art. 6. Défendons aux épiciers et à toutes autres personnes, de fabriquer, vendre et débiter aucuns sels, compositions ou préparations entrantes au corps humain en forme de médicaments, ni de faire aucune mixtion de drogues simples pour administrer en forme de médecine, sous peine de cinq cents livres d'amende, et de plus grande s'il y échoit ; voulons qu'ils soient tenus de représenter toutes leurs drogues, lors des visites que les doyens et docteurs de la faculté de médecine, accompagnés des gardes de l'épicerie, feront chez eux ; à l'effet, s'il s'en trouve de détériorées, d'en être dressé procès-verbal, signé desdits docteurs et gardes, pour y être pourvu ainsi qu'il appartiendra.

Art. 7. Pourront les prévôts de la pharmacie se transporter dans les lieux où ils auront avis qu'il se fabrique et débite sans permission ou autorisation des drogues ou compositions chimiques, galéniques, pharmaceutiques ou médicinales, en se faisant toutefois assister d'un commissaire, qui dressera procès-verbal de ladite visite, pour, en cas de contravention, y être pourvu ainsi qu'il appartiendra.

Art. 8. Ne pourront les communautés séculières ou régulières, même les hôpitaux et les religieux mendiants, avoir de pharmacie, si ce n'est pour leur usage particulier et intérieur ; leur défendons de vendre et débiter aucunes drogues simples ou composées, à peine de cinq cents livres d'amende.

Art. 9. Renouvelons, en tant que de besoin, les dispositions de notre édit du mois de juillet 1682 ; en conséquence défendons très-expressément et sous les peines y portées, à tous maîtres en pharmacie, à tous épiciers et à tous autres, de distribuer l'arsenic, le réalgar, le sublimé et autres drogues réputées poisons, si ce n'est à des personnes connues et domiciliées auxquelles telles drogues sont nécessaires pour leur profession, lesquelles écriront de suite et sans aucun blanc, sur un registre à ce destiné et paraphé à cet effet par le lieutenant général de police, leurs nom, qualité et demeure,

2

l'année, le mois, le jour et la quantité qu'ils auront prise desdites drogues, ainsi que l'objet de leur emploi.

Art. 10. A l'égard des personnes étrangères ou inconnues ou qui ne sauront pas écrire, il ne leur sera délivré aucunes desdites drogues, si elles ne sont accompagnées de personnes domiciliées et connues, qui inscriront et signeront sur le registre comme il est prescrit ci-dessus. Seront au surplus tous poisons et drogues dangereuses, tenus et gardés en lieux sûrs et séparés, sous la clef du maître seul, sans que les femmes, enfants, domestiques, garçons ou apprentis en puissent disposer, vendre ou débiter, sous les mêmes peines.

Art. 11. Permettons aux maîtres en pharmacie de continuer, comme par le passé, à faire dans leurs laboratoires particuliers des cours d'études et démonstrations, même d'établir des cours publics d'études et démonstrations gratuites, pour l'instruction de leurs élèves dans leur laboratoire et jardin, sis rue de l'Arbalètre, à l'effet de quoi ils présenteront chaque année au lieutenant général de police le nombre suffisant des maîtres pour faire lesdits cours à jours et heures fixes et indiquées. Si donnons en mandement à nos amés et féaux conseillers, les gens tenant notre cour de parlement à Paris, que ces présentes ils aient à enregistrer, et le contenu en icelle garder, observer et exécuter suivant leur forme et teneur, nonobstant tous édits, déclarations et arrêts à ce contraires, auxquels nous avons dérogé et dérogeons : car tel est notre plaisir : en témoin de quoi nous avons fait mettre notre scel à ces présentes. Donné à Versailles, le vingt-cinquième jour du mois d'avril, l'an de grâce mil sept cent soixante-dix-sept, et de notre règne le troisième. *Signé* Louis. *Et plus bas :* Par le roi, Amelot. Vu au conseil, Taboureau. Et scellée du grand sceau de cire jaune.

Registrée, ouï et ce requérant le procureur général du roi,

pour être exécutée selon sa forme et teneur; et copie collationnée envoyée au Châtelet de cette ville de Paris, pour y être lue, publiée et registrée : enjoint au substitut du procureur général du roi d'y tenir la main, et d'en certifier la cour dans le mois, suivant l'arrêt de ce jour. A Paris en parlement, les grand'chambre et tournelle assemblées, le treize mai mil sept cent soixante-dix-sept.

Signé : YSABEAU.

—

LETTRES PATENTES SERVANT DE STATUTS POUR LE COLLÉGE DE PHARMACIE, DONNÉES A VERSAILLES LE 10 FÉVRIER 1780.

Louis, par la grâce de Dieu, roi de France et de Navarre : à tous ceux qui ces présentes lettres verront, salut. Les maîtres du collége de pharmacie que nous avons érigé par notre déclaration du 25 avril 1777, nous ayant présenté un projet de règlement pour la police intérieure dudit collége, et pour les épreuves qu'ils proposent de faire subir aux aspirants, à l'effet de s'assurer de leur capacité; nous l'avons fait examiner en notre conseil et comme nous avons reconnu que les dispositions qu'il contient étaient conformes à nos vues pour les progrès d'un art aussi intéressant pour l'humanité, nous avons bien voulu le revêtir de notre autorité. Cette nouvelle marque de protection ne peut qu'augmenter le zèle de ceux qui s'adonnent à cette profession, et leur mériter de plus en plus la confiance de nos sujets. A ces causes et autres à ce nous mouvant, de l'avis de notre conseil, qui a vu lesdits statuts, la délibération dudit collége, en date du 28 juillet 1779, ensemble l'avis du lieutenant général de police et de notre procureur au Châtelet; le tout attaché sous le contre-scel des présentes; nous avons lesdits statuts et règlements, contenant 21 articles, approuvé, ratifié et homologué, et par ces présentes signées de notre main, approuvons, ratifions et homologuons, voulons qu'ils soient exécutés de point en point, selon leur forme et teneur, ainsi qu'il suit :

Art. 1er. Le collége de pharmacie, que nous avons établi par notre déclaration du 25 avril 1777, ne sera composé que des maîtres en pharmacie et des privilégiés titulaires de charges que nous leur avons réunis ; il en sera formé un tableau, dans lequel ils seront inscrits par ordre d'ancienneté de réception, sans distinction d'anciens maîtres et de privilégiés titulaires.

Art. 2. Les quatre apothicaires de notre corps auront droit d'assister à toutes les assemblées du collége, et d'occuper les premières places, en qualité de prévôts honoraires ; il y aura, en outre, quatre prévôts en exercice et douze députés.

Art. 3. Les prévôts en exercice seront chargés de gérer les affaires, et de veiller à l'exécution des règlements ; les assemblées ordinaires seront composées desdits prévôts en exercice et des douze députés ; il y sera délibéré, à la pluralité des suffrages, sur tout ce qui pourra intéresser l'administration dudit collége ; les délibérations qui seront prises, dans lesdites assemblées, obligeront tout le collége, et ne pourront être exécutées qu'après avoir été homologuées ou autorisées par le lieutenant général de police. Pourront les quatre prévôts honoraires assister auxdites assemblées ordinaires, quand ils le jugeront à propos, et ils y auront voix délibérative.

Art. 4. Les prévôts en exercice ne pourront être élus que parmi ceux qui auront été députés les années précédentes, et les députés ne pourront pareillement être élus que parmi les membres du collége, qui auront dix ans de réception, sans cependant qu'un père, un fils, un gendre, un frère, un beau-frère puissent être élus prévôts dans la même année, ni que les députés puissent être élus deux fois de suite.

Art. 5. Pour éviter toute discussion, lors de l'élection des prévôts et des députés, voulons qu'il y ait parmi les prévôts et adjoints en exercice, un titulaire de charge au moins, ainsi que parmi les députés, quatre au moins d'entre eux. Lesdits prévôts et députés resteront en place pendant deux années, et il en sera renouvelé une moitié chaque année, sans que, sous aucun prétexte, ils puissent être continués dans leursdites qualités, ni même que les prévôts puissent devenir députés dans l'année qui suivra celle de leur exercice. Les élections des uns et des autres se feront, par voie de scrutin, dans une assemblée générale, indiquée par le lieutenant général de police, dans le courant du mois de juin. Les nouveaux élus entreront en exercice au premier juillet.

Art. 6. Les quatre prévôts, dont les deux plus anciens en exercice présideront alternativement aux assemblées, seront chargés de la recette et dépense des deniers du collége, et ils en demeureront solidairement garants et responsables; ils seront tenus d'en rendre compte, chaque année, et il ne leur sera passé aucune dépense extraordinaire, qu'elle n'ait été ordonnée par une délibération autorisée par le lieutenant général de police.

Art. 7. Les prévôts et les députés s'assembleront au moins deux fois par mois, à jour fixe, pour délibérer sur les affaires courantes ; lesdits prévôts convoqueront, chaque année, deux assemblées générales, dans lesquelles ils donneront connaissance à tous les membres, des délibérations qui auront été prises dans les assemblées particulières, et proposeront ce qui leur paraîtra convenable au maintien de la discipline et à l'honneur de la profession.

Art. 8. Le collége de pharmacie ouvrira tous les ans pour l'instruction des élèves, des cours publics et gratuits de chimie, pharmacie, botanique et histoire naturelle, à l'effet de quoi il sera nommé, dans l'assemblée générale, trois démonstrateurs et trois adjoints, pour les remplacer en cas de mort ou de maladie, ou autre empêchement légitime. Lesdits cours se feront à jour et heures fixes; les démonstrateurs seront nommés au moins pour six années, et pourront être continués; les adjoints se conformeront aux principes du démonstrateur qu'ils suppléeront.

Art. 9. Les aspirants qui auront atteint l'âge de vingt-cinq ans, seront admis à subir l'examen ci-après, en remettant préalablement aux prévôts du collége, leur extrait baptistaire, un certificat de bonne vie et mœurs signé de deux notables bourgeois et de deux maîtres dudit collége. Ils justifieront aussi préalablement de leurs connaissances suffisantes en langue latine et de leurs études pendant huit années chez des maîtres en pharmacie, dont quatre au moins dans la ville de Paris.

Art. 10. Huitaine après la remise desdites pièces, si les prévôts les jugent suffisantes, ils enverront le nom de l'aspirant, chez tous les maîtres, et ne pourront cependant délivrer l'immatricule qu'après la huitaine expirée, sans opposition, dont, si aucune survenait, il en serait référé au sieur lieutenant général de police, pour être par lui ordonné ce qu'il appartiendrait.

Art. 11. Les examens se suivront, au plus tard, de mois en mois; le premier, sur les principes de l'art pharmaceutique et sur l'application de ces principes aux opérations; le second, sur les plantes et les drogues simples tirées des trois règnes, sur la nomenclature, l'histoire, le choix, la préparation, la conservation et le débit médicinal desdites substances qui lui seront présentées.

Art. 12. Le troisième sera de pratique et durera trois jours, pendant lesquels l'aspirant exécutera seul et publiquement neuf opérations au moins, suivant le *Codex*, desquelles il exposera la dispensation et fera la démonstration.

Art. 13. Dans lesdits examens, l'aspirant sera interrogé par le doyen et deux docteurs de la faculté de médecine, par les quatre prévôts en exercice, et par onze maîtres tirés au sort, au moment de l'examen, dans l'une des trois colonnes qui formeront le tableau général du collége, dans chacune desquelles colonnes seront toujours compris les six démonstrateurs; de façon que tous les membres, étant divisés par tiers, seront mandés chacun à leur tour, avec les six démonstrateurs; pourront néanmoins les maîtres assister à chaque examen, et à cet effet ils seront avertis du jour et de l'heure.

Art. 14. L'aspirant ne pourra être reçu maître que lorsqu'il aura, à chaque examen, réuni les deux tiers des voix des examinateurs, qui seront données par voie du scrutin, et il ne pourra faire acte de maître qu'après avoir prêté serment devant le sieur lieutenant général de police, en la manière accoutumée.

Art. 15. N'entendons rien innover en ce qui concerne le privilége de l'Hôtel-Dieu et de l'hôpital des Incurables, dont les élèves continueront à être admis à gagner leur maîtrise, après avoir subi les examens prescrits devant les médecins ordinaires, les expectants et l'inspecteur de l'apothicairerie dudit Hôtel-Dieu ou hôpital, et devant deux des prévôts ou adjoints du collége de pharmacie, qui seront invités à assister auxdits examens, et en présence des administrateurs desdits hôpitaux.

Et après que lesdits gagnant maîtrise auront servi pendant dix années, dans l'un desdits hôpitaux, ils seront reçus maîtres dans ledit collége sans autre examen, sur le certificat dudit service, qui leur sera délivré par les administrateurs dudit hôpital.

Art. 16. Outre la visite annuelle de la faculté de médecine, accompagnée des quatre prévôts, chez tous les maîtres en pharmacie, lesdits quatre prévôts en feront deux autres, chaque année, dans les laboratoires et officines desdits maîtres et des veuves; ils dresseront procès-verbal de ces visites, pour être pourvu aux contraventions, si aucune y a, suivant l'exigence des cas; chaque maître ou veuve sera tenu de payer six livres, par chacune desdites deux visites, dont les prévôts compteront : pourront au surplus faire autant de visites qu'ils jugeront nécessaire, sans frais.

Art. 17. Les veuves des maîtres en pharmacie jouiront du droit de tenir officine, pendant leur viduité seulement; à la charge que chacune desdites officines sera sous la direction d'un maître, au choix de la veuve, et que ledit maître remettra aux prévôts en exercice sa soumission de fournir l'officine de proviseurs, qui aient vingt-cinq ans accomplis et cinq années de travail, chez un des maîtres du collége; lesdites soumissions seront inscrites sur le registre du collége.

Art. 18. Les élèves qui sont actuellement chez les maîtres, et ceux qui s'y présenteront par la suite, seront tenus de se faire inscrire, dans le mois, sur les registres du collége ; ce qu'ils réitéreront chaque fois qu'ils sortiront d'officine, le tout sans frais; seront aussi tenus les maîtres, d'avertir les prévôts de la sortie de leurs élèves, et de fournir les noms de ceux qu'ils prendront pour les remplacer.

Art. 19. Aucun des maîtres composant le collége de pharmacie ne pourra, sous quelque prétexte que ce soit, avoir de société ouverte qu'avec les maîtres de ladite profession.

Art. 20. Les droits et frais de réception des aspirants à la maîtrise en pharmacie seront et demeureront fixés à la somme de trois mille quatre cents livres.

Ceux des titulaires de charge, à la somme de douze cents livres.

Et ceux des maîtres en pharmacie de province, à la somme de huit cents livres.

A l'égard des gagnant maîtrise dans nos hôpitaux, il en sera usé comme par le passé.

L'emploi desdites sommes sera fait conformément au tarif ci-après (1).

(1) TARIF DES DROITS ET FRAIS DE PERCEPTION.

Pour la réception d'un maître en pharmacie.

Droits du roi, qui seront versés aux parties casuelles, *cinq cents livres.*

Droits du collége, pour les frais de bureau et entretien du Jardin des Plantes, du laboratoire, du cabinet d'histoire naturelle et de la bibliothèque, *mille livres.*

Aux quatre prévôts en exercice du collége, à raison de *quatre-vingt-treize livres* chacun.

Aux maîtres mandés alternativement, à chacun des examens, savoir : pour les onze examinateurs tirés au sort, à raison de *huit livres* chacun.

Aux autres maîtres, à *quatre livres* chacun, pour le premier examen.

Pour le second examen, *idem.*

Pour le troisième examen, *idem.*

A tous les maîtres qui assisteront à la réception, à *quatre livres* chacun.

Aux serviteurs du collége, *soixante-quatorze livres.*

Pour la réception d'un titulaire de charge.

Droits du roi, néant.

Droits du collége, *deux cent cinquante livres.*

Frais d'examen et de réception, moitié de tous ceux énoncés en l'article des maîtres en pharmacie.

Pour la réception des maîtres de province.

Droits du roi, *deux cents livres.*

Droits du collége, *idem.*

Aux quatre prévôts du collége, à *trente-six livres* chacun.

Aux douze députés du collége, à *douze livres* chacun.

Aux serviteurs du collége, *vingt-quatre livres.*

Faux frais, *seize livres.*

Le tout sans préjudice des honoraires et droits de présence appartenant au doyen et aux deux professeurs en pharmacie de la faculté de Paris.

Fait et arrêté en notre conseil d'État du roi, tenu à Versailles le 10 février 1780.

Art. 21. Les seuls maîtres en pharmacie présents aux examens et aux assemblées générales pourront recevoir les émoluments qui leur seront attribués, pour leur assistance auxdits actes ; la part des absents sera versée dans la caisse commune du collége ; voulons en conséquence qu'il soit imprimé des feuilles contenant les noms de tous les maîtres.

Lesdites feuilles seront émargées par ceux qui seront présents, et arrêtées, à la fin de chaque assemblée générale, par les prévôts, qui les représenteront, pour pièces justificatives, lors de la reddition de leur compte. Si donnons en mandement à nos amés et féaux conseillers, les gens tenant notre cour de parlement de Paris, que ces présentes ils aient à faire lire, publier et enregistrer, et le contenu en icelles, garder, observer et enregistrer, et exécuter selon leur forme et teneur, et nonobstant toutes choses à ce contraires : car tel est notre plaisir.

Donné à Versailles, le 10 février 1780.

CHAPITRE II.

LA PHARMACIE DANS L'ANCIENNE BELGIQUE. — PLACARDS ET ORDONNANCES DANS LES DIFFÉRENTES PROVINCES DE 1297 A 1803.

Après avoir vu en général ce qu'a été la pharmacie chez les autres nations, rejetons-nous en arrière et voyons maintenant ce qu'était en ces temps la pharmacie dans notre pays, sous les *ordonnances* et les *placards* locaux des différentes provinces.

Sans toutefois pouvoir remonter jusqu'à l'époque de *Bellenus*, l'apôtre de la médecine belge, il paraît cependant irrécusable que l'origine de la pharmacie est fort ancienne en Belgique. Déjà en 1297, on trouve des pharmaciens, sous la dénomination de *crudenare* (1) (épicier-droguiste) établis à Bruges, où, en 1304, ils avaient dans la halle un local désigné sous le nom de *halle aux épiciers-droguistes*. Ce fut, ajoute M. de Meyer, dans cette partie des halles de Bruges réservée aux épiciers-droguistes, que Louis de Nevers, comte de Flandre, fut retenu prisonnier pendant six mois et huit jours, par les Brugeois révoltés.

A l'époque de la formation des ghildes ou corporations, chaque corps de métier se composait de différentes petites industries se rapportant plus ou moins les unes aux autres, et elles se réunissaient sous un chef doyen. C'est ainsi que l'on trouve à Bruges la corporation des épiciers (2) avoir sous sa dépendance les *apothicaires*, les confiseurs, les marchands de

(1) *Origine des apothicaires de Bruges*, par de Meyer.

(2) A Anvers, les apothicaires appartenaient à la corporation des merciers.

fruits secs, de coton filé, les fabricants de chandelles de cire et ceux de pain d'épice. A l'époque qui nous occupe, c'était dans la chapelle de la corporation que se faisait la réception de l'adepte, où, après avoir préalablement donné des preuves de capacité et de savoir, il prêtait le serment exigé par la corporation. Voici, rapportée d'après M. de Meyer dans son ouvrage sur l'*Origine des apothicaires de Bruges*, la traduction de leur serment.

« Moi, N..., je jure et promets d'être confrère de la con-
« frérie de Notre-Dame en la chapelle de Saint-Amant à
« Bruges, d'être fidèle et soumis au chef de la corporation
« ainsi qu'à son serment, et de ne rien faire contre la prospérité
« et le bien-être de ladite confrérie, d'observer ou de faire
« observer, pour autant qu'il est en mon pouvoir, les règle-
« ments, les statuts et les ordonnances de la même confrérie,
« et de faire tout ce qu'un confrère est tenu de pratiquer : ainsi
« Dieu et ses saints m'aident, et je jure sur ma foi. »

Vers le milieu du XIVe siècle, les boutiques de médicaments devinrent moins rares, et la pharmacie, qui, à cette époque, était une profession qui n'offrait absolument rien de scientifique, faisait l'objet d'un trafic mercantile tel qu'elle était loin d'être considérée chez certaines nations (1). Cependant ce commerce qui, dans ces temps reculés, faisait affluer à Bruges, et par cela dans toutes les provinces belges, les denrées coloniales et les drogueries de toutes les parties du monde connu, faisait que la pharmacie était regardée chez nous comme un des commerces les plus lucratifs. A proprement

(1) Chez les peuples anciens, ainsi qu'au moyen âge et en Orient, la pharmacie fut regardée comme un vil métier. A Athènes, ceux qui faisaient profession de cet art étaient des étrangers ou des esclaves. Solon avait même interdit cette profession aux citoyens de Sparte. A Rome, les *pharmacopolæ* formaient une subdivision de la classe des baigneurs. (SAUVEUR.)

parler, ces épiciers-droguistes n'étaient point des pharmaciens dans le sens d'aujourd'hui. C'étaient de gros marchands épiciers tenant les drogueries, vendant de la cire, des couleurs, du coton, des fruits secs, des sucreries, des pains d'épice, des peaux, etc., etc. (1). Le débit des médicaments leur était permis, car, avant le XVIe siècle, la profession d'apothicaire ne se distinguait pas de celle d'épicier. Il n'est donc pas étonnant de voir les plus illustres familles de cette époque ne pas rougir d'exercer cette profession, car c'était bien là le moment de la splendeur pharmaceutique, commercialement parlant.

Vers le XVIe siècle, on commença à interdire le libre exercice de cet art. Des placards et des ordonnances interdirent cette profession à tous ceux qui n'offraient point des garanties suffisantes de capacité, après avoir subi des épreuves déterminées. Ce fut en l'an 1540 que parut le premier édit de l'empereur Charles V défendant l'exercice de l'une ou de l'autre branche de l'art de guérir à quiconque n'en aurait point les connaissances requises :

« Attendu, y est-il dit, qu'il est parvenu à notre connaissance que des individus des deux sexes, dont la majeure partie ne sait ni lire ni écrire en latin, en flamand ou en français, se permettent d'exercer la médecine dans notre ville de Bruxelles et d'y visiter et traiter les malades, ce qui occasionne de nombreux accidents au préjudice de la population, parce que ces prétendus maîtres et maîtresses sont dépourvus de toute expérience réelle et ne sauraient dire de qui et en quel lieu ils ont acquis les connaissances nécessaires à la pratique de la médecine... » (2).

Le même placard ordonnait à ceux qui se destinaient à la

(1) C'est apparemment à cause de ce commerce des produits du Levant que les pharmaciens faisaient qu'ils prirent pour enseigne la tête de cerf.

(2) SAUVEUR, *Histoire de la législation médicale belge*.

pharmacie des études et un stage dans une officine en renom. Des ordonnances du duc d'Albe, en date du 4 mars 1569, des archiducs Albert et Isabelle du 18 avril 1617, de l'archiduchesse Isabelle du 12 septembre 1623, de Philippe IV du 4 avril 1628 et du 10 juin 1665, défendirent l'exercice de l'une ou de l'autre branche de l'art de guérir à quiconque n'aurait pas été reçu dans l'une des deux universités du pays, savoir Louvain et Douai, et cet état de choses subsista jusqu'en 1790.

Des règlements des magistrats de Bruges de 1582 statuaient qu'à l'avenir nul ne pourrait tenir une boutique d'apothicaire sans avoir préalablement étudié la pharmacie pendant trois années et donné des preuves théoriques et pratiques devant le doyen. Ce même règlement prescrivait la prestation de serment de la corporation.

Les règlements du collége de médecine d'Anvers du 6 juin 1659, du 10 juin 1661, du 21 février 1671 et du 25 février 1745 prescrivaient également des modes de réception pour les apothicaires.

Un règlement de la ville de Gand du 12 septembre 1650 prescrivait à ceux qui se présentaient pour le grade d'apothicaire d'avoir à subir un examen devant le médecin pensionnaire de la ville et le collége, comme aussi devant deux apothicaires que celui-ci était chargé de nommer. En 1687 un édit politique de Namur défendit expressément l'ouverture des boutiques d'apothicaires dans cette ville à quiconque n'aurait pas été examiné et trouvé capable par les maîtres à ce commis, et obtenu bon témoignage.

Le collége de médecine de Liége, par des décisions différentes, prises en 1699 et en 1786, prescrivit que personne à l'avenir ne pourrait se présumer de dresser une boutique d'apothicaire sans examen préalable.

Nous trouvons en ces temps les mêmes ordonnances pour Bruxelles.

En 1684 et en 1699, l'ordonnance qui instituait le collége médical défendait sévèrement aux *charlatans* d'exercer leur faux art.

De tout temps il a été permis aux apothicaires de se faire aider par des valets ou garçons de boutique, sans que ceux-ci soient tenus en général de subir un examen préalable; ils agissaient sous la responsabilité du maître et étaient soumis à sa surveillance, comme à celle du collége médical et du magistrat.

Cependant, comme le prouvent les ordonnances locales des magistrats de Gand, en 1664, de Liége en 1699, ainsi que d'Anvers, les élèves gérant des pharmacies de veuves, ou même les fils de veuves, devaient être examinés par le collége, pour due constatation de capacité.

Le récipiendaire, qui, à cette époque, se présentait devant le collége de médecine de Gand, devait être versé dans la langue latine, afin qu'il pût comprendre les compositions et les statuts du livre intitulé : *Antidotarium Gandavense*, ainsi que les autres ouvrages traitant de la composition des médicaments, aussi bien que les recettes des médecins.

Après avoir donné, devant le collége, des preuves de savoir et de capacité, le néophyte prêtait le serment déterminé par chaque collége.

L'art. 17 des *Édits politiques de Namur* détermine comme suit cette prestation de serment :

« Les apothicaires seront mis à serment de fidèlement pré-
« parer toutes leurs compositions, n'y mettant ni donnant
« aucun *quid pro quo*, ni rien en dehors de l'ordonnance,
« avertance ou aveu desdits médecins, etc... »

L'art. 11 des mêmes *Édits* ajoutait :

« Afin que tout ce qui est dit puisse être mieux observé,

« lesdits apothicaires seront mis à serment par commis dépu-
« tés, présents lesdits médecins. »

Une ordonnance de Gand du 11 septembre 1663 disait :

« Art. 18. Les apothicaires après avoir été reconnus et jugés « capables, prêteront entre les mains du magistrat le serment « par lequel ils s'engagent à observer scrupuleusement les « présents statuts. »

A Liége, le 31 mars 1699, le prince-évêque fit publier *une instruction pour les apothicaires*, contenant « qu'après avoir « fait les devoirs nécessaires pour l'admission, l'apothicaire, « après en avoir été reconnu capable, devait prêter le serment « d'observer ponctuellement les ordonnances ou règlements, « d'exécuter fidèlement les ordonnances des médecins, sans « changer, ajouter, ni diminuer, à moins que ce ne soit du « consentement de celui qui l'avait ordonné, etc... »

Pareilles ordonnances, rapportées par M. Sauveur, existant à la même époque à Bruxelles, à Gand et à Anvers, prescrivaient également la même formalité pour les fils de veuves et ordonnaient que cette prestation de serment fût faite entre les mains du président du collége.

Les mêmes ordonnances imposaient encore l'obligation à tout individu porteur d'un titre de capacité, en matière de médecine, de le soumettre, avant d'en faire usage, à la *vérification*, soit du greffier de la chambre échevinale (*édit de Namur du 6 octobre* 1687), soit du collége médical (*ordonnance du collége de médecine de Liége de* 1699), soit du médecin pensionnaire (*Bruges*, 1663).

Une surveillance sévère empêchait encore le médecin de s'immiscer d'aucune façon dans la pharmacie et le pharmacien de s'ingérer dans la médecine; ainsi une ordonnance de l'empereur Frédéric II défendait, en 1238, aux médecins de tenir officine, de vendre des remèdes et de contracter des engagements avec les pharmaciens (1). C'est de là que date la séparation des trois branches de l'art de guérir. Dans toutes les provinces, les droits de chacun étaient rigoureusement respectés, et ces droits reposaient sur le principe des coutumes. On trouve même à Bruges une résolution du magistrat, du 9 août 1603, défendant expressément aux médecins et aux chirurgiens la préparation des drogues ou des onguents et de se mêler en quoi que ce fût des attributions des apothicaires, et leur enjoignant d'envoyer à celui-ci les prescriptions qu'ils feraient, *le tout d'après l'ancien usage; op den ouden voet* (2). Cette propriété, *exclusivement* réservée aux apothicaires, de délivrer les médicaments existait encore à la fin du XVIIe siècle; par contre, ils ne pouvaient *aucunement* s'immiscer dans la médecine.

Une ordonnance de Gand enjoignait même, en 1663, aux médecins et aux chirurgiens, de ne pouvoir se munir de médicaments autres que ceux préparés par les mains des apothicaires, et leur défendait de les vendre, soit à des malades, soit même à des personnes de bonne santé (3).

Une ordonnance de Liége du 15 février 1700, ne permettait

(1) Sous Frédéric III, roi de Prusse, il était sévèrement défendu aux pharmaciens de faire des présents aux médecins.

(2) De Meyer.

(3) Anvers. — Ordonnance des magistrats d'Anvers du 7 mars 1786 :

Art. 32. « Considérant que l'existence des malades dépend souvent de la qualité des médicaments; que c'est pour ces motifs et pour prévenir, autant que possible, tout malheur à cet égard qu'on a pris toutes les mesures qui précèdent, tant en ce qui concerne l'existence des apothicaires que pour ce qui regarde la visite des boutiques; considérant que, pour être conséquent, il convient également de ne permettre la préparation et le débit de ces médicaments qu'aux personnes des capacités desquelles on se serait assuré par un examen auquel elles sont soumises; pour ces motifs, Leurs Seigneuries susdites défendent à tout individu autre que les maîtres apothicaires et leurs veuves, sans en excepter les droguistes, de vendre et de donner des médicaments

aux médecins de délivrer certains *spécifiques* que *sous la condition de ne pas donner sujet de plainte aux apothicaires.*

Un placard, publié à Bruxelles le 8 février 1753, porte: « L'impératrice-reine... ayant vu l'avis que vous nous avez « rendu, sur requête de Gommaire Toefs, George Bauwens et « Pierre Sergeant, chirurgiens établis du pays de Waes, Nous « vous faisons la présente pour vous informer que, par décret « d'aujourd'hui, Nous avons éconduit les suppliants de leur « demande, tendante à obtenir la permission de subministrer

composés ou autres à qui que ce soit, même d'en posséder, dans leurs boutiques, maisons ou magasins, une quantité plus forte que celle strictement nécessaire, le tout sous peine d'une amende de 25 florins pour chaque contravention. »

Brabant. — Ordonnance des magistrats de Bruxelles du 12 novembre 1649 :

ART. 35. « Les docteurs ne pourront pas, soit par eux-mêmes ni par d'autres, vendre aux malades ou aux personnes qui se portent bien des drogues, remèdes ou médicaments, sous peine de 12 florins du Rhin pour la première fois, et du double pour la seconde, troisième et autres fois.

ART. 39. « Et comme les citoyens sont facilement trompés par les médecins ambulants, les alchimistes, empiriques, dentistes, charlatans et autres semblables, hommes ou femmes, tant ecclésiastiques que laïques qui se font passer pour médecins et capables de guérir les maladies et se servent souvent de remèdes dangereux qui causent de grands maux et souvent la mort; nous ordonnons, en conséquence, que celui qui, soit dans la ville, soit dans l'étendue de son administration, en public ou en secret sera reconnu avoir donné ou conseillé par profession quelques remèdes internes aux malades ou à des bien portants sera puni d'une amende de 20 florins du Rhin pour chaque fois. »

Flandres. — Un acte de Charles II, du 18 novembre 1683, rendu sur la demande des apothicaires de Bruges, défend à tout médecin de vendre des médicaments sous peine d'une amende de 25 florins pour chaque contravention. Dans le siècle suivant, un règlement du collège communal de Bruges, publié le 19 février 1762, renouvelle le droit que les maîtres chirurgiens avaient de temps immémorial de vendre et de livrer à leurs malades ainsi qu'au public, les *simplicia* et les *chemicalia*. C'est ainsi, dit ce règlement,

« des médecines aux malades, et à être déchargés de l'amende « qu'ils avaient encourue, en conséquence à notre placard « du 19 août 1732. »

D'après M. de Meyer, le premier règlement concernant les apothicaires de Bruges date du 6 mars 1497. A cette date, dit cet auteur, l'autorité communale fit publier, au son de la cloche, que, voulant proscrire la fraude que les apothicaires ou autres pourraient commettre, tant dans la préparation que dans le débit des médicaments, il était ordonné au doyen et au serment

« que le collège, tant pour conserver les droits des susdits pharmaciens jurés que pour éviter les susdits accidents, défend expressément et sérieusement que, dorénavant, aucune personne (pas plus les chirurgiens que d'autres nommés droguistes) débite aucun remède simple ou chimique, si ce n'est chaque espèce ou chaque sorte à part, et sans pouvoir, de quelque manière que ce soit, les mêler ou en faire une préparation quelconque, sous peine de 300 florins d'amende, s'ils sont trouvés en contravention, et de voir fermer leur boutique pour un an à la première fois, et, en cas de récidive, à une amende de 600 florins, outre de voir à jamais leur boutique fermée. »

Liége. — « Nul médecin n'exercera la pharmacie ou chirurgie manuelle à peine de 10 florins pour chaque fois. Les chirurgiens ne feront que le devoir de leur profession, sans entreprendre sur celle des médecins ou des apothicaires. » Règlement du 24 mars 1699. — Un mandement du 3 décembre 1736 a rendu ces dispositions applicables dans tout le pays de Liége et ses dépendances.

Règlement du prince de Liége du 15 février 1707. « Il sera permis aux médecins de donner des spécifiques ; bien entendu qu'on ne pourra les étendre à toutes sortes de maladies, mais seulement à de particulières, afin de ne donner sujet de plainte aux apothicaires, en leur ôtant le débit de leurs drogues. Les chirurgiens peuvent traiter les maladies vénériennes, indépendamment des médecins et apothicaires. »

Les art. 6 et 8 d'un arrêté du préfet de l'Escaut, du 21 nivôse an X, défend la vente de médicaments ou drogues dans les endroits où il y a un pharmacien. Le même arrêté permet aux médecins et aux chirurgiens de fournir à leurs malades, dans les communes qui ne se trouvent pas dans ce cas, les préparations médicinales qu'ils jugent devoir prescrire.

de la corporation des épiciers, de faire une inspection très-scrupuleuse, et au besoin d'appliquer la pénalité, d'après les circonstances, sans aucune dissimulation. . . . .

En 1549, la corporation s'empara chez un apothicaire d'une grande quantité de racines d'Hermodactes, qu'elle prétendit être de mauvaise qualité. Le délinquant fut condamné par l'autorité communale, et les racines furent saisies par la corporation.

En 1653, le doyen et le serment firent appréhender au corps une femme de Bruxelles, pour avoir vendu du safran falsifié. Ayant été reconnue coupable, elle fut bannie pour six années, et le faux safran fut brûlé publiquement sur le pont Saint-Jean.

Cette surveillance de la pharmacie était telle, que la charte de l'empereur Frédéric II établissait deux hommes notables ou *jurés*, pour la surveillance de la pharmacie dans chaque ville. Ces jurés devaient assister à la préparation des sirops, des électuaires, antidotes, etc., lors de leur confection par les apothicaires. Toute contravention à la loi entraînait *la confiscation des biens*, et si les jurés avaient trempé dans la fraude, *ils étaient passibles de la peine capitale.*

Des *ordonnances de Gand* du 11 septembre 1663 et 1664 prescrivaient annuellement deux visites dans les officines des apothicaires, visites qui étaient faites par le médecin député du collége médical, les médecins pensionnaires, les chirurgiens jurés et deux apothicaires, afin de s'assurer du bon état des *simples*, et de la parfaite exécution des médicaments composés. Les apothicaires devaient en même temps déclarer, sous la foi du serment, qu'ils ne se servaient jamais d'autres drogues que celles qu'ils présentaient aux délégués du Collége et qu'ils n'en avaient caché aucune fraude.

Celui chez lequel il était trouvé des médicaments surannés et de mauvaise qualité était puni d'une forte amende, et ses matières étaient confisquées.

Le *règlement de Liége* du 31 mars 1669 établissait également une députation de deux médecins et de deux pharmaciens pour l'inspection des pharmacies. Les médicaments qui étaient reconnus de mauvaise qualité, étaient tout simplement jetés à la rue.

L'art. 3 de l'ordonnance du 15 février 1700 de la même ville ajoute : « Dans les difficultés qui surviendraient au collége, au regard de la pharmacie, le président dénommera deux autres apothicaires, pour donner leur sentiment avec les consulteurs du collége.

Le règlement du 17 mai 1700 ajoute que ces deux apothicaires ne devront être, *en aucune manière, suspects aux accusés.*

Des ordonnances d'Anvers de 1661, 1742 et 1786 établissaient deux des anciens de la corporation pour faire, avec les membres du collége, la visite des officines. D'après ces ordonnances, le président du collége médical était passible d'une amende de 100 florins pour chaque officine qu'il négligeait d'examiner. Cette commission de visiteurs ne pouvait désapprouver que les médicaments trouvés sophistiqués, et elle ne pouvait donner connaissance du fait qu'au magistrat, afin de ne pas *nuire* à l'apothicaire.

Avant l'érection de colléges médicaux, la police médicale était du ressort des agents ordinaires de l'administration publique, qui étaient, de plus, chargés du soin de rechercher et de poursuivre les contraventions aux règlements sur la pratique de l'art de guérir. Parfois cependant, ils avaient recours aux lumières des *hommes compétents dans l'art.*

En 1620, époque de la fondation du collége médical d'Anvers (1), ce fut aux membres de celui-ci que fut déférée l'auto-

(1) Celui de Bruxelles fut fondé en 1650, celui de Gand en 1663, celui de Liége en 1669, celui de Bruges en 1760.

rité disciplinaire et judiciaire. Ces colléges médicaux se composaient, en général, de médecins, de chirurgiens et de pharmaciens, et leur pouvoir s'étendait dans tout le district ou *domaine;* ils devaient :

1° Procéder aux examens des chirurgiens, pharmaciens, sages-femmes ;

2° Enregistrer les titres de tous les praticiens ;

3° Surveiller à la pratique des différentes professions médicales, tant au point de vue de *dignité* de l'art qu'aux abus ;

4° Aider les administrations dans les cas d'épidémie, se tenir à la disposition du magistrat, dans les cas de médecine légale ;

5° *Rechercher et dénoncer* ceux qui s'immisçaient dans la pratique médicale sans autorisation ;

6° Veiller à ce que les personnes qualifiées exerçassent leur art selon les règlements ;

7° Fixer la taxe des médicaments fournis par les pharmaciens, et régler les difficultés qui venaient à surgir entre les praticiens et les malades, au sujet des honoraires ;

8° Terminer les discordes entre confrères, et s'attacher à faire *respecter la dignité de la corporation.*

On trouve, dans l'*Histoire de la législation médicale belge* une suite de réglementations pour les apothicaires, aux XIVe, XVe, XVIe et XVIIe siècles, dans les différentes provinces, que nous nous faisons un devoir de rapporter, et *qui est bien propre à faire pâlir celle qui nous régit, celle qui régit la Belgique aujourd'hui :*

1° Il est expressément défendu aux apothicaires d'exercer la médecine ou la chirurgie, de quelque manière que ce soit (Namur, 1687. — Liége, 1699).

2° Il est interdit aux apothicaires, sous prétexte du titre de docteur ou licencié en médecine, de visiter des malades, de leur donner des vomitifs ou purgatifs et de pratiquer des saignées (Gand, 1663).

3° Il est interdit aux pharmaciens de se donner ou de se faire attribuer, de quelque manière que ce soit, le titre de licencié ou de docteur en médecine (Gand, 1663).

4° Les apothicaires ne peuvent se livrer à l'appréciation de l'état des malades par l'inspection des urines (Gand, 1663).

5° Tous les médicaments que les apothicaires tiennent dans leur officine doivent être de bonne qualité ; ils ne peuvent être corrompus, avariés, desséchés, surannés, falsifiés, inefficaces ou mal préparés (Bruxelles, 1540 et 1641. — Namur, 1687. — Gand, 1663 et 1699. — Bruges, 1497).

6° Aucun apothicaire ne composera des remèdes dangereux dits thériaque, mithridate, etc., sans que les ingrédients ou simples qui entrent dans leur composition aient été préalablement examinés et trouvés en bon état (Bruxelles, 1540. — Liége, 1699. — Namur, 1687).

7° Les pharmaciens sont tenus de faire eux-mêmes tous les médicaments composés (Bruxelles, 1540. — Anvers, 1780).

8° Ils doivent veiller à ce qu'aucune erreur ne se glisse dans la préparation de leurs médicaments (Namur, 1687).

9° Tous les remèdes composés, tenus par les apothicaires dans leurs officines, seront préparés d'une façon identique (Bruxelles, 1540. — Anvers, 1659).

10° Les apothicaires sont tenus de se conformer, en ce qui concerne la composition des médicaments, aux indications du dispensaire approuvé (Gand, 1663. — Liége, 1741. — Anvers, 1659. — Namur, 1687).

11° Ils auront toujours dans leurs officines, prêts à être mis en usage, les médicaments les plus nécessaires dont la liste doit leur être communiquée (Anvers, 1684. — Namur, 1687).

12° Ils sont tenus d'avoir dans leur officine un exemplaire

de la pharmacopée d'après laquelle les médicaments doivent être préparés (Bruxelles, 1540).

13° Les poids et les mesures dont se servent les pharmaciens doivent être identiques (Bruxelles, 1540).

14° Il est interdit aux pharmaciens de vendre des remèdes composés en d'autres lieux que leurs officines (Gand, 1663).

15° Les apothicaires ne peuvent délivrer de remèdes que sur l'ordonnance des médecins (Bruxelles, 1540. — Liége, 1741).

16° Aucun pharmacien ne distribuera des médicaments purgatifs violents, des vomitifs, hystériques, narcotiques, antimoniels, mercuriels ou autres dangereux, sans une ordonnance de médecin (Bruxelles, 1641. — Liége, 1699. — Gand, 1663. — Namur, 1687).

17° Les pharmaciens ne feront entrer dans la composition de leurs remèdes aucun poison animal, végétal ou minéral, à moins d'une prescription de médecin (Bruxelles, 1540).

18° Il leur est défendu de délivrer de l'arsenic à des *jeunes gens* ou à des *domestiques*, et, en général, à d'autres qu'à des chefs de famille, lesquels sont tenus de déclarer par écrit à quel usage ce poison est destiné (Bruges, 1585).

19° Les apothicaires exécuteront fidèlement les ordonnances des médecins, sans y rien changer, ajouter ou retrancher sans le consentement de ceux-ci (Liége, 1699. — Gand, 1663. — Namur, 1687).

20° Si une ordonnance est défectueuse ou obscure, le pharmacien doit se rendre chez le médecin, afin d'obtenir les explications nécessaires (Gand, 1663).

21° Si le pharmacien qui ne comprend pas une ordonnance ne sait rencontrer le médecin qui l'a formulée, il peut recourir aux lumières d'un autre, et, en cas d'impossibilité, modifier l'ordonnance selon sa conscience et ses capacités (Liége, 1700).

22° Les pharmaciens sont tenus de conserver les ordonnances des médecins (Liége, 1699).

23° Il est interdit aux pharmaciens de *recommander* ou *préconiser* auprès des malades *aucun autre médecin* que celui qui leur convient ou qui est habitué à leur donner ses soins (Gand, 1663).

24° Les médecins *doivent se conformer*, pour la fixation du prix des médicaments *à la taxe approuvée* (Bruxelles, 1641. — Liége, 1699. — Liége, 1741. — Gand, 1664. — Anvers, 1749. — Bruges, 1663).

25° Ils sont tenus de spécifier en détail, dans leurs notes ou leurs comptes, les médicaments qu'ils ont débités, d'y indiquer le *poids*, la *mesure*, la quantité et le nombre des ingrédients employés et d'exhiber les ordonnances des médecins, afin que l'on puisse s'assurer qu'ils se sont conformés, dans la fixation du prix de vente, à la taxe légale des médicaments (Gand, 1664).

26° Les apothicaires ne peuvent faire vendre ou préparer leurs médicaments, surtout ceux qui présentent quelques dangers pour la santé, par leurs *femmes*, leurs *filles*, leurs servantes ou toute autre personne ignorante (Liége, 1699. — Gand, 1663. — Bruges, 1585).

27° Ils sont admis toutefois à se faire aider pour la vente ou la préparation des médicaments, par des apprentis dûment autorisés à cet effet (Gand, 1663. — Liége, 1669. — Bruges, 1632).

28° Les maîtres sont responsables des fautes de leurs valets (Liége, 1699).

29° Les apprentis apothicaires ne peuvent composer les médicaments d'une grande importance, tels que thériaque, etc. (Gand, 1663. — Liége, 1669).

30° Il y a cependant exception pour ceux desdits apprentis

qui réunissent certaines conditions déterminées d'expérience et d'aptitude (Gand, 1663).

31° La femme d'un pharmacien peut continuer le commerce de son mari, à condition de faire desservir l'officine par un apprenti dûment examiné et reçu à cet effet (Anvers, 1786. — Liége, 1699. — Gand, 1664).

32° Les garçons des veuves sont tenus aux mêmes obligations que les pharmaciens (Liége, 1699).

Réflexions. — Tel était, en général, l'état de la pharmacie en Belgique, lorsque arrivèrent le décret de la Convention nationale du 9 vendémiaire an IV, incorporant les Pays-Bas autrichiens et le pays de Liége à la France, et plus tard la loi du 21 germinal an XI, réglant tout ce qui concernait les différentes branches de l'art de guérir.

Il avait donc fallu dix-sept siècles au monde pour comprendre l'importance, ou plutôt la nécessité de la pharmacie et l'urgence d'une loi propre à protéger des gens voués aux sciences et dévoués au bien-être public. Il avait fallu le génie d'un grand homme, sorti du sang de la révolution d'un grand peuple, pour nous la procurer. Cette loi ouvrait certainement la grande voie qui devait conduire la pharmacie dans l'arène des travaux scientifiques, et les découvertes qui se sont faites depuis 1790 en sont autant de preuves. Cette loi resserrait encore les vices et les abus du charlatanisme si en vogue auparavant, et elle alignait le pharmacien dans la phalange des savants; elle excitait en lui l'émulation au travail et elle lui promettait pour plus tard ce qu'il n'a pu encore recevoir jusqu'aujourd'hui et ce que le congrès pharmaceutique de Paris (1867) demandait, c'est-à-dire une loi digne du progrès des temps, propre à le couvrir de cette dignité que réclame aujourd'hui sa science et son instruction, en le déplâtrant de cette idée vague *d'apothicarisme* dont il est toujours revêtu, et en le dotant de priviléges propres à le récompenser de l'abnégation de sa liberté et des responsabilités que lui impose sa profession, ou plutôt son sacerdoce. En effet, y a-t-il une position qui exige autant de soins et prête à autant de responsabilités légales? Le pharmacien n'est-il pas comme *emmuraillé* de tous les côtés par la loi? Y a-t-il un autre métier qui rende le maître responsable de l'acte posé par son sujet? L'article 319, C. pén. (1), ne le rend-il pas responsable, non-seulement des matières qu'il emploie, mais même d'une erreur qu'aurait pu commettre un médecin dans sa prescription? La plus grande délicatesse de probité n'était-elle pas exigée de lui, déjà dans les lois romaines, et que notre législation actuelle nous reproduit à l'article 909 C. civ. (2)?

(1) Art. 319, C. pén. Quiconque, par maladresse, imprudence, inattention, négligence ou inobservation des règlements, aura commis involontairement un homicide ou en aura involontairement été la cause, sera puni d'un emprisonnement de trois mois à deux ans, et d'une amende de cinquante francs à six cents.

a. L'article 319 est applicable aux médecins, aux pharmaciens et aux sages-femmes, qui, par leur imprudence ou négligence causent la mort à leur malade. (Dalloz, t. XXVIII, p. 279. — Chauveau, p. 155. — Cass., 15 septembre 1825. — Paillet, C. pén.).

(2) Art. 909, C. civ. Les docteurs en médecine ou en chirurgie, les officiers de santé et les pharmaciens qui auront traité une personne pendant la maladie dont elle meurt *(a)*, ne pourront profiter des dispositions entre-vifs ou testamentaires qu'elle aurait faites en leur faveur pendant le cours de cette maladie. Sont exceptées : 1° les dispositions rémunératoires faites à titre particulier, eu égard aux facultés du disposant et aux services rendus *(b)*; 2° les dispositions universelles dans le cas de parenté jusqu'au quatrième degré inclusivement, pourvu toutefois que le décédé n'ait pas d'héritiers en ligne directe; à moins que celui au profit de qui la disposition a été faite ne soit lui-même du nombre des héritiers.

a. La mort est la condition de la nullité du don ; et si le malade, revenu en santé, y persiste, cet article ne reçoit plus d'application. Les dispositions

N'exige-t-on point de lui cette discrétion la plus absolue par l'article 458 C. pén. (1)?

directes étant prohibées, il s'ensuit que celles indirectes et déguisées le sont aussi. Ainsi la cour de Riom a déclaré nulle, comme donation déguisée, la vente, faite par un particulier, attaqué d'une hydropisie de poitrine, dont il était mort, au chirurgien qui l'avait traité, parce qu'il résultait des circonstances que la vente couvrait une véritable donation.

A l'égard des apothicaires, il est évident que la prohibition ne s'applique qu'à ceux qui ont traité le malade, et non à ceux qui ont seulement vendu des médicaments sur les ordonnances du médecin. Ce n'est pas, en effet, sans réflexion que le législateur a dit : *qui auront traité*... Or un apothicaire qui fournit les médicaments qui lui ont été indiqués ne traite pas (Cass. 1812. — Touillier, t. V, n° 69. — Grenier, n° 126. — Duranton, t. VIII. — Paillet, C. civ.).

b. Il n'est pas nécessaire que le legs fait par un malade soit dit expressément rémunératoire et, à plus forte raison, les dispositions qui ne sont qu'à titre universel ou à titre particulier. Ainsi une disposition, à titre universel, peut avoir lieu au profit de la petite-fille d'un pharmacien, lorsqu'elle se trouve être elle-même la petite-nièce du testateur (21 juillet 1806).

c. On ne pourrait, en thèse générale, annuler une donation faite par une femme à son mari médecin qui l'aurait soignée dans sa dernière maladie. L'article 1094 laisse aux époux la faculté de s'avantager réciproquement dans les limites y énoncées, sans en excepter les maris médecins. Ici deux qualités spéciales, celle de mari, qui le rend donataire capable, celle de médecin, qui, seule, le rendrait incapable. La première doit l'emporter. En effet, puisque l'article 212 impose aux époux les devoirs mutuels, les secours et les assistances, annuler la donation serait punir le mari d'avoir rempli son devoir. (Paillet, C. civ.)

d. Que décider si un médecin épouse la malade qu'il traite dans le cours de sa dernière maladie? La présomption sera ordinairement que les donations ont été librement déterminées par l'affection conjugale. Mais elle cédera aux preuves contraires, et si, au lieu de dériver de cette affection et d'être le libre effet du consentement, ces donations n'ont eu d'autres causes que l'empire du médecin sur sa malade et l'abus qu'il en aura fait, la validité du mariage contracté, *uniquement* pour échapper à la prohibition de la loi, ne couvrira pas la nullité des libéralités. (Paillet, C. civ.)

(1) Les médecins, chirurgiens et autres officiers de santé, ainsi que les

Des hommes, dont l'importance est telle que la société se voit forcée de les frapper de tous les côtés, et sur lesquels on fait peser les plus graves responsabilités, des hommes qui conservent en quelque sorte ce dépôt sacré de la santé et de la vie doivent, nous semble-t-il, avoir une autre importance dans la société et devant la loi, qu'un notaire, qui ne conserve que des choses d'une importance bien plus secondaire. Celui-ci, cependant, a une position qui ne peut lui être disputée, et il est sous la protection d'un code sans équivoque. D'un autre côté, on dote notre métier du nom d'*art libéral*, et on nous donne le *superbe privilége* de l'article 2101 C. civ. (1), privilége qui *dure un an* (2) et qui vient en troisième ligne, c'est-à-dire après

pharmaciens et les sages-femmes, et toutes autres personnes dépositaires, par état ou profession, des secrets qu'on leur confie, qui, hors le cas où la loi les oblige à se porter dénonciateurs, auront révélé ces secrets, seront punis d'un emprisonnement d'un mois à six mois et d'une amende de cent francs à cinq cents francs.

(1) Les créances privilégiées sur la généralité des meubles sont celles ci-après exprimées, et s'exercent dans l'ordre suivant :

1° Les frais de justice ;

2° Les frais funéraires ;

3° Les frais quelconques de la *dernière maladie*, concurremment entre ceux à qui ils sont dus.

a. Par ces mots *dernière maladie*, il ne peut pas entendre seulement celle dont le débiteur est mort, mais encore celle qui précède l'événement qui donne lieu au partage des biens, telle que la faillite du débiteur ou sa déconfiture ; le médecin qui a sauvé son malade ne doit pas être moins bien traité que celui qui l'a perdu (Paillet, C. civ. — Duranton, n° 54. — Troplong, n° 137. — Grenier, n° 302).

(2) Se prescrivent par un an :

Les actions des médecins, chirurgiens et apothicaires, pour leurs visites, opérations et médicaments.

a. La prescription d'un an établie à l'égard de l'action du médecin, pour soins donnés pendant le cours d'une maladie, court, pour le prix de chaque

les trois grands fiscs de l'État, savoir la *justice (sans oublier le notaire) et l'Église*, qui n'ont rien donné, ont tout englouti! Peu importe la médecine, qui a donné son dévouement, son art et son temps, aussi bien que le boulanger, qui a donné son pain!...

Certes, ce n'est point pour nous qu'il a été dit qu'*une révolution enfante l'ordre progressif des sociétés*, car la Belgique, au réveil de sa liberté, nous eût donné autre chose qu'une loi de 1818, si tant est qu'elle est loi (1). Ne serait-il pas temps de la voir sortir de sa torpeur législative, où elle est plongée depuis trente-sept ans? Sauf notre nouveau code pénal, quelle loi indigène avons-nous? Tantôt nous nous voyons régis par des lois françaises, amalgames elles-mêmes des lois romaines, rangées par Justinien, et du code Napoléon, tantôt par des lois hollandaises, et le plus souvent par des opinions, pour ne pas dire par des caprices.

En vain depuis longtemps nous demandons une nouvelle loi médicale; cependant, par elle nous ne demandons que la conservation exclusive de nos droits. On nous défend de faire un commerce autre que celui indiqué dans notre diplôme, que l'on défende à autrui de s'ingérer dans notre art, ou bien c'est un guet-apens qu'on nous a tendu. En effet, si l'on permet à tout un chacun de faire de la médecine, sous le prétexte du droguiste, *qu'il ne vend que des médicaments simples ou qu'il en fait un commerce en gros*, ou sous celui du parfumeur, etc., *qu'il ne tient qu'en dépôt des produits étrangers*, ou sous celui

visite, à partir du moment même de cette visite. Chacune des visites du médecin constitue une créance particulière. Delvincourt, t. VI, p. 126, en se rangeant à cet avis, y apporte néanmoins une exception pour le cas où la maladie est chronique : dans ce cas, la prescription court du jour de chaque visite (Limoges, 1839. — Pothier, obl., nos 681 et 717. — Paillet, C. civ.).

(1) Voir les notes sur l'instruction pour les apothicaires.

du dentiste, *qu'il ne vend que des remèdes odontalgiques, qui, n'étant employés qu'à l'usage externe, ne peuvent être regardés comme remèdes*, etc., etc., on laisse violer les priviléges d'un homme qui a eu le courage de sacrifier la plus belle partie de sa vie, et, le plus souvent, la plus grande part de sa fortune, pour occuper une profession usurpée par tout le monde, au mépris des lois actuelles, ou plutôt non, avec *l'esprit de la loi de* 1818.

CHAPITRE III.

ORGANISATION ET LÉGISLATION PHARMACEUTIQUES DANS LES PROVINCES BELGES SOUS LA DOMINATION FRANÇAISE DEPUIS 1791 JUSQU'EN 1814. — RÉFLEXIONS.

Cobourg et le prince d'Orange, en perdant, le 26 juin 1794, contre Jourdan et Kleber, la journée de Fleurus, avaient livré le sort de nos paisibles provinces à l'anarchie révolutionnaire de la France. Le décret de la Convention nationale du 9 vendémiaire an IV (1795) les y incorpora définitivement, et un arrêté des représentants du peuple, en date du 19 brumaire suivant, soumit le peuple belge à cette meurtrière des nations, que l'on appelle ÉGALITÉ dans les révolutions.

Cet arrêté soumettait nos provinces aux décrets des 2 et 17 mars 1791, proclamant le principe de *liberté de profession* et de *négoce* ainsi conçu :

« Il est libre à toute personne de faire tel négoce ou d'exer-
« cer telle *profession*, *art* ou métier qu'elle trouvera bon, mais
« elle sera tenue de se pourvoir auparavant d'une *patente*,
« d'en acquitter le prix et de se conformer aux règlements de
« police qui sont ou pourront être faits. »

Cette liberté absolue laissée à tout un chacun d'exercer la pharmacie, sans autre titre qu'une *patente*, fut cause, en France, d'une véritable anarchie dans l'exercice de cette profession, anarchie d'autant plus grande que la surveillance des différentes professions médicales avait été abandonnée par suite de la suppression des colléges médicaux par les lois révolutionnaires.

Les effets d'un tel état de choses ne se firent pas longtemps attendre, le désordre et le charlatanisme les plus éhontés se répandirent bientôt partout. Le comité de salubrité de l'Assemblée nationale voyant les accidents de toute nature qui arrivaient par l'imprudence et l'ignorance de ces individus, qui, sans aucune connaissance de l'art pharmaceutique, préparaient et débitaient toute espèce de remèdes, fit un rapport au roi, démontrant combien le mal était pressant devant les abus pernicieux qui étaient cause de tant de malheurs.

Le 17 avril 1791, le malheureux Louis XVI sanctionna le décret de l'Assemblée nationale suivant, ce fut un de ses derniers :

« Les lois, statuts et règlements existants au 2 mars der-
« nier, relatifs à l'exercice et à l'enseignement de la phar-
« macie, pour la préparation, vente et distribution de drogues
« et médicaments, continueront d'être exécutés suivant leur
« forme et teneur, sous les peines portées par lesdites lois et
« règlements, jusqu'à ce que, sur le rapport qui en sera fait,
« il soit statué définitivement à cet égard.

« En conséquence, il ne pourra être délivré de patentes
« pour la préparation, vente et distribution des drogues et
« médicaments, dans l'étendue du royaume, qu'à ceux qui
« sont ou pourront être reçus pour l'exercice de la phar-
« macie, suivant les statuts et règlements concernant cette
« profession. »

Déjà dès le commencement de 1791, l'Assemblée nationale de France avait voulu modifier les anciennes lois sur l'art de guérir. Le comité de salubrité adressait aux Directoires le document suivant, en date du 16 janvier :

« Le comité de l'Assemblée nationale, désirant parvenir à
« la connaissance exacte de l'état actuel de l'art de guérir dans
« toute la France, et s'instruire de tous les abus qui existent
« dans son exercice, pour y substituer le plus d'avantages qu'il

« sera possible, s'adresse avec confiance aux administrations de
« chaque département.

« Aucune d'elles n'ignore, sans doute, de quelle impor-
« tance il est pour l'humanité entière de régénérer toutes les
« branches d'un art si bienfaisant entre les mains d'hommes
« instruits, si meurtrier entre les mains de ceux que la cupi-
« dité seule en rend les ministres.

« Le comité connaît une grande partie des maux que
« l'ignorance et le charlatanisme ont si souvent accumulés;
« mais parmi ces maux il en est qui dépendent particulière-
« ment des localités, et le comité a besoin que ceux-là surtout
« lui soient spécialement indiqués par les Directoires de dépar-
« tement. »

A peine la démagogie révolutionnaire de France eut-elle envahi le territoire de notre patrie, que nous vîmes nos belles institutions devenir la proie d'un désordre affreux, et être bientôt réduites à l'état d'épaves. Notre antique université de Louvain, la seule université où se donnait le haut enseignement, fut fermée.

Effrayées d'un tel état de choses, plusieurs administrations communales, n'ayant en vue que la sécurité de la vie et la santé publique, s'autorisèrent à instituer des commissions ou jurys, auxquels elles attribuèrent le droit de recevoir les praticiens appartenant aux différentes branches de l'art de guérir.

Les arrêtés de Bruxelles du 16 floréal an VII et de Louvain du 23 ventôse portaient les *règlements sur l'exercice de la pharmacie*, dont les aspirants à la pratique de cet art avaient à se soumettre devant les autorités locales nommées à cet effet.

Malgré l'illégalité de ces arrêtés, illégalité bien justifiable du reste, les personnes reçues en conformité de leurs dispositions, eurent le même droit que les praticiens munis d'un titre valable, obtenu dans les universités ou dans les collèges médicaux. Ils étaient loin d'avoir acquis toute la science de ces derniers, mais au moins avaient-ils reçu quelques notions générales.

Voici, extraits de l'*Histoire de la législation médicale belge*, de M. Sauveur, quelques-uns de ces intéressants documents dont je viens de parler.

Une ordonnance de l'administration municipale de la commune et du canton de Bruxelles, en date du 21 prairial an VII, portait :

« L'administration municipale, etc.,

« Vu la demande lui faite par la commission de sûreté de « santé de faire imprimer et afficher, aux endroits ordinaires « d'affiction, le mode des examens des citoyens qui se des- « tinent à l'exercice de l'une des trois branches de l'art de « guérir, afin que ceux qui seront tenus à se soumettre « aux examens puissent en connaître préalablement les dispo- « sitions ;

« Vu également l'article 6 de l'arrêté de cette administra- « tion en date du 24 ventôse dernier, qui porte que tout « médecin, chirurgien ou *pharmacien* établi dans cette com- « mune depuis l'établissement du régime constitutionnel, est « tenu de se présenter à la commission de sûreté de santé et « de lui exhiber les titres en vertu desquels il exerce sa pro- « fession ;

« Considérant que jusqu'ici aucun médecin, chirurgien ou « *pharmacien* ne s'est conformé au dispositif susénoncé, et « qu'il est instant que les mesures prescrites par l'arrêté ci- « dessus soient exécutées ;

« Ouï le rapport de son bureau de l'instruction publique, « et le commissaire du Directoire exécutif entendu,

« Arrête :

« Art. 1er. Le mode d'examen des candidats qui se des- « tinent à l'exercice de *l'une des trois branches de l'art de gué- « rir* sera imprimé et affiché en nombre suffisant d'exemplaires, « pour que ceux à qui la chose compète n'en puissent pré- « texter cause d'ignorance.

« Art. 2. Les médecins, chirurgiens et *pharmaciens de* « cette commune seront convoqués, à la diligence de la *com- « mission de sûreté de santé*, à l'effet de lui conster les titres « en vertu desquels ils exercent leurs professions respectives.

« Le présent arrêté sera imprimé en tête du règlement « adopté par la commission de santé et sûreté, et sanctionné « par cette administration. »

Le règlement dont il est fait mention dans cette ordonnance est celui du 16 floréal an VII suivant :

« Art. 1er. Tout citoyen qui voudra se livrer dans cette com- « mune à l'exercice de la médecine, de la chirurgie ou de la « *pharmacie*, doit, conformément à l'arrêté de l'administra- « tion municipale, en date du 24 ventôse présente année, se « soumettre à un examen devant la commission de sûreté et « santé, et s'y faire inscrire à cet effet pour la partie dont il « désirera faire profession, dix jours avant l'époque à laquelle « il voudra être examiné.

« Art. 2. Lors de l'inscription, le candidat exhibera les « certificats requis de sa moralité. La commission, après en « avoir pris inspection, fixera au candidat jour et heure pour « son examen.

. . . .

. . . .

« Art. 13. Il sera délivré au candidat admis un extrait du « registre de la commission, qui lui tiendra lieu de certificat « qu'il a satisfait dans son examen.

« Art. 14. Le candidat admis, après s'être présenté à l'ad-
« ministration municipale et s'être muni d'une patente, recevra
« de la commission un diplôme pour l'exercice de la partie
« pour laquelle il se sera fait examiner.

« Art. 15. Ceux qui auront été admis devant une univer-
« sité de France ou de la ci-devant Belgique, ou bien devant
« une école de la république depuis la suppression des uni-
« versités, ne pourront se livrer à l'exercice de leur profession
« qu'après que la commission se sera assurée de la légalité et
« de l'authenticité des titres en vertu desquels ils s'y croiront
« autorisés. »

Les candidats qui se présentaient devant ces commissions étaient soumis à quatre épreuves.

La première comprenait la pharmacie théorique et pratique et la chimie pharmaceutique.

Dans la deuxième, le récipiendaire avait à reconnaître un certain nombre de substances natives qui lui étaient présentées, en déterminer les caractères, leur récolte, conservation et sophistication.

La troisième épreuve comprenait le botanique, et surtout celle des environs de Bruxelles. Le candidat avait à faire la description des plantes indigènes et exotiques les plus employées qui lui étaient présentées, ainsi que d'en donner les synonymies les plus usitées.

Enfin, le candidat faisait quatre préparations, dont deux chimiques et deux pharmaceutiques, en ayant soin d'en donner les explications théoriques.

Le même règlement prescrivait encore qu'à l'époque de l'an X de la république, il serait exigé, de la part de celui qui se présenterait pour exercer la pharmacie, l'histoire naturelle des trois règnes.

L'arrêté de la municipalité du canton de Louvain, en date

du 23 ventôse an IV, n'avait également été rendu que dans le but très-sage de mettre un terme à ces innombrables abus et aux accidents sans nombre qui affligeaient la société, abus et accidents provenant non-seulement du manque de surveillance de la part des autorités, mais encore de la *stupide ignorance des candidats* trop facilement reçus, et de la *sordide cupidité* de quelques pharmaciens, qui s'adonnaient aux plus honteux trafics.

Voici les principaux articles de cet arrêté :

« ART. 1er. La pharmacie étant un art, la loi ne met au-
« cune limitation à son exercice (art. 355 de la constitution).
« En conséquence, personne n'est exclu du droit d'exercer la
« pharmacie.

« ART. 2. La loi surveille particulièrement les professions
« qui intéressent la sûreté et la santé des citoyens (art. 356
« de la constitution). Les autorités constituées sont donc obli-
« gées de s'assurer des mœurs et de la capacité requise dans
« ceux qui veulent exercer l'art dangereux de la pharmacie.

« ART. 23. Il ne sera dorénavant permis à personne d'exer-
« cer l'art de la pharmacie, ni de vendre des médicaments
« sans être admis pharmacien par arrêté de la municipalité.

« ART. 24. Il n'est permis qu'aux seuls pharmaciens de
« débiter ou de délivrer leurs médicaments. Cette défense est
« spécialement applicable à toute personne du sexe.

« ART. 25. Il sera toutefois permis d'exercer la pharmacie
« et de vendre des drogues et médicaments par un maître-
« garçon admis pharmacien par les examinateurs et la munici-
« palité.

« ART. 26. Les veuves et les héritiers des pharmaciens
« seront tenus de fermer leur boutique immédiatement après
« le décès du pharmacien, à moins qu'ils ne soient pourvus
« d'un maître-garçon, conformément à l'article précédent. »

Les examens subis par les candidats, d'après ce règlement, dans le canton de Louvain, étaient beaucoup moins sérieux que ceux qui se subissaient, dans les mêmes circonstances, à Bruxelles. Ainsi, on s'assurait d'abord si le récipiendaire savait *lire*, s'il connaissait la langue française, s'il avait quelques notions de la langue latine, s'il connaissait les abréviations des *recipe* des médecins.

On lui faisait ensuite subir un examen sur les *généralités* de la pharmacie et de la chimie. Il avait encore à désigner les plantes le plus communément employées en pharmacie, ainsi que les drogues simples et les principaux produits chimiques, de même que les principales altérations ou sophistications dont ces différents corps étaient susceptibles. Enfin les examinateurs, qui se composaient de deux médecins, de deux pharmaciens et d'un professeur de chimie, désignaient les préparations chimiques et pharmaceutiques qu'il devait exécuter.

D'après ces mêmes ordonnances, une liste fut dressée indiquant toutes les substances médicamenteuses que chaque pharmacien devait toujours avoir à sa disposition, sous peine, de la part du délinquant, de voir sa pharmacie fermée par l'autorité. La Pharmacopée de *Triller* fut désignée comme base des préparations, et de sévères pénalités furent portées contre ceux dont les médicaments n'auraient pas été trouvés dans un état de parfaite conservation et de bonne préparation. Des pénalités semblables incombaient encore à ceux qui n'auraient pas fidèlement exécuté les *recipe* des médecins ou qui n'en auraient pas donné les quantités prescrites.

L'inspection des officines se faisait deux fois l'an par un officier municipal, accompagné de deux membres des jurys.

Avant la révolution française, c'était à l'université de Louvain et même dans la plupart des grandes villes que se donnait l'enseignement pharmaceutique.

L'université de Louvain, disons-le en passant, était loin de répondre aux besoins de l'époque au moment de la révolution française. Plusieurs modifications sérieuses avaient été proposées à son système d'enseignement. Ainsi, pour ceux qui se destinaient à la pharmacie, ils étaient tenus de faire, dans les officines, un apprentissage de plusieurs années, avant de pouvoir se présenter devant les jurys. Ce long stage, joint aux examens qu'ils subissaient devant une commission choisie parmi les pharmaciens et les membres du collége de médecine, avait l'avantage, sinon de faire des savants, ou moins de produire des hommes de grande pratique, que l'on ne retrouvait plus dans ce dédale des lois révolutionnaires que nous venons de parcourir.

Ce fut le 4 brumaire an VI (25 octobre 1797) que l'administration centrale du département de la Dyle « considérant qu'il ne devait plus y avoir dans toute l'étendue de la république *qu'un seul mode d'instruction publique*, conforme aux principes républicains, » ordonna la suppression des cours de l'université de Louvain.

Enfin, la révolution française s'étant repue d'assez de sang, les démagogues-tyrans ayant immolé assez de victimes à leur fureur, l'ordre social commença à se rétablir, sous une organisation nouvelle due à la sagesse de Bonaparte.

Ce fut le 16 ventôse an XI que M. Thouret, chargé de présenter à la section centrale son rapport sur le projet de loi concernant l'exercice des différentes branches de l'art de guérir, fit retentir les voûtes du Palais des Nations de ces paroles, qui peignent bien l'état dans lequel se trouvait notre profession :

« Après une horrible anarchie, dit-il, pendant le long « silence des lois, le désordre a gagné de toutes parts et s'est « établi dans le domaine de l'art de guérir. Des hordes d'em-

« piriques assiégent les places dans les cités, se répandent
« dans les bourgs, dans les campagnes, et portent partout
« la désolation et l'effroi. Vous ferez cesser cette calamité
« publique, vous mettrez un terme au brigandage qui règne;
« à sa place, *vous établirez la puissance de cet art qui, soit par*
« *ancienneté, soit par l'importance et la dignité de son objet,*
« *soit par son utilité, ne le cède à aucun autre* . . . . .

. . . .

« La vie des citoyens est entre les mains d'hommes avides
« autant qu'ignorants, l'empirisme le plus dangereux, le char-
« latanisme le plus éhonté abusent parfois de la crédulité et
« de la bonne foi . . . .

« Les campagnes et les villes sont également infectées de
« charlatans, qui distribuent les poisons et la mort avec une
« audace que les anciennes lois ne peuvent plus réprimer...

« Jamais la foule des *remèdes secrets*, toujours si dange-
« reux, n'a été aussi nombreuse que depuis l'époque de la
« suppression des facultés de médecine . . . . . . »

M. Fourcroy, dans ses exposés des motifs, démontrait encore les vices des anciennes lois sur la pharmacie, en disant :

« La pharmacie était autrefois soumise en France à une
« foule de modes variés suivant les différentes provinces, soit
« par la réception de ceux qui voulaient l'exercer, soit pour
« la surveillance de la préparation et de la vente des drogues
« simples et composées. Des abus sans nombre existaient dans
« cette partie qui intéresse la vie des hommes. On colportait
« impunément dans les villes, on vendait dans toutes les places,
« et surtout dans les foires, des préparations mal faites ou
« sophistiquées qui ajoutaient encore aux ravages produits par
« l'impéritie des guérisseurs. Dans les grandes villes seule-
« ment, les pharmaciens, établis après un apprentissage assez
« long et des épreuves assez rigoureuses pour assurer leur

« capacité, préparaient des médicaments qui méritaient la con-
« fiance des médecins et des malades. Paris seul se distin-
« guait par l'établissement d'un collége de pharmacie, où
« l'enseignement des sciences qui éclairaient la pratique de
« cet art était fait avec soin : aucun autre établissement public
« analogue n'existait en France. »

Enfin parut la loi du 21 germinal, réglant en même temps l'enseignement et la police de la pharmacie.

EXTRAITS DES DISCOURS DE PRÉSENTATION, AU CORPS LÉGISLATIF, DU PROJET DE LOI SUR L'EXERCICE DE LA PHARMACIE (AN XI).

Le projet de loi que nous venons de vous soumettre est la suite et le complément de la loi sur l'exercice de la médecine. Il en est aussi la conséquence ; car le traitement heureux des maladies suppose la bonne préparation des médicaments.

La création de six écoles de médecine a fourni au gouvernement l'idée et l'occasion d'établir, à côté de chacune d'elles, une école de pharmacie, et d'instituer ainsi entre ces deux genres d'enseignement une analogie qu'appelaient la nature et le but de ces écoles.

Tel est l'objet du titre Ier du projet de loi. Six écoles de pharmacie placées dans les mêmes villes que les six écoles de médecine instruiront les élèves de cet art, en surveilleront l'exercice, en dénonceront les abus et en étendront les progrès. Il y sera fait, à cet effet, des cours d'histoire naturelle, de chimie et de pharmacie proprement dite. Le gouvernement donnera à chacune de ces écoles, et à mesure qu'il l'instituera, les règlements nécessaires à son administration.

Ainsi sera étendu dans toute la France le bienfait d'une instruction dont Paris seul a joui jusqu'à présent. Comme dans cette ville, les frais des cours et l'entretien des autres écoles seront pris sur le produit des réceptions, et de plus sur celui des rétributions que les élèves devront payer pour les leçons qu'ils s'empresseront d'y prendre.

C'est en vain que quelques personnes paraissent craindre que l'école de pharmacie de Paris ne perde, par l'érection des autres écoles, la considération et le lustre dont elle a joui depuis un siècle. Elle ne formera plus, en effet, un collége comme celui qui existait depuis 1777, parce qu'il ne peut plus exister de corporation ; si, sous le nom d'*école gratuite de pharmacie,* ce collége a subsisté jusqu'à présent avec une forme très-rapprochée de celle qu'il avait avant la révolution, il est aisé de voir que cette forme, qui permettait aux pharmaciens de Paris de se réunir et de délibérer en corps, n'ajoutait rien à la bonté des leçons, et diminuait à coup sûr de la sévérité des exercices et des examens nécessaires aux réceptions ; on regrette à la vérité le privilége de corporation qui avait échappé à la destruction de tous les autres priviléges analogues, parce qu'il est très-naturel aux hommes de regretter une faveur rare, une prérogative qui n'existe nulle part. Mais quelle influence ce privilége, par lequel tous les pharmaciens de Paris, en se réunissant pour s'occuper des intérêts d'une communauté qui n'existe plus, conserveraient le droit d'interroger un aspirant, pourrait-il avoir sur la garantie de l'enseignement et de la réception ? L'expérience prouve qu'il diminuait les ressources de l'école par la part, très-faible néanmoins, que chaque pharmacien avait sur la rétribution des récipiendaires, et que l'enseignement en souffrait. Quant aux examens, il étaient bien plus superficiels et bien plus légers qu'ils ne le seront désormais en raison de la multiplicité même des examinateurs et de la brièveté de leurs interrogations. Ce qui le prouve sans réplique, c'est le nombre considérable des récipiendaires, qui, redoutant sans doute des examens plus sévères d'après le nouveau projet, se présentent depuis quelques mois.

On a fait une autre objection contre le projet ; on a dit que la foule d'élèves que formeront les écoles de pharmacie nuira aux progrès de cet art, et qu'il conviendrait peut-être de déterminer le nombre des pharmaciens qui pourront s'établir dans les villes et dans les campagnes, afin qu'ils ne soient pas tentés de vendre des médicaments détériorés ou mal préparés. Mais cette objection s'évanouit devant cette observation générale : les produits de l'industrie tendent toujours à se mettre en équilibre avec les besoins. Vous savez d'ailleurs, par ce qui se passe dans quelques villes de France et d'Allemagne, que la concurrence n'empêche pas les pharmaciens d'atteindre à l'aisance sans violer les règles de leur profession. Enfin, les visites prescrites par la loi feront rentrer les délinquants dans le devoir.

Le titre second du projet de loi concerne la discipline des élèves. L'art de préparer les médicaments ne s'apprend pas seulement par l'étude théorique et dans les cours. Si celui qui veut le posséder à fond et y devenir savant doit suivre les écoles, tous ceux qui se destinent à l'exercer doivent s'adonner à la pratique et se fixer dans les laboratoires de pharmacie. Comme cette dernière condition est de rigueur, la loi doit fixer le temps d'apprentissage, et le mode suivant lequel les jeunes gens destinés à cette profession doivent se conduire chez les pharmaciens, et être reconnus élèves. Huit années de séjour dans les pharmacies seront exigées d'eux avant leur réception. Trois années de cours dans les écoles leur épargneront deux années de ce séjour, parce qu'il est bien prouvé qu'une théorie approfondie rend plus prompte et plus sûre la pratique.

Il y a ici, entre l'ancienne loi et le projet qui vous est soumis, une différence qui paraît être à l'avantage de ce dernier. Autrefois, l'aspirant en pharmacie faisait un apprentissage de quatre ans, et servait ensuite les maîtres pendant six. Ces dix ans d'exercice n'étaient pas un terme trop long dans un temps où un apprenti était reçu à douze ou treize ans, et un maître en pharmacie à vingt-deux, c'est-à-dire à un âge où il n'avait pas encore beaucoup réfléchi. Mais dans le nouveau projet, un élève n'étant reçu pharmacien qu'à vingt-cinq ans accomplis, et lorsque sa raison est dans toute sa force, il pourra commencer ses études à dix-huit ans, c'est-à-dire à un âge voisin de celui où l'apprenti était autrefois un maître. Ainsi la préparation des médicaments ne sera plus confiée à une jeunesse sans expérience.

La réception des pharmaciens est le sujet du troisième titre; elle a des rapports avec celle qui a été fixée pour l'art de guérir. Il y aura deux genres de réception : l'un aura lieu dans les six écoles, et par les professeurs réunis à deux docteurs des écoles de médecine; l'autre, dans les jurys de médecine de chaque département, auxquels seront adjoints quatre pharmaciens. Il était nécessaire de ne pas établir ces jurys de pharmacie dans les villes où il y aura des écoles, parce que celles-ci eussent été privées des rétributions destinées à les entretenir. Cependant les examens seront les mêmes dans les uns et dans les autres de ces établissements, parce que les pharmaciens doivent également savoir préparer partout les médicaments usuels. Ils seront théoriques et pratiques, et les règlements veilleront à ce qu'ils soient faits avec une rigueur dont on n'a malheureusement donné que bien peu d'exemples encore. L'expérience prouve que la loi ne saurait rendre trop difficiles les actes de cette espèce; et ces institutions, quelques rapports qu'elles aient avec la sûreté publique, ne sont que trop sujettes à dégénérer et à s'affaiblir par la durée. Les frais de réception seront de 900 francs dans les écoles de pharmacie, et de 200 dans les jurys. Ce produit servira à l'entretien des écoles et au payement des membres des jurys. L'aspirant devra réunir les deux tiers au moins des suffrages, et prêter serment d'exercer son art avec probité et fidélité. Ainsi, tout homme qui voudra se faire recevoir pharmacien n'oubliera jamais qu'exerçant un art qui intéresse si essentiellement la vie de ses concitoyens, la moralité et la probité sévères doivent, autant que la science, diriger sa conduite dans l'exercice de sa profession.

Les anciennes lois permettaient aux veuves de continuer l'exercice de la pharmacie. Le silence que le nouveau projet garde à cet égard a paru frapper quelques esprits ; mais vous observerez que la pharmacie étant moins un métier qu'une profession savante, doit être par conséquent interdite aux femmes. D'ailleurs, le projet de loi n'empêche pas les veuves d'associer à leur commerce des pharmaciens légalement reçus (1).

Le quatrième et dernier titre embrasse tout ce qui est relatif à la police de la pharmacie ; il prescrit d'abord aux pharmaciens établis d'adresser leurs titres aux autorités administratives et judiciaires, afin que leur droit légal soit constaté. Il donne aux pharmaciens reçus dans les écoles le droit de s'établir par toute la France, et il restreint celui des pharmaciens reçus par les jurys à leurs seuls départements respectifs. Il défend à tout individu de prendre patente de pharmacien sans avoir été légalement reçu suivant les formes anciennes ou nouvelles. Il enjoint à ceux qui seraient établis sans droit et sans titre, de se faire examiner et recevoir dans le délai de

(1) Contrairement à cette observation, l'art. 41 de l'arrêté du gouvernement du 23 thermidor an XI, accorde aux veuves des pharmaciens la permission de tenir pendant un an l'officine de leur mari, à certaines conditions.

trois mois après l'établissement des écoles de pharmacie et des jurys. Il permet cependant aux officiers de santé établis dans les communes de tenir des drogues pour les malades qu'ils traiteront : cette disposition est nécessaire et a toujours eu lieu, mais il faut en restreindre les abus. Aussi l'article défend-il aux officiers de santé de vendre des médicaments dans une officine ouverte. La liste des pharmaciens légalement établis dans chaque département sera publiée par le préfet, afin qu'on connaisse les hommes dignes de la confiance publique.

A la suite de ces règles générales viennent celles qui sont relatives à l'inspection et à la visite des pharmacies, inspection sans laquelle toutes les dispositions précédentes seraient superflues. Elle n'avait eu lieu jusqu'à présent qu'à Paris et dans quelques grandes villes; le projet régularise cette mesure pour toute la France. Les jurys de chaque département feront, dans les chefs-lieux et dans les communes qui en dépendent, ce que les écoles de pharmacie seront chargées de faire dans les villes où elles seront établies, et dans celles situées à dix lieues de rayon de ces centres d'instruction pharmaceutique.

Il est ensuite prescrit aux pharmaciens de ne pas vendre de remèdes secrets, de ne faire aucun autre commerce que celui des drogues, de se conformer aux dispositions des formulaires des écoles de médecine pour la préparation des médicaments. La liste des remèdes secrets ou des compositions particulières que les journaux annoncent chaque jour, même chez les pharmaciens à Paris, prouve un relâchement dans cette partie de la police, et une licence dont le plus grand nombre des hommes de l'art gémit et se plaint avec raison; mais si la loi limite ainsi le commerce et la distribution des drogues dans les officines de pharmacie, elle doit aussi ne plus permettre aux épiciers de débiter les médicaments à côté des poisons de tous les genres et des substances alimentaires qu'ils distribuent à tous les instants de la journée. Il faut d'ailleurs que chacun ne fasse que ce qu'il peut faire dans des professions et des commerces qui intéressent la santé et la vie. Il faut détruire les abus et prévenir les accidents et les malheurs dont le nombre se multiplie d'une manière effrayante; voilà pourquoi le projet de loi rappelle de nouveau, à la fin de ce dernier titre, les précautions relatives à la vente des substances âcres et vénéneuses. Si ces mesures avaient été toujours exécutées avec la sévérité qu'elles exigent, peut-être les crimes affreux dont nous venons d'être témoins n'auraient point effrayé l'humanité.

Enfin, deux dernières dispositions, entièrement nouvelles, ajouteront encore aux avantages que promet à la société le projet qui vous est soumis; l'une est relative aux herboristes, genre de profession trop peu surveillé, et qui, exercé par des hommes sans aucunes connaissances, peut produire de grands maux et faire naître des erreurs bien préjudiciables pour les malades; l'autre charge les professeurs des écoles de médecine et de pharmacie de s'occuper de la rédaction d'un dispensaire ou formulaire, dont l'état actuel des sciences chimiques et pharmaceutiques réclame depuis plus de vingt ans une nouvelle édition.

Tels sont les motifs du projet de loi sur l'exercice de la pharmacie; ils sont fondés sur la nécessité de régulariser tout ce qui tient à cette utile profession. Cette loi présente une garantie suffisante contre l'inexpérience et la mauvaise foi, elle forme le complément de la loi sur l'exercice de la médecine, et donne lieu d'espérer que les progrès de ces deux sciences contribueront de plus en plus à diminuer les maux qui affligent l'humanité.

—

LOI DU 21 GERMINAL AN XI (AVRIL 1803) (1), 1er FLORÉAL, ARRÊTÉ DU 25 THERMIDOR AN XI, DÉCRET DU 25 FRUCTIDOR AN XII.

Art. 1er. Il sera établi une école de pharmacie à Paris, à Montpellier, à Strasbourg et dans les villes où seront placées les trois écoles de médecine, selon la loi du 11 floréal, an X.

Art. 2. Les écoles de pharmacie auront le droit d'examiner et de recevoir pour toute la république les élèves qui se destineront à la pratique de cet art; elles seront de plus chargées d'en enseigner les principes et la théorie dans des cours publics, d'en surveiller l'exercice, d'en dénoncer les abus aux autorités et d'en étendre les progrès.

Art. 3. Chaque école de pharmacie ouvrira tous les ans et à ses frais, au moins trois cours expérimentaux, l'un sur la botanique et l'histoire naturelle des médicaments, les deux autres sur la pharmacie et la chimie.

Art. 4. Il sera pourvu par des règlements d'administration publique, à l'organisation des écoles de pharmacie, à leur administration, à l'enseignement qui y sera donné, ainsi qu'à la fixation de leurs dépenses et au mode de leur comptabilité.

Art. 5. Les donations et fondations relatives à l'enseignement de la pharmacie pourront être acceptées par les préfets, au nom des écoles de pharmacie, avec l'autorisation du gouvernement.

TITRE II. — *Des élèves en pharmacie et de leur discipline.*

Art. 6. Les pharmaciens des villes où il y aura des écoles de pharmacie feront inscrire les élèves qui demeureront chez eux sur le registre tenu à cet effet dans chaque école : il sera

(1) *Pasinomie*, 1803.

délivré à chaque élève une expédition de son inscription portant les nom, prénoms, pays, âge et domicile. Cette inscription sera renouvelée tous les ans (1).

Art. 7. Dans les villes où il n'y aura point d'école de pharmacie, les élèves domiciliés chez les pharmaciens seront inscrits sur un registre tenu à cet effet par les commissaires généraux de police ou les maires.

Art. 8. Aucun élève ne pourra prétendre à se faire recevoir pharmacien sans avoir exercé pendant huit années au moins, dans les pharmacies légalement établies. Les élèves qui auront suivi pendant trois ans les cours donnés dans une école de pharmacie ne seront tenus, pour être reçus, que d'avoir résidé trois autres années dans des pharmacies.

Art. 9. Ceux des élèves qui auront exercé pendant trois ans comme pharmaciens de 2e classe, dans des hôpitaux militaires ou dans les hospices civils, seront admis à faire compter ce temps dans les huit années exigées. Ceux qui auront exercé dans les mêmes lieux, mais dans un grade inférieur, pendant au moins deux années, ne pourront faire compter ce temps, quel qu'il soit, que pour ces deux années.

Art. 10. Les élèves payeront une rétribution annuelle pour chaque cours qu'ils voudront suivre dans les écoles de pharmacie. Cette rétribution, dont le *maximum* sera de 36 francs par chacun des cours, sera fixée, pour chaque école, par le gouvernement.

(1) Les élèves en pharmacie peuvent préparer eux-mêmes et vendre des médicaments dans les pharmacies où ils sont agréés, *tant qu'ils agissent sous la surveillance de leurs chefs ;* mais cette faculté cesse dans le cas où ceux-ci *s'absentent de telle manière qu'ils ne peuvent exercer une surveillance suffisante sur leurs élèves.* En un tel cas, l'autorité municipale a le droit de faire fermer la pharmacie où les élèves *restent seuls.* Ceux-ci sont sans qualité pour s'y opposer. (13 août 1829. Nimes.)

TITRE III. — *Du mode et des frais de réception des pharmaciens.*

Art. 11. L'examen et la réception des pharmaciens seront faits, soit dans les six écoles de pharmacie, soit par les jurys établis dans chaque département pour la réception des officiers de santé, par l'art. 16 de la loi du 19 ventôse an XI.

Art. 12. Aux examinateurs désignés par le gouvernement pour les examens dans les écoles de pharmacie, il sera adjoint, chaque année, deux docteurs en médecine ou en chirurgie, professeurs des écoles de médecine. Le choix en sera fait par les professeurs de ces écoles.

Art. 13. Pour la réception des pharmaciens par les jurys de médecine, il sera adjoint à ces jurys, par le préfet de chaque département, quatre pharmaciens légalement reçus, qui seront nommés pour cinq ans et qui pourront être continués. A la troisième formation des jurys, les pharmaciens qui en feront partie ne pourront être pris que parmi ceux qui auront été reçus dans l'une des six écoles de pharmacie créées par la présente loi.

Art. 14. Ces jurys pour la réception des pharmaciens ne seront point formés dans les villes où seront placées les six écoles de pharmacie et les six écoles de médecine.

Art. 15. Les examens seront les mêmes dans les écoles et devant les jurys. Ils seront au nombre de trois : deux de théorie, dont l'un sur les principes de l'art, et l'autre sur la botanique et l'histoire naturelle des drogues simples; le troisième, de pratique, durera quatre jours et consistera dans au moins neuf opérations chimiques et pharmaceutiques désignées par les écoles ou les jurys. L'aspirant fera lui-même les opérations; il en décrira les matériaux, les procédés et les résultats.

Art. 16. Pour être reçu, l'aspirant, âgé au moins de 25 ans

accomplis, devra réunir au moins les deux tiers des suffrages des examinateurs. Il recevra des écoles ou des jurys un diplôme qu'il présentera, à Paris, au préfet de police, et dans les autres villes, au préfet du département, devant lequel il prêtera le serment d'exercer son art avec probité et fidélité. Le préfet lui délivrera sur son diplôme l'acte de prestation de serment.

Art. 17. Les frais d'examen sont fixés à 900 francs dans les écoles de pharmacie, à 200 francs pour les jurys. Les aspirants seront tenus de faire en outre les dépenses des opérations et des démonstrations qui devront avoir lieu dans leur dernier examen.

Art. 18. Le produit de la rétribution des aspirants pour leurs études et leurs examens dans les écoles de pharmacie sera employé aux frais d'administration de ces écoles, ainsi qu'il sera réglé par le gouvernement, conformément à l'art. 4 ci-dessus.

Art. 19. Le même règlement déterminera le partage de la rétribution payée par les pharmaciens pour leur réception dans les jurys, entre les membres de ces jurys.

Art. 20. Tout mode ancien de réception, dans les lieux et suivant les usages étrangers à ceux qui sont prescrits par la présente loi, est interdit, et ne donnera aucun droit d'exercer la pharmacie.

TITRE IV. — *De la police de la pharmacie.*

Art. 21. Dans le délai de trois mois après la publication de la présente loi, tout pharmacien ayant officine ouverte sera tenu d'adresser copie légalisée de son titre, à Paris, au préfet de police, et, dans les autres villes, au préfet de département (1).

(1) Un pharmacien ne peut tenir deux officines.

Art. 22. Ce titre sera également produit par les pharmaciens et sous les délais indiqués, aux greffes des tribunaux de première instance, dans le ressort desquels se trouve placé le lieu où ces pharmaciens sont établis (1).

Art. 23. Les pharmaciens reçus dans une des six écoles de pharmacie pourront s'établir et exercer leur profession dans toutes les parties du territoire de la république.

Art. 24. Les pharmaciens reçus par les jurys ne pourront s'établir que dans l'étendue du département où ils auront été reçus.

Art. 25. Nul ne pourra obtenir de patente pour exercer la profession de pharmacien, ouvrir une officine de pharmacie, *préparer*, *vendre* et *débiter aucun* médicament s'il n'a été reçu suivant les formes voulues jusqu'à ce jour, où s'il ne l'est dans l'une des écoles de pharmacie ou par l'un des jurys, suivant celles qui sont établies par la présente loi, et après avoir rempli toutes les formalités qui y sont prescrites (2).

Art. 26. Tout individu qui aurait une officine de phar-

(1) Un pharmacien est réputé commerçant, et soumis, par conséquent, pour toutes les opérations pécuniaires relatives à sa profession, aux règles du code de commerce. (Nîmes, 27 mai 1829.)

(2) La loi n'ayant déterminé aucune peine applicable à l'infraction de ces dispositions, les tribunaux ne peuvent suppléer à son silence et prononcer des peines contre le contrevenant. (4 juillet 1828, Cass.)

Décidé en sens contraire que, bien qu'il n'y ait point de peines prononcées au cas de contravention, il y a lieu cependant d'appliquer aux contrevenants des peines de simple police, la vente de médicaments se trouvant placée sous la surveillance de la police municipale. (22 août 1828, Douai.)

La prohibition s'applique aux sœurs de la charité comme à toutes autres personnes; elle s'applique aux remèdes *magistraux* comme *officinaux*.

La vente ou débit de remèdes au *poids médicinal*, sans titre légal, constitue un délit punissable de la peine portée par la présente loi. (28 janvier 1830, Bordeaux.)

macie actuellement ouverte, sans pouvoir faire preuve du titre légal qui lui en donne le droit, sera tenu de se présenter, sous trois mois à compter de l'établissement des écoles de pharmacie ou des jurys, à l'une de ces écoles ou à l'un de ces jurys, pour y subir ses examens et y être reçu.

Art. 27. Les officiers de santé établis dans les bourgs, villages ou communes où il n'y *aurait pas de pharmaciens* ayant officine ouverte pourront, nonobstant les deux articles précédents, fournir des médicaments simples ou composés aux personnes près desquelles ils seront appelés, mais *sans avoir le droit de tenir officine ouverte* (1).

Art. 28. Les préfets feront imprimer et afficher, chaque année, les listes des pharmaciens établis dans les différentes villes de leur département; ces listes contiendront les noms, prénoms des pharmaciens, les dates de leur réception et les lieux de leur résidence.

Art. 29. A Paris et dans les villes où seront placées les nouvelles écoles de pharmacie, deux docteurs et professeurs des écoles de médecine, accompagnés des membres des écoles de pharmacie, et assistés d'un commissaire de police, visiteront au moins une fois l'an les officines et magasins des pharmaciens et droguistes pour vérifier la bonne qualité des drogues et médicaments simples et composés. Les pharmaciens et droguistes seront tenus de présenter les drogues et compositions qu'ils auront dans leurs magasins, officines et laboratoires. Les drogues mal préparées ou détériorées seront saisies à l'instant par le commissaire de police; et il sera procédé ensuite conformément aux lois et règlements actuellement existants.

(1) Les officiers de santé sont justiciables des tribunaux de *commerce* à raison des achats de drogues nécessaires à la composition des médicaments que la loi les autorise à fournir. (6 janvier 1827, à Limoges. Bourges, 9 août 1828.)

Art. 30. Les mêmes professeurs en médecine et membres des écoles de pharmacie pourront, avec l'autorisation des préfets, sous-préfets ou maires, et assistés d'un commissaire de police, visiter et inspecter les magasins de drogues, laboratoires et officines des villes placées dans le rayon de dix lieues de celles où sont établies les écoles, et se transporter dans tous les lieux où l'on fabriquera et débitera, sans autorisation légale, des préparations ou compositions médicinales. Les maires et adjoints, et, à leur défaut, les commissaires de police, dresseront procès-verbal de ces visites, pour, en cas de contravention, être procédé contre les délinquants, conformément aux lois antérieures (1).

Art. 31. Dans les autres villes et communes, les visites indiquées ci-dessus seront faites par les membres des jurys de médecine, réunis aux quatre pharmaciens qui leur sont adjoints par l'art. 13.

Art. 32. Les pharmaciens ne pourront livrer et débiter des préparations médicinales, ou drogues composées quelconques que d'après la prescription qui en sera faite par les docteurs en médecine ou en chirurgie ou par des officiers de santé, et sur leur signature. *Ils ne pourront vendre aucun remède secret.* Ils se conformeront, pour les préparations et compositions qu'ils devront exécuter et tenir dans leurs officines, aux formules insérées et décrites dans les dispensaires ou formulaires qui ont été rédigés ou qui le seront par la suite par les écoles de médecine (2). Ils ne pourront faire *dans les mêmes lieux ou officines, aucun autre commerce ou*

(1) Cette pénalité est celle de l'art. 6 de la déclaration de 1777.

(2) Celui qui vend des médicaments gâtés est puni de 100 fr. d'amende et d'un emprisonnement qui ne peut excéder six mois. En cas de récidive, l'amende est double et le jugement affiché aux dépens du condamné. (Loi du 22 juillet 1791.)

débit que celui des drogues et préparations médicinales (1).

Art. 33. Les *épiciers* et *droguistes* ne pourront vendre *aucune composition* ou *préparation pharmaceutique*, sous peine de 500 *francs* d'amende. Ils pourront continuer de faire le

(1) Par conséquent, ils n'y pourraient faire le commerce des vins, eaux-de-vie, liqueurs, etc. Les pharmaciens se livrent quelquefois cependant à la vente de ce dernier article, et, à ce sujet, il a été décidé par la cour de cassation que le pharmacien devait faire une déclaration préalable à la régie des contributions indirectes. Voici un extrait de l'arrêt en date du 19 avril 1811 :

« La Cour, vu les art. 34 de la loi du 24 avril 1806, et 14 du décret du 5 mai suivant ; considérant qu'il est hors de doute que les pharmaciens ne peuvent pas être réputés débitants assujettis au payement des droits assis sur les boissons, toutes les fois qu'ils se bornent à vendre à des malades ou convalescents, et à titre de remèdes, des breuvages officinaux, encore que, par leur nature, ils soient composés en partie d'eau-de-vie ou d'esprit ; mais qu'il doit en être autrement, lorsque, sortant du cercle de leur profession, ils vendent ou annoncent l'intention de vendre au public, et indistinctement à tous les individus qui en désireront, soit de l'eau-de-vie, soit des liqueurs composées d'eau-de-vie ou d'esprit, parce qu'alors ils font ce que peut faire tout individu étranger à l'art et aux règlements de la pharmacie, et par conséquent se rangent dans la classe générale des débitants de boissons, et par là deviennent sujets aux mêmes règles et aux mêmes déclarations, visites et exercices, comme ils en partagent les avantages et bénéfices ; considérant qu'exempter, en ce cas, les pharmaciens des charges attachées à l'exercice de l'état de débitant de boissons, serait leur accorder un privilége inconciliable avec la généralité d'expression des articles ci-dessus transcrits, réglementaires de la perception des droits sur les boissons, et ouvrir la porte à la fraude et à une foule d'abus, au détriment du trésor public, etc., etc. ; la Cour casse, etc. »

Un pharmacien ne peut joindre à son commerce celui de l'épicerie. Mais il faut observer que la loi ne défend ce cumul que dans le même local. Ainsi, on ne peut empêcher un pharmacien d'avoir deux magasins séparés, l'un pour la pharmacie, l'autre pour l'épicerie ou pour tout autre genre de commerce.

Il serait, sans contredit, à désirer qu'un pharmacien ne se livrât point à d'autre occupation qu'à l'exercice de sa profession, mais la loi ne lui en fait pas obligation.

commerce en gros des *drogues* simples, sans pouvoir néanmoins en débiter aucune au poids médicinal (1).

Art. 34. Les substances vénéneuses et notamment l'arsenic, le réalgar, le sublimé corrosif seront tenues, dans les officines des pharmaciens et les boutiques des épiciers, dans des lieux sûrs et séparés, dont les pharmaciens et épiciers seuls auront la clef, sans qu'aucun autre individu qu'eux puisse en disposer. Ces substances ne pourront être vendues qu'à des personnes connues et domiciliées qui pourraient en avoir besoin pour leur profession ou pour cause connue, sous peine de *trois mille francs* d'amende de la part des vendeurs contrevenants (2).

Art. 35. Les *pharmaciens* et *épiciers* tiendront un registre coté et paraphé par le maire ou le commissaire de police, sur lequel registre ceux qui seront dans le cas d'acheter des substances vénéneuses inscriront de suite, et sans aucun blanc, leurs noms, qualités et demeures, la nature et la quantité des drogues qui leur ont été délivrées, l'emploi qu'ils se proposent d'en faire et la date exacte du jour de leur achat; le tout à peine de 3,000 *francs* d'amende contre les contrevenants. Les pharmaciens et les épiciers seront tenus de faire eux-mêmes l'inscription, lorsqu'ils vendront ces substances à des individus qui ne sauront point écrire, et qu'ils connaîtront comme ayant besoin de ces mêmes substances (3).

(1) Cet article s'applique au cas où les épiciers ou droguistes *tiennent exposés* en vente dans leurs boutiques, les objets qu'ils ne peuvent vendre (12 pluviôse an XIII) ou dans leurs arrière-boutiques (9 octobre 1824, Cass.), car ce fait indique qu'elles sont destinées à la vente.

(2) Le tribunal de première instance de la Seine avait condamné des pharmaciens à 3,000 francs d'amende, pour n'avoir pas tenu sous clef des substances vénéneuses. La cour royale de Paris a décidé, sur appel, que l'amende ne pouvait être appliquée que lorsqu'il y avait eu vente.

(3) La peine de 3,000 francs est applicable intégralement, quelle que soit

ART. 36. Tout débit, au poids médicinal, toute distribution de drogues et préparations médicamenteuses, sur des théâtres ou étalages dans les places publiques, foires et marchés, toute annonce et affiche imprimée qui indiquerait des remèdes secrets, sous quelque dénomination qu'ils soient présentés, sont sévèrement prohibés. Les individus qui se rendraient coupables de ce délit seront poursuivis par mesure de police correctionnelle et punis conformément à l'art. 183 et suivants du code des délits et des peines (1).

la quantité de substances vénéneuses vendue, sans remplir la formalité que la loi impose. Les tribunaux ne peuvent, en appliquant cet article, modérer la peine sous prétexte de circonstances atténuantes. (28 janvier 1830.)

(1) Les pharmaciens sont recevables à se constituer partie civile sur les poursuites exercées par le ministère public contre ceux qui vendent des remèdes secrets ou des préparations pharmaceutiques sans y être autorisés. (1er septembre 1832.)

Ils ne sont point admis à poursuivre directement un individu pour exercice illégal de la pharmacie ; le ministère public a seul qualité à cet égard. (Bourges, 17 mars 1831.)

La loi du 12 germinal an XI, art. 36, est encore de rigueur en Belgique en ce qui concerne les annonces de *remèdes secrets*. (Bruxelles, 17 juillet 1847. *Jurisprudence du* XIXe *siècle,* 1848, 2, 53.) La loi du 12 mars 1818 ne contient aucune disposition exclusive de cette prohibition, et ces lois sont conciliables. (28, d. *de Legib.*)

Cet art. 36 n'est pas abrogé en Belgique par la loi du 12 mars 1818 ; cette loi n'offre que *quelques dispositions générales susceptibles d'être complétées,* art. 14 de ladite loi ; elle n'abroge donc pas les dispositions antérieures avec lesquelles elle peut se concilier. (Cour de Bruxelles, 16 juin 1838. *Jurisprudence de Bruxelles,* 1838, 2, 365 ; *Jur.*, 1830. Bruxelles, 17 juillet 1847, *Pasicrisie,* 1848, 2, 53.)

On doit entendre par *remède secret* tout ce qui est employé soit intérieurement, soit extérieurement pour le traitement des maladies, toute panacée nouvelle, tout spécifique destiné à être pris ou employé comme médicament dont le nom n'exprimerait pas la nature ou la composition ou bien dont la formule n'aurait pas été publiée ni décrite et indiquée d'une manière catégo-

Art. 37. Nul ne pourra vendre à l'avenir des plantes ou des parties de plantes médicinales indigènes fraîches ou sèches, ni exercer la profession d'herboriste, sans avoir subi auparavant, dans une des écoles de pharmacie, ou par-devant un jury de médecine, un examen qui prouve qu'il connaît exactement les plantes médicinales, et sans avoir payé une rétribution qui ne pourra excéder 50 francs à Paris et 30 francs dans les autres départements, pour les frais de cet examen. Il sera délivré aux herboristes un certificat d'examen par l'école ou le

rique soit dans la pharmacopée du pays, ou celles des pays étrangers, soit dans des ouvrages de médecine ou de pharmacie.

Les mots de l'article *remèdes secrets, sous quelques dénominations qu'ils soient présentés,* sont génériques et comprennent tout ce qui n'est pas de nature telle qu'il soit généralement connu dans toutes les officines. (Cour de Bruxelles, arrêt du 26 juin 1838 ; *Jurisprudence de Bruxelles,* 1838, 2, 365.)

Il y a remède secret, dès que la composition n'est pas connue, dès que le débitant du remède n'offre pas à celui qui l'achète la garantie de l'énonciation des substances qui le forment. (Cour de Bruxelles, arrêt du 20 janvier 1838, et *Jurisprudence de Bruxelles*, 1838.)

Il suit de cette définition que pour qu'il y ait remède secret, il faut qu'il existe invention de la part de celui qui s'en prétend l'auteur ; c'est ce qu'il résulte aussi des termes *auteur* dont se sert l'art. 1er du décret du 25 prairial an XIII (*Bulletin,* 48, n° 813 ; *Recueil des lois d'Huygh,* 3e série, tome II, p. 306) et des termes *découverte* et *inventeur* dont se sert le décret du 8 août 1810.

L'invention ou la découverte d'un remède secret est une propriété intellectuelle qui, par le décret du 25 prairial an XIII, n'avait été soumise dans sa jouissance qu'au contrôle de la police médicale et subordonnée à l'autorisation du gouvernement.

Les dispositions de ce décret prêteraient matière aux inconvénients qui sont la base de la prohibition portée par l'art. 36 de la loi du 21 germinal an XI.

L'intérêt public de la science exige l'expropriation publique tacite de l'inventeur moyennant indemnité. Ce principe est la première base fondamentale du décret du 18 août 1810 ; la seconde base est d'éviter l'abus de la crédulité et

jury par lesquels ils seront examinés, et ce certificat devra être enregistré à la municipalité du lieu où ils s'établiront.

les accidents, en prévenant l'emploi de choses nuisibles ou dangereuses à la santé. Ce décret abroge celui du 25 prairial an XIII.

L'annonce et le débit de remèdes secrets ne peuvent être légitimés par la circonstance qu'ils auraient été prescrits par ordonnance du médecin ; semblable ordonnance ne prévient d'aucune manière les dangers de l'emploi d'un spécifique dont la composition est inconnue en tout ou partie du médecin qui le prescrit, danger que la loi veut empêcher. (Cour de Bruxelles, 26 juin 1838 ; *Jurisprudence belge*, 1838, 2, 365.)

Cet article est général, le débit de remèdes secrets est défendu même aux médecins qui se prétendraient inventeurs d'un remède secret, car l'instruction approuvée par arrêté du 31 mai 1818, art. 9, *ne permet au médecin de fournir les médicaments que dans une espèce de maladie*, mais il doit les faire préparer par un *pharmacien*. (Arrêt de la cour de Bruxelles, 20 janvier 1838 ; *Jurisprudence belge*, 1838, 2, 365.)

Les *capsules gélatineuses* au baume de copahu sont un remède *simple*, et par conséquent ne peuvent être regardées comme remède secret. (Arrêt de la cour de Bruxelles, du 16 juin 1838.)

Les *bonbons pectoraux* qui ne contiennent aucune substance médicamenteuse ne sont pas des remèdes secrets. (Arrêt du même jour de la même cour ; *Jurisprudence de Bruxelles*, 1838, 2, 355.)

Garnier Dubourgnial (*Lois d'instruction criminelle*, p. 921) enseigne que l'art. 36 n'est applicable qu'aux charlatans distribuant des remèdes sur les places publiques et étalages, et que l'art. 33 est applicable aux marchands à résidence fixe vendant dans leurs magasins et boutiques. Il cite l'arrêt de Cass. du 9 octobre 1824, qui ne s'occupe pas de remèdes secrets. La simple lecture de l'art. 36 réfute cette erreur.

Les *pilules indiennes* ne sont pas regardées comme remède secret (tribunal de Bruxelles, 8 août 1846 ; *Jurisprudence du* XIXe *siècle*, 1848, 2, 53), parce qu'elles sont décrites dans le nouveau traité de pharmacie de Soubeiran (*Pasicrisie*, 1838, vol. I, 303 ; cour de Bruxelles, 9 août 1838 ; *Jurisprudence de Bruxelles*, 1839, 2, 510.) L'arrêt rendu en sens inverse par la cour de Bruxelles, le 8 août 1846, est la faute du prévenu D. C. R. D., qui n'a pas établi devant la Cour que les *pilules indiennes*, le *rob Boyveau*, le *sirop d'Harenbourg* étaient indiqués dans des ouvrages de médecine. (*Pasicrisie belge*, note sur l'arrêt du 19 juillet 1838.)

Un remède dont la composition est indiquée dans un grand nombre d'ou-

Art. 38. Le gouvernement chargera les professeurs des écoles de médecine, réunis aux membres des écoles de phar-

vrages de médecine et de pharmacie n'est pas un remède secret. (Bruxelles, 19 juillet 1838; 20 janvier et 16 juin 1838; septembre 1838; *Pasicrisie*, 1841, 2, 225; 17 juillet 1847; *Pasicrisie*, 1848, 2, 36.)

Le *rob Laffecteur* n'est pas un remède secret. (Bruxelles, 19 juillet 1838.)

Les *pilules angéliques* étant décrites dans le traité de pharmacie de Virey ne sont pas remède secret. (Bruxelles, 17 juillet 1847; *Pasicrisie*, 1848, 2, 53.)

Les *capsules à la cubébine* ne sont pas des remèdes secrets; ce n'est qu'une préparation pour servir d'enveloppe et non un remède secret. (Bruxelles, 17 juillet 1847; *Pasicrisie*, 1848, 2, 36; *Jurisprudence du* XIXe *siècle*, 1848, 2, 53.)

Les *pilules purgatives de De Haen* étant décrites dans la *Pharmacopée usuelle* de Van Mons, t. II, p. 158, ne constituent pas un remède secret. (Bruxelles, 17 juillet 1847.)

Le *bol d'Arménie* est décrit dans le *Journal de chimie médicale*, publié à Paris, juin 1840, et ne constitue pas un remède secret. (Bruxelles, 7 novembre 1840; *Jurisprudence belge*, 1841, 2, 255.)

Le *baume contre les hémorrhoïdes* ou *sirop de Briand* est un remède secret. (Bruxelles, 17 juillet 1847; *Pasicrisie*, 1848, 2, 53.)

Le *sirop de Lamouroux*, est un remède secret. (Bruxelles, 7 septembre 1846; *Jurisprudence belge*, 1841, 2, 55.)

La *réminine* n'est pas un remède secret; *ce n'est même pas un remède*, mais un simple odontalgique, non destiné à être absorbé par aucune partie du corps humain. (Bruxelles, 17 juillet 1847.)

La *pipérine* n'est pas un remède secret. (Bruxelles, 7 novembre 1840; *Jurisprudence belge*, 1841, 2, 255.) Elle est connue en chimie et décrite par Thénard comme substance neutre.

La *pâte de mou de veau* au lichen n'est pas remède secret. Elle est plutôt une substance alimentaire. Elle est décrite aux n°s 447 et 484 du nouveau Codex réimprimé à Bruxelles en 1837. C'est un bonbon pectoral. (Bruxelles, 7 novembre 1840; *Jurisprudence du* XIXe *siècle*, 1841, 2, 255.)

Le *vin de Seguin* n'est pas un remède secret. (Bruxelles, 7 septembre 1840. Les ingrédients qui le composent sont connus et décrits dans le nouveau *Dictionnaire de botanique* de Julia Defontenelle, page 1011.

L'*huile acoustique* est un remède secret. (Aff. du docteur Mène de Paris; *Belgique judiciaire*, 1846, 949.)

Sont remèdes secrets: le *vin de salsepareille*, le *rob antisyphilitique* de

macie, de rédiger un *Codex* ou formulaire, contenant les préparations médicinales et pharmaceutiques qui devront être

Laffecteur, le *sirop antiphlogistique* de Briand. (*Belgique judiciaire*, 1855, aff. Brunin-Labiniau.)

L'annonce et la vente de remèdes soit connus soit secrets, sont limitées seulement par l'art. 17 de la loi du 12 mars 1818. Toute personne peut annoncer et vendre des remèdes simples et des remèdes secrets, s'ils sont simples. (*Ibidem.*)

Le pharmacien qui vend des pilules inventées par un médecin, et qui n'en débite qu'aux personnes qui se présentent de la part de celui-ci, ne se met pas en contravention avec aucune disposition de la loi (*Belgique judiciaire*, 1855 ; 1244.)

La vente de remèdes secrets est punie par l'art. 19 de la loi du 12 mars 1818. (Brunin-Labiniau.)

La vente d'un remède secret pour l'exportation n'est pas un délit (*Belgique judiciaire*, 1848, 777, Brunin-Labiniau) ; c'est annoncer un remède secret que d'annoncer sous un nom d'invention une substance médicale connue. (*Belgique judiciaire*, 1848 ; 777, Brunin-Labiniau.)

La contrefaçon d'un remède secret n'est punie par aucune loi. (*Belgique judiciaire*, 1853 ; 155, Brunin-Labiniau.)

La prohibition de vendre des remèdes secrets ne s'applique pas au médecin qui refuse de faire connaître la composition d'un remède qu'il emploie. (*Belgique judiciaire*, 1845 ; 703.)

La défense faite aux pharmaciens de vendre des remèdes secrets a été levée par suite de l'abrogation de la loi du 21 germinal an XI. (Aff. Wachsmuth d'Anvers, Cass. belge, 1er décembre 1855, Bruxelles, 6 janvier et 28 avril 1855.)

La cour de cassation avait décidé, par l'arrêt que nous indiquons ci-dessus, qu'aucune disposition de la loi du 12 mars 1818 ne défend aux pharmaciens de vendre des remèdes secrets ; mais la cour de Bruxelles, par son arrêt de 1856 ajoute *que c'est à la condition* qu'ils se conforment aux instructions contenues dans les instructions pour les apothicaires du 31 mai 1818, aux termes de laquelle il leur est enjoint, d'un côté, de préparer eux-mêmes ou de faire préparer sous leur surveillance les compositions chimiques ou pharmaceutiques, et d'un autre côté, de se garder de donner une préparation pour une autre, quand même il n'en résulterait aucun inconvénient. (*Belgique judiciaire*, 1866 ; 1583.)

tenues par les pharmaciens (1). Ce formulaire devra contenir des préparations assez variées pour être appropriées à la différence du climat et des productions des diverses parties du territoire français : il ne sera publié qu'avec la sanction du gouvernement et d'après ses ordres.

LOI INTERPRÉTATIVE DE L'ARTICLE 36 DE CELLE DU 12 GERMINAL AN XI SUR LA POLICE DE LA PHARMACIE (29 PLUVIÔSE AN XIII).

Napoléon, etc.

Le corps législatif a rendu le 29 pluviôse an XIII, le décret suivant, conformément à la proposition faite au nom de l'empereur, et après avoir entendu les orateurs du conseil d'État et des sections du tribunat le même jour.

Ceux qui contreviendront aux dispositions de l'art. 36 de la loi du 21 germinal an XI, relatif à la police de la pharmacie, seront poursuivis par mesure de police correctionnelle, et punis d'une amende de vingt-cinq à six cents francs; et, en outre, en cas de récidive, d'une détention de trois jours au moins, de six au plus.

Mandons et ordonnons que les présentes revêtues des sceaux de l'État, insérées au *Bulletin de lois*, soient adressées aux cours, aux tribunaux et aux autorités administratives; pour qu'ils les inscrivent dans leurs registres, les observent et les fassent observer; et le grand juge, ministre de la justice est chargé d'en surveiller la publication.

(1) La publication de cet ouvrage, ordonnée par cet article, ne fait pas obstacle à ce qu'il soit publié un autre ouvrage sur la pharmacie, contenant une partie des formules renfermées dans le premier ; il suffit que ces ouvrages diffèrent tellement entre eux que la confusion soit absolument impossible. (25 février 820, Cass.)

Donné au palais des Tuileries, le 9 ventôse an XIII, de notre règne le premier.

ORDONNANCE CONCERNANT L'EXERCICE DE LA PHARMACIE ET LA VENTE DES PLANTES MÉDICINALES (9 FLORÉAL AN XI).

Le conseiller d'État, préfet de police,

Vu la loi du 21 germinal dernier, contenant organisation des écoles de pharmacie.

Ordonne, pour l'exécution de ladite loi, les dispositions suivantes :

ART. 1er. Les art. 6, 7, 16, 21, 25, 27, 28, 29, 30, 32, 33, 34, 35, 36, et 37, de la loi précitée, seront imprimés, publiés et affichés dans le ressort de la préfecture de police.

ART. 2. Les pharmaciens ayant officine ouverte dans le ressort de la préfecture de police adresseront au préfet de police, avant le *deux thermidor prochain*, copie légalisée de leur titre.

ART. 3. A l'avenir, ceux qui se feront recevoir pharmaciens, et qui désireront s'établir dans le département de la Seine, ou dans les communes de Saint-Cloud, Sèvres et Meudon, présenteront leur diplôme au préfet de police, dans un mois, au plus tard, après leur réception, et ils prêteront devant lui le serment requis.

ART. 4. Les pharmaciens reçus, soit par une autre école que celle de Paris, soit par un jury, et qui viendront s'établir dans le ressort de la préfecture de police, seront tenus de se faire inscrire à l'école de pharmacie, et de justifier de leur titre au préfet de police, dans un mois, à compter du jour de leur résidence.

ART. 5. Les registres que les pharmaciens et les épiciers

doivent tenir conformément à l'art. 35 de la loi, seront cotés et paraphés, savoir: à Paris, par les commissaires de police du domicile des pharmaciens et épiciers; dans les arrondissements de Saint-Denis et de Sceaux, par les sous-préfets; et dans les communes de Saint-Cloud, Sèvres et Meudon, par les maires.

Art. 6. L'école de pharmacie adressera au préfet de police, dans le courant de fructidor de chaque année, la liste des pharmaciens.

Art. 7. L'école de pharmacie adressera pareillement au préfet de police, à compter du 1er vendémiaire an XII, et successivement de six mois en six mois, la liste des élèves en pharmacie inscrits sur le registre de l'école.

Art. 8. Dans les communes rurales du département de la Seine, et dans celles de Saint-Cloud, Sèvres et Meudon, les élèves domiciliés chez les pharmaciens seront inscrits sur un registre tenu à cet effet par les maires. La liste en sera adressée, tous les six mois, au préfet de police.

Art. 9. Il est défendu aux pharmaciens de faire, dans leurs officines, aucun autre commerce ou débit que celui des drogues et préparations médicinales.

Art. 10. Tout individu ayant officine de pharmacie actuellement ouverte sans titre légal, et qui n'aurait pas été reçu pharmacien dans le délai fixé par la loi, cessera la préparation et la vente des drogues et médicaments.

Art. 11. Les officiers de santé reçus et établis dans les communes rurales du département de la Seine et dans celles de Saint-Cloud, Sèvres et Meudon, qui, dans le cas prévu par l'art. 27 de la loi, voudront user de la faculté de fournir des médicaments simples ou composés aux personnes près desquelles ils seront appelés, en feront la déclaration aux sous-préfets des arrondissements de Saint-Denis et de Sceaux, et dans les communes de Saint-Cloud, Sèvres et Meudon, aux maires de ces communes (1).

ART. 12. Tous ceux qui exercent ou qui voudront exercer la profession d'herboriste dans le ressort de la préfecture de police, seront tenus de faire enregistrer leur certificat d'examen à la préfecture de police, dans un mois, au plus tard, après leur examen.

ART. 13. Il est défendu à toutes personnes autres que les herboristes qui auront justifié d'un certificat d'examen, de vendre des plantes ou des parties de plantes médicinales indigènes.

ART. 14. Il sera pris envers les contrevenants aux dispositions ci-dessus telles mesures de police administrative qu'il appartiendra, sans préjudice des poursuites à exercer contre eux, par-devant les tribunaux, conformément à la loi (2).

LOI DU 25 THERMIDOR AN XI.

Composition des écoles.

ART. 1er. Les écoles de pharmacie seront composées d'un directeur, d'un trésorier et de trois professeurs : dans les villes où la population le permettra, il pourra être nommé un

(1) La cour royale de Paris a jugé, le 10 septembre 1829, que l'officier de santé qui, dans une ville où il y a des pharmaciens, fournit *gratuitement* des médicaments à un indigent qu'il a visité, ne commet aucun délit.

(2) L'infraction aux dispositions auxquelles n'est attachée, par la loi, aucune pénalité, doit néanmoins être punie, mais seulement de peines de simple police. Telle est la jurisprudence des tribunaux et notamment de la cour de cassation. Les contraventions aux ordonnances et règlements de police, et à tout règlement émané d'une autorité administrative, entraînent également l'application des peines de simple police, telles qu'elles sont déterminées par les art. 471 à 482 du code pénal.

ou deux adjoints aux professeurs. A Paris, il y aura quatre professeurs ; chacun des professeurs et le directeur auront un adjoint.

Administration.

Art. 2. Le directeur, le trésorier, le directeur adjoint, et dans les écoles où cette dernière place n'aura pas lieu, un des professeurs, formeront l'administration de l'école. Ils seront chargés de la représenter, de suivre les affaires qui l'intéressent, d'y maintenir la discipline et de dénoncer aux autorités les abus qui surviendront.

Art. 3. Le directeur restera en place pendant cinq ans et sera remplacé par le directeur adjoint ou le professeur qui en tiendra la place; l'un et l'autre pourront être réélus. Le trésorier sera nommé pour trois ans et sera rééligible.

Art. 4. La première nomination aux places d'administration sera faite par le gouvernement. A chaque vacance, les membres de l'école réunis présenteront au gouvernement un candidat choisi soit parmi les professeurs soit parmi les pharmaciens reçus dans les écoles. Pendant les six premières années, les candidats pourront être pris parmi les anciens pharmaciens reçus.

Art. 5. Le directeur convoquera et présidera les assemblées, les examens et toutes les séances publiques. Il sera remplacé, en cas d'absence, par le directeur adjoint ou par le professeur qui en tient lieu. En l'absence de l'un et de l'autre, le plus ancien d'âge des professeurs en remplira les fonctions.

Art. 6. Sur la demande des professeurs, le directeur sera tenu de convoquer une assemblée de l'école.

Art. 7. L'administration s'assemblera au moins une fois par mois et plus souvent si elle le juge nécessaire.

Art. 8. Le trésorier sera chargé des recettes et des dépenses ordinaires.

Art. 9. Les dépenses extraordinaires seront arrêtées dans une assemblée des professeurs réunis à l'administration, et à la majorité des suffrages.

Art. 10. Chaque année, dans les premiers jours de vendémiaire (septembre), le trésorier rendra compte des recettes et dépenses de l'année précédente, dans une assemblée générale de l'école. Ce compte sera vérifié par les préfets de département, et à Paris, par le préfet de police. Il sera soumis ensuite à l'approbation du ministre de l'intérieur.

TITRE II. — *Instruction.*

Art. 11. Chaque école de pharmacie ouvrira, tous les ans, quatre cours, savoir:

Le premier, sur la botanique.

Le deuxième, sur l'histoire naturelle des médicaments.

Le troisième, sur la chimie.

La quatrième, sur la pharmacie.

Chacun des trois premiers sera spécialement applicable à la science pharmaceutique. Les deux premiers pourront être faits par le même professeur.

Art. 12. Dans les écoles où il y aura des adjoints, ceux-ci ne remplaceront les professeurs que dans le cas d'empêchement légitime et d'après l'autorisation de l'école. Le directeur et le trésorier pourront également suppléer au professeur.

Art. 13. La première nomination des professeurs et des adjoints sera faite par le gouvernement. Lorsqu'une chaire deviendra vacante, l'école, conformément à l'art. 26 de la loi du 11 floréal an X, sur l'instruction publique, présentera un des trois candidats appelés à la remplir. Les uns et les autres seront également pris parmi les pharmaciens reçus dans l'une des six écoles ou dans les ci-devant collèges. Les mêmes mesures seront prises pour la nomination aux places de professeurs adjoints.

Art. 14. Les professeurs sont conservateurs, chacun dans sa partie, des objets servant à l'usage des cours.

Art. 15. Les frais que nécessiteront les cours seront réglés et arrêtés tous les ans dans une assemblée de l'école, convoquée à cet effet.

Art. 16. Les cours commenceront annuellement le 1er germinal et finiront le 1er fructidor; ils seront annoncés par des affiches.

Art. 17. Les professeurs titulaires recevront une indemnité qui ne pourra excéder 1.500 francs pour chacun : le bureau d'administration fixera l'indemnité que recevront les adjoints pour les leçons qu'ils seront chargés de faire.

Art. 18. Les élèves qui suivront les cours seront tenus de s'inscrire au bureau d'administration de l'école. Après cette inscription et le payement de la rétribution fixée d'après l'art. 10 de la loi, il leur sera délivré une carte qu'ils présenteront pour être admis aux leçons.

Art. 19. A la fin des cours, il sera délivré des certificats d'études aux élèves qui les auront suivis. Ces certificats ne seront accordés que sur l'attestation du professeur qui prouvera l'assiduité de l'élève aux leçons.

Art. 20. Pour constater l'assiduité des élèves qui suivront les cours, chaque professeur aura une feuille de présence sur laquelle les élèves s'inscriront à chaque séance; il sera fait en outre un appel au moins une fois par semaine.

Art. 21. Le relevé des feuilles fait à la fin de chaque cours constatera l'assiduité des élèves auxquels il ne pourra être délivré de certificat qu'autant que, par raison légitime, ils ne se seront pas absentés plus de six fois.

Art. 22. Les écoles seront autorisées à prélever sur leurs

fonds une somme destinée à une distribution annuelle de prix. A cet effet, il y aura, à la fin de l'année scolaire, un concours ouvert pour chacune des sciences qui seront enseignées dans les écoles.

TITRE III. — *Réceptions dans les écoles.*

ART. 23. Lorsqu'un élève voudra se faire recevoir, il se munira des certificats de l'école où il aura étudié, et des pharmaciens chez lesquels il aura pratiqué son art, ainsi que d'une attestation de bonnes vie et mœurs, signée de deux citoyens domiciliés et de deux pharmaciens reçus légalement : il y joindra son extrait de naissance pour prouver qu'il a vingt-cinq ans accomplis, et une demande écrite.

ART. 24. L'école, dans sa plus prochaine assemblée, délibérera sur la demande de l'aspirant, et, d'après le rapport du directeur, si elle juge ses certificats suffisants, elle lui indiquera un jour pour commencer ses examens. Extrait de cette délibération lui sera remis par écrit et il en sera donné avis, par le directeur de l'école, dans les vingt-quatre heures, aux deux professeurs des écoles de médecine désignés pour les examens.

ART. 25. L'intervalle entre chaque examen sera au plus d'un mois. Ces examens seront publics ; ils n'auront lieu qu'après le dépôt, fait à la caisse de l'école, de la somme fixée par chacun d'eux. Dans le premier, l'aspirant justifiera de ses connaissances dans la langue latine.

ART. 26. Dans lesdits examens, l'aspirant sera interrogé par les deux professeurs de l'école de médecine, par le directeur et deux professeurs de l'école de pharmacie : ces derniers alterneront à cet effet. Ceux des membres de l'école qui ne seront pas appelés à interroger, seront néanmoins invités à assister aux examens et recevront une part des droits de présence fixés pour ces actes.

ART. 27. Chaque examen fini, tous les membres présents procéderont au scrutin dont le dépouillement sera fait par le directeur qui en annoncera le résultat à l'assemblée et au candidat. Pour être admis, il faudra avoir réuni au moins les deux tiers des suffrages des présents à l'acte.

ART. 28. Dans le cas où le candidat n'aurait pas réuni les suffrages, il sera tenu de subir de nouveau son examen, mais il ne pourra se présenter qu'au bout de trois mois. Si, à cette seconde épreuve, il n'a pas encore réuni les suffrages, il sera ajourné à un an; il ne pourra même se présenter à une autre école qu'après le délai expiré.

ART. 29. Les examens achevés, si le candidat est admis, il lui sera délivré, dans la huitaine, un diplôme de pharmacien, suivant le modèle n° 1, ci-annexé, signé, au nom de l'école, par le directeur et son adjoint et par les docteurs présents aux examens. Ce diplôme sera légalisé par les autorités compétentes.

ART. 30. Les droits de présence dans tous les examens seront de six francs pour les professeurs des écoles de médecine, et pour le directeur de l'école de médecine, et pour le directeur de l'école de pharmacie; ils seront de six francs pour les professeurs de ces écoles qui seront examinateurs, et de moitié de cette dernière somme pour les membres de l'école présents qui ne seront point examinateurs.

ART. 31. Les frais pour les examens seront fixés, savoir : pour chacun des deux premiers, à 200 francs, pour le troisième, à 500 francs : les frais des opérations exigées des aspirants, et qui sont à leur charge, suivant l'art. 17 de la loi du 21 germinal an XI, ne pourront excéder 300 francs.

Réceptions dans les jurys.

ART. 32. Les élèves en pharmacie qui désireront se faire recevoir par les jurys adresseront, au moins deux mois d'avance, au préfet du département leurs demandes avec les certificats d'études, attestations de bonnes vie et mœurs et autres actes mentionnés art. 23. Sur le vu de ces pièces et si elles sont jugées suffisantes, le préfet les informera du jour où l'ouverture du jury, pour les examens de pharmacie, aura été fixée.

Art. 33. Les examens devant les jurys seront publics; ils se succéderont sans intervalle, s'il n'y a pas lieu de remettre l'aspirant à un autre temps, dans lequel cas il sera ajourné à la tenue du jury de l'année suivante : les préfets désigneront aux jurys un local et les moyens nécessaires pour que ces examens, surtout celui de pratique, puissent être faits convenablement.

Art. 34. Les examens finis, si le candidat a réuni les deux tiers des suffrages, il lui sera délivré par le jury un diplôme de pharmacien, suivant le modèle n° 2, ci-annexé, lequel sera signé par tous les membres composant le jury.

Art. 35. Les frais de ces examens sont fixés, savoir : pour chacun des deux premiers, à 50 francs, et 100 francs pour le troisième.

Art. 36. La rétribution sera fixée à une somme égale, dans ces examens, pour chacun des membres du jury.

TITRE IV. — *Police des élèves.*

Art. 37. Il sera tenu, au bureau d'administration de chaque école, un registre sur lequel s'inscriront les élèves attachés aux pharmaciens des villes où il y aura des écoles établies. Extrait de cette inscription leur sera remis, signé par l'administration.

Art. 38. Aucun élève ne pourra quitter un pharmacien sans l'avoir averti huit jours d'avance.

Il sera tenu de lui demander un acte qui constate que l'avertissement a été donné. En cas de refus du pharmacien, l'élève fera sa déclaration au directeur de l'école et au commissaire de police ou au maire qui l'aura inscrit.

ART. 39. L'élève qui sortira de chez un pharmacien ne pourra entrer dans une autre pharmacie qu'en faisant sa déclaration à l'école de pharmacie et au commissaire de police ou au maire qui l'aura inscrit (1).

(1) Il est admis des élèves internes pour la pharmacie, dans le service des hôpitaux de Paris.

Tous les ans, au commencement de février, il s'ouvre un concours pour remplir les vacances.

Les candidats ont à répondre, par écrit ou verbalement, aux questions qui leur sont adressées par un jury composé de trois pharmaciens, un médecin et un chirurgien des hospices.

La première épreuve est la réponse par écrit : environ cent questions sur l'histoire naturelle, la chimie et la pharmacie, correspondant à des numéros déposés dans une urne ; l'un des candidats tire deux de ces numéros, et les questions qu'ils appellent deviennent le sujet d'exercice.

Il est délivré aux candidats des feuilles de papier exactement semblables sur lesquelles ils écrivent leur réponse, en portant leur nom distinctement en tête de la première page. Le secrétaire numérote ces réponses, en détache les noms, après y avoir inscrit un numéro de réclame, et les scelle pour n'être lues qu'au jour du jugement. Auparavant, toutefois, un examen sommaire a fait rejeter celles qui sont écrites avec une orthographe défectueuse, et les auteurs ont été avertis de ne pas se présenter aux autres épreuves.

Les réponses verbales occupent la seconde séance. L'un des candidats tire un des numéros, et la question correspondante fait la matière d'une réponse commune à tous ; il est donné huit minutes à chacun pour méditer, et autant pour répondre.

La troisième séance est remplie par la lecture à haute voix, devant les candidats, de toutes les réponses.

La quatrième séance s'emploie à des manipulations pharmaceutiques, qui sont également tirées au sort pour servir de matière à l'épreuve pratique.

A chaque concours, la liste de ceux qui n'ont pas été reçus est anéantie, et ils restent soumis aux mêmes formalités pour les concours suivants.

Le temps d'exercice est de six ans pour les premiers élèves ; de quatre ans pour les élèves ; de deux ans pour les élèves de la pharmacie centrale.

A la vacance d'une place d'élève à la pharmacie centrale, il peut y être appelé un élève qui a fini ses quatre ans à la satisfaction des chefs de service.

Les chefs de service sont, comme le pharmacien en chef, nommés à vie :

Police des pharmaciens.

ART. 40. Les pharmaciens qui voudront former un établissement dans les villes où il y aura une école autre que celle où ils auront obtenu leur diplôme, seront tenus d'en informer l'administration de l'école à laquelle ils présenteront leur acte de réception, en même temps qu'ils le produiront aux autorités compétentes.

ART. 41. Au décès d'un pharmacien, la veuve pourra continuer de tenir son officine ouverte pendant un an, aux conditions de présenter un élève, âgé au moins de vingt-deux ans, à l'école, dans les villes où il en sera établi ; au jury de son département, s'il est rassemblé, ou aux quatre pharmaciens agrégés au jury par le préfet, si c'est dans l'intervalle des sessions de ce jury.

L'école, ou le jury, ou les quatre pharmaciens agrégés s'assureront de la moralité et de la capacité du sujet, et désigneront un pharmacien pour diriger et surveiller toutes les opérations de son officine.

ils ne peuvent être destitués que par le ministre de l'intérieur, sur la demande du conseil général.

Le maximum du traitement des élèves est de 100 francs ; le minimum de 70 francs ; il est alloué à tous le logement.

L'avancement des hospices extérieurs, ou hospices intérieurs ou spéciaux a lieu comme pour les élèves en médecine.

L'Hôtel-Dieu et l'hôpital Saint-Louis sont les seuls établissements qui ont un premier élève, dont la place est donnée au concours parmi les élèves.

Les élèves ont pour première obligation d'être tous présents pendant le temps des visites, des préparations et des distributions.

Il y a toujours à la pharmacie un élève de garde, qui ne peut quitter son poste pendant les vingt-quatre heures.

Les élèves peuvent être suspendus de leurs fonctions ou révoqués suivant la nature des plaintes qu'ils font naître.

L'année révolue, il ne sera plus permis à la veuve de tenir sa pharmacie ouverte.

Visites et inspections des pharmacies.

Art. 42. Il sera fait, au moins une fois l'an, conformément à la loi, des visites chez les pharmaciens, les droguistes et les épiciers. A cet effet, le directeur de l'école de pharmacie s'entendra avec celui de l'école de médecine pour demander aux préfets des départements, et à Paris au préfet de police, d'indiquer le jour où les visites pourront être faites et de désigner le commissaire qui devra y assister.

Il sera payé, pour frais de ces visites, six francs par chaque pharmacien, et quatre francs par chaque épicier ou droguiste, conformément à l'art. 16 des lettres-patentes du février 1780 (1).

(1) Quelques doutes s'étant élevés sur la légalité de cette taxe, elle a été comprise dans le budget de 1818, et dans les budgets des exercices suivants; mais la loi de finances du 23 juillet 1820 en a exempté les épiciers non droguistes chez lesquels il ne serait pas trouvé de drogues appartenant à la pharmacie; pour prévenir les difficultés qui pouvaient s'élever à cet égard, l'ordonnance du 20 septembre 1820 a désigné les substances qui devaient être considérées comme drogues, et a statué que les épiciers chez lesquels on en trouverait quelques-unes seraient soumis au droit de visite. Cette ordonnance a eu le grave inconvénient de donner aux épiciers et aux droguistes le droit de tenir un très-grand nombre de substances médicamenteuses, et d'empiéter ainsi sur le domaine de la pharmacie; elle nous semble donc susceptible d'être modifiée. En tout cas, il ne faut pas oublier que si l'on croit utile de permettre aux épiciers la vente de ces drogues, l'art. 33 de la loi de germinal an XI, leur défend de les vendre au poids médicinal. Les tribunaux sont sévères sur ce point, et notamment la cour de cassation qui, par arrêt du 9 septembre 1813, a décidé que les épiciers et les droguistes sont en contravention à la loi du 21 germinal an XI, en vendant du quinquina

Des herboristes.

ART. 43. Dans les départements où seront établies des écoles de pharmacie, l'examen des herboristes sera fait par le directeur, le professeur de botanique, et l'un des professeurs de médecine.

Cet examen aura pour objet la connaissance des plantes médicinales, les précautions nécessaires pour leur dessiccation et leur conservation. Les frais de cet examen, fixés à 50 fr. à Paris, et à 30 fr. dans les autres écoles, ainsi que dans les jurys, seront partagés également entre les examinateurs des écoles ou des jurys.

ART. 44. Dans les jurys, l'examen sera fait par l'un des docteurs en médecine ou en chirurgie, et deux des pharma-

en poudre, à l'once. Or le quinquina est au nombre des drogues que l'ordonnance de 1820 leur permet de tenir dans leurs boutiques.

Au surplus, depuis quelques années, la distinction établie par la loi de 1820 ne se retrouve point dans les autres lois de finances, qui assujettissent à la taxe les pharmaciens, droguistes, épiciers : « *continuera d'être faite*, porte la loi du 24 mai 1834, art. 1er, *la perception des droits établis pour frais de visites chez les pharmaciens, les droguistes, les épiciers.* » Mais nous ne pouvons voir ici qu'un défaut de rédaction, car il est impossible qu'on soumette les épiciers à la taxe, lorsqu'ils n'ont chez eux aucune des substances portées dans l'ordonnance de 1820.

Il est quelquefois arrivé que des épiciers qui se livraient seulement au commerce en gros des sucres, cafés et autres articles d'épicerie, ont refusé de laisser visiter leurs magasins, sous le prétexte qu'ils ne tenaient aucune drogue. Ces négociants étaient dans leur tort. En effet, la loi du 21 germinal an XI et l'arrêté du gouvernement du 25 thermidor ordonnent que des visites soient faites indistinctement chez les droguistes et les épiciers ; d'un autre côté, les lois de finances reconnaissent la légalité de ces visites et des perceptions qui en sont la suite : or il deviendrait impossible de se conformer aux dispositions de ces règlements, si les épiciers avaient le droit de s'opposer à ces visites sous le prétexte qu'ils ne tiennent aucune des substances à l'occasion des-

ciens adjoints au jury. La rétribution sera la même pour chacun des examinateurs.

ART. 45. Il sera délivré à l'herboriste reçu dans les écoles un certificat d'examen, signé de trois examinateurs, lequel sera enregistré ainsi qu'il est prescrit par la loi.

Dans les jurys, ce certificat sera signé par tous les membres du jury.

ART. 46. Il sera fait annuellement des visites chez les herboristes, par le directeur et le professeur de botanique, et l'un des professeurs de l'école de médecine, dans les formes voulues par l'article 29 de la loi.

Dans les communes où ne sont pas situées les écoles, ces visites seront faites conformément à l'article 31 de la loi de germinal an XI.

quelles elles sont faites, car tous opposeraient les mêmes exceptions, et il leur serait facile alors de se livrer, non-seulement à la vente des drogues, mais encore à celle des médicaments. Seulement, nous le répétons, il nous semble qu'on ne doit imposer pour frais de visites que les épiciers chez lesquels on trouve des drogues énumérées dans l'ordonnance royale du 20 septembre 1820.

Les visites faites chez les épiciers ne doivent avoir pour objet que l'examen des drogues qu'ils tiennent en vente. Les professeurs peuvent également s'assurer s'ils se conforment aux dispositions de l'art. 34 de la loi du 21 germinal an XI pour la vente des substances vénéneuses, et rechercher s'ils ne tiennent aucune des compositions qu'il leur est défendu d'avoir. Tout autre examen est hors de leur compétence. Toutefois, le maire ou le commissaire de police qui les accompagne, et qui croirait reconnaître que les magasins renferment quelques comestibles gâtés ou de mauvaise qualité, pourrait les leur faire examiner et les faire détruire sur-le-champ; mais alors ils n'agiraient plus en cette occasion qu'en vertu de la loi du 16-24 août 1790, qui charge l'autorité municipale de veiller à la bonne qualité des comestibles mis en vente, et cette opération devrait être considérée comme entièrement étrangère aux visites prescrites par la loi de germinal an XI.

(BRIAND, *Médecine légale.*)

ART. 47. Le ministre de l'intérieur est chargé de l'exécution du présent arrêté qui sera inséré au *Bulletin des lois.*

ORDONNANCE CONCERNANT LES ÉLÈVES EN PHARMACIE (4 OCTOBRE 1806).

Le conseiller d'État, préfet de police, chargé du 3e arrondissement de la police générale de l'empire, et l'un des commandants de la Légion d'honneur,

Vu la loi du 21 germinal an XI, *contenant organisation des écoles de pharmacie,*

Ordonne ce qui suit :

ART. 1er. Les pharmaciens établis dans le ressort de la préfecture de police feront inscrire leurs élèves sur des registres ouverts à cet effet, savoir : pour Paris, à l'école de pharmacie, et, pour les communes rurales, chez les maires.

Cette inscription contiendra les nom, prénoms, lieu de naissance, âge et domicile des élèves.

Elle sera renouvelée tous les ans. (Loi du 21 germinal an XI, art. 6.)

ART. 2. L'école de pharmacie de Paris et les maires des communes rurales adresseront au préfet de police, dans le courant de janvier et juillet de chaque année, la liste des élèves inscrits.

ART. 3. Aucun élève ne pourra quitter le pharmacien chez lequel il travaille, sans l'avoir prévenu au moins huit jours d'avance, et sans avoir obtenu un certificat de congé. (Ordonnance du 23 avril 1783, art. 2.)

L'avertissement sera constaté par une reconnaissance signée du pharmacien.

En cas de refus de la part du pharmacien de donner cette

reconnaissance dans les vingt-quatre heures, ou de difficulté sur le certificat de congé, l'élève en fera la déclaration, à Paris, au commissaire de police, et dans les communes rurales, au maire. (Art. 38, arrêté du gouvernement, 25 thermidor an XI.)

Il sera donné acte à l'élève de sa déclaration, qui tiendra lieu de celle ci-dessus prescrite.

Les commissaires de police ou les maires appelleront le pharmacien et l'élève, et les concilieront, s'il est possible, sur les difficultés qui se seront élevées relativement à la délivrance du certificat de congé. S'ils ne peuvent y parvenir, ils en rendront compte au préfet de police, qui statuera.

Art. 4. Il est défendu à tout pharmacien de recevoir un élève sans s'être fait présenter le bulletin de son inscription et le certificat de congé dont il doit être porteur, s'il a déjà travaillé dans une autre officine.

Art. 5. Aucun élève en pharmacie, sortant d'une officine, ne pourra entrer dans une autre officine qu'après l'année révolue de sa sortie, à moins que l'officine ne soit éloignée de neuf cent soixante-quinze mètres de la première, à peine de 50 fr. d'amende, payables tant par l'élève que par le pharmacien qui l'aurait reçu. Le pharmacien sera en outre tenu de le renvoyer. (Arrêt du parlement de Paris, du 5 septembre 1764.)

Art. 6. Tout élève en pharmacie qui voudrait s'établir devra laisser une distance de neuf cent soixante-quinze mètres entre son officine et celle d'où il sort.

Il ne pourra ouvrir officine à une distance moindre qu'après cinq ans révolus, à peine de 50 fr. d'amende (1). (Arrêt précité.)

(1) Cette disposition puisée dans un arrêt du parlement de Paris du 5 septembre 1764, paraît avoir été renouvelée dans la vue d'empêcher les élèves de s'emparer de la clientèle de leurs maîtres, en venant se placer à une distance

Art. 7. Dans le ressort de la préfecture de police, aucun pharmacien ne pourra tenir officine, s'il n'a été reçu suivant les formes voulues, et sans avoir prêté devant le préfet de police le serment prescrit par l'art. 16 de la loi du 21 germinal an XI.

Art. 8. Les contraventions seront constatées par des procès-verbaux, qui seront adressés au préfet de police.

Art. 9. Il sera pris envers les contrevenants telles mesures de police administrative qu'il appartiendra, sans préjudice des poursuites à exercer contre eux devant les tribunaux, conformément aux lois et aux règlements de police.

Art. 10. La présente ordonnance sera imprimée, *publiée* et affichée.

Il en sera adressé une ampliation à l'école de pharmacie.

Le conseiller d'État, préfet de police,

Signé, Dubois.

ORDONNANCE CONCERNANT L'EXERCICE DE LA PHARMACIE ET LA VENTE DES PLANTES MÉDICINALES (17 FRIMAIRE AN XII).

Le conseiller d'État, préfet de police,

Vu, 1° la loi du 21 germinal an XI, contenant organisation des écoles de pharmacie;

2° L'arrêté du gouvernement du 25 thermidor an XI, portant règlement sur les écoles de pharmacie;

trop rapprochée de leurs établissements, et de leur ravir ainsi des avantages que les pharmaciens n'obtiennent qu'après de grands sacrifices.

Mais la loi du 22 octobre 1798 sur les patentes, et la loi du 21 germinal an XI, ne permettent pas de concilier l'exécution de cette disposition avec le principe de ces deux lois, avec l'état actuel de la législation et la liberté de l'industrie.

L'art. 6 de la présente ordonnance doit donc être considéré comme non avenu. On peut en dire autant de l'art. 5.

3° La lettre du ministre de l'intérieur, du 30 brumaire dernier, annonçant que l'école de pharmacie, à Paris, est installée dans le local anciennement occupé par le collége de pharmacie, rue de l'Arbalètre, division de l'Observatoire;

Ordonne ce qui suit :

ART. 1er. Il est enjoint à tous les élèves en pharmacie de se faire inscrire à l'école de pharmacie, *dans un mois*, à compter du jour de la publication de la présente ordonnance.

Les pharmaciens chez lesquels les élèves demeurent sont responsables de l'exécution.

ART. 2. Les élèves en pharmacie qui viendront à Paris pour étudier se feront inscrire *dans les dix jours* de leur arrivée, à l'école de pharmacie, sans préjudice des autres formalités auxquelles sont astreints, par les lois et règlements de police, tous les individus qui arrivent à Paris.

ART. 3. Deux docteurs et professeurs de l'école de médecine, accompagnés des membres de l'école de pharmacie, et assistés d'un commissaire de police, feront des visites *chez les pharmaciens, les droguistes et les épiciers, conformément à la loi et à l'arrêté précités.*

ART. 4. Tout individu vendant des plantes ou parties de plantes médicinales indigènes, fraîches ou sèches, est tenu de se présenter, *dans un mois*, à l'école de pharmacie, pour s'y faire inscrire et subir l'examen requis.

Celui qui ne se serait pas présenté dans le délai fixé ne pourra continuer la profession d'herboriste.

ART. 5. Tout individu ayant officine de pharmacie ouverte à Paris sans titre légal, se présentera, *dans trois mois*, à l'école de pharmacie, pour y subir des examens, et y être reçu.

Celui qui ne se serait pas présenté dans le délai fixé cessera la préparation et la vente des drogues et médicaments.

Art. 6. A l'avenir, nul ne pourra, sous tel prétexte que ce soit, ouvrir officine de pharmacie *dans le ressort de la préfecture de police*, sans avoir préalablement rempli toutes les formalités prescrites.

Art. 7. Tout débit au poids médicinal, toute distribution de drogues et de préparations médicamenteuses sur des théâtres et étalages, dans les places publiques, foires et marchés, toute annonce et affiche imprimée indiquant des remèdes secrets, sous quelque dénomination que ce soit, sont sévèrement prohibés.

Art. 8. L'ordonnance du 9 floréal an XI, concernant l'exercice de la pharmacie et la vente des plantes médicinales, continuera de recevoir son exécution ; et, à cet effet, elle sera réimprimée et affichée de nouveau.

Art. 9. Il sera pris envers les contrevenants aux dispositions ci-dessus telles mesures de police administrative qu'il appartiendra, sans préjudice des poursuites à exercer contre eux, par-devant les tribunaux, conformément aux lois et aux règlements qui leur sont applicables.

La présente ordonnance sera imprimée, *publiée* et affichée.

Elle sera notifiée aux directeurs et professeurs des écoles de médecine et de pharmacie.

Le conseiller d'État, préfet de police,
Signé, Dubois.

ORDONNANCE CONCERNANT LA VENTE DES SUBSTANCES VÉNÉNEUSES (9 NIVÔSE AN XII).

Le conseiller d'État, préfet de police,

Vu les articles 34 et 35 de la loi du 21 germinal an XI, contenant organisation des écoles de pharmacie, dont la teneur suit :

« Les substances *vénéneuses*, et notamment l'arsenic, le

réalgar, le sublimé corrosif, seront tenus dans les officines des pharmaciens et les boutiques des épiciers, dans des lieux sûrs et séparés, dont les pharmaciens et épiciers *seuls* auront la clef, sans qu'aucun autre individu qu'eux puisse en disposer. Ces substances ne pourront être vendues qu'à des personnes connues et domiciliées, qui pourraient en avoir besoin pour leur profession ou pour cause connue, *sous peine de* 3,000 *fr. d'amende*, de la part des vendeurs contrevenants.

« Les pharmaciens et épiciers tiendront un registre coté et paraphé par le maire ou le commissaire de police, sur lequel registre ceux qui seront dans le cas d'acheter des substances *vénéneuses*, inscriront de suite, sans aucun blanc, leurs noms, qualités et demeures, la nature et la quantité des drogues qui leur ont été délivrées, l'emploi qu'ils se proposent d'en faire, et la date exacte du jour de leur achat; *le tout à peine de* 3,000 *fr.* d'amende contre les contrevenants. Les pharmaciens et les épiciers seront tenus de faire eux-mêmes l'inscription, lorsqu'ils vendront ces substances à des individus qui ne sauront point écrire, et qu'ils connaîtront comme ayant besoin de ces mêmes substances; »

Ordonne ce qui suit :

ART. 1er. Toutes personnes qui fabriquent et vendent, et toutes personnes autorisées à débiter les substances *minérales vénéneuses* (1) dénommées dans l'état à la suite de la présente ordonnance, sont tenues de se conformer aux articles 34 et 35 de la loi précitée, et qui se trouvent ci-dessus relatés.

ART. 2. Il sera pris envers les contrevenants telles mesures de police administrative qu'il appartiendra, sans préjudice des poursuites à exercer contre eux par-devant les tribunaux, con-

(1) Cette ordonnance pourrait s'appliquer également à la vente des substances vénéneuses *végétales*, car la loi de germinal ne distingue pas.

formément aux lois et aux règlements qui leur sont applicables, et notamment à la loi du 21 germinal an XI, qui prononce *une amende de* 3,000 *fr.*

Art. 3. La présente ordonnance sera notifiée aux directeurs et professeurs des écoles de médecine et de pharmacie.

ÉTAT DES SUBSTANCES MINÉRALES RÉPUTÉES VÉNÉNEUSES.

Anciennes dénominations.	*Nouvelles dénominations.*
Eau-forte	Acide nitrique.
Eau seconde	
Acide nitreux	
Esprit de nitre	
Esprit de vitriol	Acide sulfurique.
Huile de vitriol	
Acide marin	Acide muriatique.
Esprit de sel	
Arsenic blanc	Oxyde d'arsenic.
Arsenic noir	
Régule d'arsenic	
Poudre de cobalt	
Orpin	Sulfures d'arsenic.
Orpiment	
Réalgar	
Magistère de bismuth	Oxyde de bismuth.
Émétique	Tartrite de potasse antimonié.
Verre d'antimoine	Oxyde d'antimoine vitreux.
Foie d'antimoine	Sulfure vitreux d'antimoine.
Crocus metallorum	
Précipité rouge	Oxyde de mercure.
Sublimé corrosif	Muriate suroxygéné de mercure.

Couperose blanche . .	Sulfate de zinc.
Vitriol blanc	
Céruse.	Oxyde de plomb.
Blanc de plomb . . .	
Minium	
Massicot	
Litharge	
Vert-de-gris	Oxyde de cuivre.
Verdet.	Acétite de cuivre.
Cristaux de Vénus . .	
Vitriol bleu	Sulfate de cuivre.
Pierre infernale . . .	Nitrate d'argent fondu.
Pierre à cautère . . .	Potasse caustique.

Fait et arrêté à la préfecture de police, le 9 nivôse an XII.

Le conseiller d'État, préfet,

Signé, Dubois.

EXTRAIT DE L'ORDONNANCE CONCERNANT LA VENTE EN GROS ET EN DÉTAIL DES PLANTES MÉDICINALES INDIGÈNES, FRAÎCHES OU SÈCHES (14 NIVÔSE AN XII).

Art. 4. Il est défendu à tous autres qu'à ceux qui sont dans l'usage de cultiver ou de recueillir les plantes médicinales, d'en exposer en vente sur le marché.

Art. 6. Il est défendu à tous autres qu'aux herboristes, légalement reçus, de vendre *en détail des plantes ou des parties de plantes médicinales indigènes, fraîches ou sèches.*

Cette disposition n'est point applicable aux pharmaciens qui ont le droit de vendre toutes sortes de plantes médicinales, exotiques et indigènes.

Art. 7. A compter du 1er germinal prochain, nul herboriste ne pourra cumuler d'autre commerce que celui de grainetier (1).

Art. 8. Conformément à l'article 46 de l'arrêté du gouvernement du 25 thermidor an XI, *il sera fait annuellement des visites chez les herboristes par le directeur de l'école de pharmacie, le professeur de botanique et l'un des professeurs de l'école de médecine*, assistés d'un commissaire de police.

Art. 9. Il sera pris envers les contrevenants aux dispositions ci-dessus, telle mesure de police administrative qu'il appartiendra, sans préjudice des poursuites à exercer contre eux, par-devant les tribunaux, conformément aux lois et aux règlements qui leur sont applicables.

Art. 10. La présente ordonnance sera imprimée, *publiée* et affichée; elle sera notifiée aux directeurs et professeurs des écoles de médecine et de pharmacie, etc.

ORDONNANCE CONCERNANT LA VENTE EN GROS OU EN DÉTAIL DES PLANTES MÉDICINALES INDIGÈNES, FRAÎCHES OU SÈCHES (8 NOVEMBRE 1810).

Nous, Étienne-Denis Pasquier,

Vu 1° les art. 2 et 33 de l'arrêté du gouvernement, du

(1) Prévenu de contravention à cette ordonnance, le sieur P..... soutenait, devant la police correctionnelle, par l'organe de son avocat, que la loi de 1791, sur les patentes, permettait d'exercer deux métiers lorsqu'on payait le droit le plus élevé; qu'ainsi une ordonnance de police qui n'était pas même rendue pour l'exécution de cette loi n'avait pu y déroger. M. l'avocat du roi a répondu à ce système qu'à la vérité, la loi de 1791 déclarait libres tous les états; mais qu'elle avait néanmoins fait exception à l'égard de celui d'herboriste, qu'elle assujettissait à un diplôme; que, dès lors, cet état n'étant pas libre, l'autorité avait pu, par une ordonnance de police, exiger que l'herboriste n'en cumulât pas d'autre que celui de grainetier.

Le tribunal condamna, en conséquence, cet herboriste à 100 fr. d'amende et aux frais. Briand.

12 messidor an VIII, et l'article 1er de celui du 3 brumaire suivant;

2° L'art. 37 de la loi du 21 germinal an XI, contenant organisation des écoles de pharmacie, et l'art. 46 de l'arrêté du gouvernement du 25 thermidor an XI, contenant règlement pour l'exercice de la pharmacie;

Ordonnons ce qui suit :

Art. 1er. Le marché aux plantes médicinales indigènes, fraîches ou sèches, se tiendra à l'avenir rue de la Petite-Friperie, à partir du Marché-du-Légat, et en retour, rue de la Tonnellerie, le long des murs de la Halle-aux-Toiles et aux Draps.

Art. 2. Ce marché aura lieu tous les jours, depuis le lever du soleil jusqu'à neuf heures, à compter du 1er avril jusqu'au 1er octobre, et, pendant les autres mois, depuis le lever du soleil jusqu'à dix heures.

Art. 3. L'ouverture et la clôture du marché seront annoncées au son d'une cloche.

Art. 4. Les herbages seront vendus à la hottée ou à la grosse botte;

Les racines, par bottes, pesant chacune au moins quinze hectogrammes;

Les fleurs, par sachées, ou au poids de cinq kilogrammes au moins;

La réglisse par bottes pesant chacune six kilogrammes au moins.

Art. 5. Il est défendu de mélanger dans les bottes ou sachées des plantes, racines ou fleurs de différentes espèces.

Art. 6. Il est défendu d'acheter sur le marché des plantes médicinales, pour les y revendre, soit en gros, soit en détail.

Art. 7. Les marchands forains qui sont dans l'intention d'approvisionner habituellement le marché aux plantes médicinales sont tenus d'en faire leur déclaration aux commissaires des halles et marchés, dans le délai d'un mois.

Cette déclaration devra énoncer s'ils sont cultivateurs ou non.

Art. 8. Des places leur seront assignées; elles seront numérotées.

Art. 9. Il sera réservé une place pour les forains qui ne fréquentent pas habituellement le marché.

Art. 10. Les herboristes de Paris pourront avoir place au marché, en justifiant qu'ils font valoir, en plantes médicinales, au moins 23 ares 50 centiares (un demi-arpent) de terrain.

Art. 11. Les places seront retirées, soit aux forains, soit aux herboristes cultivateurs, lorsqu'elles n'auront point été occupées par eux pendant huit jours consécutifs, à moins d'empêchement légitime.

Art. 12. Sont exceptés les cultivateurs qui justifieront n'avoir qu'une culture spéciale.

Art. 13. Les marchands forains et les herboristes ayant des places sur le marché sont tenus de les occuper par eux-mêmes, leurs femmes ou leurs enfants, âgés au moins de dix-huit ans.

Art. 14. L'ordonnance de police du 14 nivôse an XII continuera de recevoir son exécution en tout ce qui n'est pas contraire aux dispositions de la présente.

Art. 15. Les contraventions seront constatées par des procès-verbaux, qui nous seront adressés.

Art. 16. Il sera pris envers les contrevenants aux dispositions ci-dessus telle mesure de police administrative qu'il appartiendra, sans préjudice des poursuites à exercer contre eux devant les tribunaux, conformément aux lois et aux règlements.

Art. 17. La présente ordonnance sera imprimée, publiée et affichée.

Ampliation en sera adressée aux directeurs et professeurs des écoles de médecine et de pharmacie.

DÉCRET IMPÉRIAL RELATIF A LA VENTE ET DISTRIBUTION PUBLIQUE DE CERTAINS REMÈDES (25 PRAIRIAL AN XIII).

Art. 1er. La défense d'annoncer et vendre des remèdes secrets, portée par l'article 36 de la loi du 21 germinal an XI, ne concerne pas les préparations et remèdes qui, avant la publication de ladite loi, avaient été approuvés, et dont la distribution avait été permise dans les formes alors usitées. Elle ne concerne pas non plus les préparations et remèdes qui, d'après l'avis des écoles ou sociétés de médecine, ou de médecins commis à cet effet depuis ladite loi, ont été ou seront approuvés, et dont la distribution a été ou sera permise par le gouvernement, quoique leur composition ne soit pas divulguée.

Art. 2. Les auteurs et propriétaires de ces remèdes peuvent les vendre par eux-mêmes.

Art. 3. Ils peuvent aussi les vendre et distribuer, par un ou plusieurs préposés, dans les lieux où ils jugeront convenable d'en établir; à la charge de les faire agréer, à Paris, par le préfet de police, et, dans les autres villes, par le préfet, sous-préfet, ou, à défaut, par le maire, qui pourront, en cas d'abus, retirer leur agrément.

DÉCRET IMPÉRIAL CONCERNANT LES REMÈDES SECRETS (18 AOUT 1810).

Plusieurs inventeurs de remèdes spécifiques contre diverses maladies, ou de substances utiles à l'art de guérir, ont obtenu des permissions de les débiter, en gardant le secret de leurs compositions ;

D'autres demandent encore, pour de pareils cas, de semblables autorisations.

D'après le compte que nous nous sommes fait rendre, nous avons reconnu que si ces remèdes sont utiles au soulagement des maladies, notre sollicitude constante pour le bien de nos sujets doit nous porter à en répandre la connaissance et l'emploi, en achetant des inventeurs la recette de leur composition ; que c'est pour les possesseurs de tels secrets un devoir de se prêter à leur publication, et que leur empressement doit être d'autant plus grand qu'ils ont plus de confiance dans leur découverte.

En conséquence, voulant, d'un côté, propager les lumières et augmenter les moyens utiles à l'art de guérir, et, de l'autre, empêcher le charlatanisme d'imposer un tribut à la crédulité, ou d'occasionner des accidents funestes, en débitant des drogues sans vertu ou des substances inconnues, et dont on peut, par ce motif, faire un emploi nuisible à la santé ou dangereux pour la vie de nos sujets :

Notre conseil d'État entendu ;

Nous avons décrété et décrétons ce qui suit :

TITRE Ier. — *Des remèdes dont la vente a été autorisée.*

ART. 1er. Les permissions accordées aux inventeurs ou propriétaires de remèdes ou compositions dont ils ont seuls la recette, pour vendre et débiter ces remèdes, cesseront d'avoir leur effet à compter du 1er janvier prochain.

ART. 2. D'ici à cette époque, lesdits inventeurs ou propriétaires remettront, s'ils le jugent convenable, à notre ministre de l'intérieur, qui ne la communiquera qu'aux commissions dont il sera parlé ci-après, la recette de leurs remèdes ou compositions, avec une notice des maladies auxquelles on peut les appliquer et des expériences qui en ont déjà été faites.

Art. 3. Notre ministre nommera une commission composée de cinq personnes, dont trois seront prises parmi les professeurs de nos écoles de médecine, à l'effet, 1° d'examiner la composition du remède, et de reconnaître si son administration ne peut être dangereuse ou nuisible en certains cas; 2° si ce remède est bon en soi, s'il a produit et produit encore des effets utiles à l'humanité; 3° quel est le prix qu'il convient de payer, pour son secret, à l'inventeur du remède reconnu utile, en proportionnant ce prix, 1° au mérite de la découverte, 2° aux avantages qu'on en a obtenus ou qu'on peut en espérer pour le soulagement de l'humanité; 3° aux avantages personnels que l'inventeur en a retirés ou pourrait en attendre encore.

Art. 4. En cas de réclamation de la part des inventeurs, il sera nommé, par notre ministre de l'intérieur, une commission de révision, à l'effet de faire l'examen du travail de la première, d'entendre les parties, et de donner un nouvel avis.

Art. 5. Notre ministre de l'intérieur nous fera, d'après le compte qui lui sera rendu par chaque commission, et après avoir entendu les inventeurs, un rapport sur chacun de ces remèdes secrets, et prendra nos ordres sur la somme à accorder à chaque inventeur ou propriétaire.

Art. 6. Notre ministre de l'intérieur fera ensuite un traité avec les inventeurs. Le traité sera homologué en notre conseil d'État et le secret publié sans délai.

TITRE II. — *Des remèdes dont le débit n'a pas encore été autorisé.*

Art. 7. Tout individu qui aura découvert un remède et voudra qu'il en soit fait usage, en remettra la recette à notre ministre de l'intérieur, comme il est dit art. 2.

Il sera ensuite procédé à son égard comme il est dit art. 3, 4 et 5.

TITRE III. — *Dispositions générales.*

ART. 8. Nulle permission ne sera accordée désormais aux auteurs d'aucun remède simple ou composé dont ils voudraient tenir la composition secrète, sauf à procéder comme il est dit aux titres I et II.

ART. 9. Nos procureurs et nos officiers de police sont chargés de poursuivre les contrevenants par-devant nos tribunaux et cours, et de faire prononcer contre eux les peines portées par les lois et règlements.

ART. 10. Notre grand-juge, ministre de la justice, nos ministres de l'intérieur et de la police, sont chargés de l'exécution de notre présent décret.

PROJET D'ORGANISATION ET PLAN DE TRAVAIL POUR LA COMMISSION DES REMÈDES SECRETS.

La commission nommée, en exécution de l'art. 3 du décret impérial du 18 août dernier, pour l'examen des remèdes secrets, a arrêté le plan de travail suivant :

ART. 1er. La commission s'assemblera régulièrement les *premier et troisième vendredi de chaque mois.*

ART. 2. La commission s'occupera de l'examen des seuls remèdes sur lesquels les auteurs ou possesseurs auront désiré avoir son avis. En conséquence, elle ne reconnaîtra pour pièces authentiques et sur lesquelles elle aura à délibérer, que celles qui lui seront transmises par Son Excellence le ministre de l'intérieur, à qui, d'après les dispositions de l'art. 2 du décret, les propriétaires seront tenus de les adresser.

Art. 3. Il sera publié, par la voie des journaux, ou par toute autre que Son Excellence jugera convenable, une instruction détaillée des pièces que les propriétaires des remèdes secrets devront fournir à la commission, pour la mettre dans le cas de donner son avis motivé sur l'utilité et la valeur du remède dont l'acquisition sera proposée au gouvernement.

Art. 4. Les diverses pièces et échantillons demandés dans l'instruction, et transmis par Son Excellence le ministre de l'intérieur, seront numérotés au moment de la remise entre les mains du secrétaire de la commission, qui en inscrira les titres sur un registre ouvert à cet effet, et qui donnera un récépissé dans lequel il rappellera le nom du remède, celui du propriétaire avec son adresse, et le numéro de l'inscription suivant lequel ces remèdes seront successivement examinés.

Art. 5. Les recettes et échantillons cachetés et paraphés, comme il est dit ci-dessus, ne pourront être ouverts que dans une assemblée de la commission, et la discussion s'établira de suite sur les remèdes dont l'enveloppe aura été rompue.

Art. 6. Les membres de la commission examineront d'abord si le médicament est véritablement nouveau, ou si la recette n'en existe déjà pas dans quelque formulaire, codex, dispensaire, pharmacopée ou autre ouvrage imprimé. Il s'établira alors une discussion d'après laquelle un ou plusieurs de ses membres seront chargés de faire un rapport à ce sujet dans l'une des plus prochaines séances. La commission délibérera sur ce rapport.

Art. 7. Les rapports et délibérations qui en seront la suite seront inscrits sur un registre particulier.

Art. 8. La commission portera plus spécialement son attention sur les remèdes inconnus jusqu'à présent, et dont l'emploi lui paraîtra devoir être utile. Elle examinera d'abord, par la voie de l'analyse ou par tout autre moyen, si le remède est parfaitement conforme aux résultats ou produits que doit donner la composition indiquée par la recette. Secondement, il en sera fait quelques essais authentiques, et, si besoin est, de nouveaux échantillons seront demandés aux propriétaires et employés concurremment avec des médicaments semblables et préparés sous les yeux de la commission, d'après la prescription indiquée dans la formule. Elle tiendra note du prix auquel le remède peut revenir à l'inventeur et de celui auquel il le vend.

Art. 9. Si, d'après ses recherches et ses expériences, la commission juge un remède utile et nouveau, elle le déclarera à Son Excellence le ministre de l'intérieur dans un avis motivé. Elle appréciera les avantages que l'art et l'humanité peuvent en retirer, le dommage réel qui résulterait de la non-connaissance du remède, et elle se conformera, pour le prix qu'elle proposera d'y mettre, aux diverses conditions indiquées à la fin de l'art. 3 du décret impérial.

Art. 10. Les membres de la commission s'engagent, chacun à leur particulier, à garder le secret le plus absolu sur la composition des remèdes soumis à leur jugement, quelle que soit leur nature, jusqu'à ce que les propriétaires ou inventeurs consentent à la rendre publique, par suite du traité qu'ils pourront faire avec le gouvernement.

Art. 11. Les recettes seront, en conséquence, après le jugement porté ou l'avis motivé sur chacune d'elles, renfermées dans leur enveloppe, cachetées de nouveau, remises aux propriétaires sur leur récépissé, et le secret n'en sera en aucune manière divulgué.

Paris, le 15 octobre 1810.

Chaussier, *président*.

INSTRUCTION AUX PROPRIÉTAIRES DE REMÈDES SECRETS QUI DÉSIRENT PROFITER DU BÉNÉFICE DU DÉCRET DU 18 AOUT 1810.

Conformément aux dispositions du décret impérial du 18 août 1810, toute permission accordée pour la vente des remèdes dont les inventeurs ont gardé le secret de la composition cesse d'avoir son effet à compter du *premier janvier prochain.*

Cependant la sollicitude constante de Sa Majesté pour le bien de ses sujets l'a portée à désirer d'acheter des inventeurs ou propriétaires actuels la recette de tout remède reconnu *nouveau* et *utile,* afin de le rendre public, pour propager par là les lumières et soulager l'humanité souffrante.

Une commission, composée de cinq membres, est chargée d'examiner la composition de ces remèdes, de juger de leur utilité, et de proposer le prix qu'il convient de payer à leur inventeur ou propriétaire actuel.

Tout propriétaire de remède secret dont la vente a déjà été autorisée, qui voudra donc profiter de ces avantages, est tenu d'adresser à Son Excellence le ministre de l'intérieur les pièces dont suit l'énoncé, et d'après lesquelles la commission pourra établir son opinion :

1° Une copie dûment légalisée des permission, brevet, autorisation ou privilége accordés, soit en vertu des lettres patentes du mois d'août 1778, ou de l'arrêt du conseil de 1781, soit d'après le décret du 25 prairial an XIII, ou autres autorisations, aux inventeurs, possesseurs ou propriétaires actuels, pour composer, vendre et distribuer tout remède interne ou externe ;

2° La recette exacte et détaillée, sous les véritables noms adoptés dans le commerce ou en pharmacie, des substances qui entrent dans la composition du remède, de leur dose, du mode de leur réunion ou préparation, s'il en exige un particulier. Cette recette ou formule devra être renfermée dans une enveloppe cachetée; elle sera de plus paraphée, en dehors comme en dedans, du nom, soit de l'inventeur, soit du propriétaire actuel ou de ses ayant cause;

3° Des échantillons du remède annoncé, et séparément une suffisante quantité des substances qui entrent dans la composition. Ces échantillons devront également être cachetés et paraphés sur chacun de leurs contenants;

4° Une déclaration du prix auquel le remède est vendu, et un aperçu de la quantité que les propriétaires sont ou ont été dans le cas d'en distribuer chaque année; une copie ou un exemplaire des procès-verbaux des expériences qui ont été faites à l'époque où la permission de vendre a été obtenue, et les certificats qu'ils ont pu obtenir des réunions savantes; les instructions manuscrites ou imprimées qu'on est dans l'usage de joindre au remède pour indiquer les affections contre lesquelles on le dit convenir, et surtout l'énoncé exact de la dose et de la manière suivant laquelle on conseille de l'administrer;

5° Les inventeurs de remèdes dont le débit n'a pas été encore autorisé, qui voudraient par la suite tirer parti de leur découverte et céder leur secret au gouvernement, enverront également à Son Excellence la recette et des échantillons de ce remède, avec les mêmes formalités, ainsi que les certificats ou procès-verbaux d'expériences sur lesquelles ils fonderont les propriétés de ce remède et la notice des maladies auxquelles on peut l'appliquer.

Paris, le 15 octobre 1810.

CHAUSSIER, *président.*

DÉCRET IMPÉRIAL QUI PROROGE LE DÉLAI FIXÉ PAR L'ART. 1er DU DÉCRET DU 18 AOUT 1810, RELATIF AUX REMÈDES SECRETS (26 DÉCEMBRE 1810).

Napoléon, etc.;

Sur le rapport de notre ministre de l'intérieur; vu l'article 1er de notre décret du 18 août dernier, portant que toutes les permissions accordées aux inventeurs ou propriétaires de remèdes secrets pour vendre et débiter de ces remèdes cesseront d'avoir leur effet, à compter du 1er janvier 1811;

Notre conseil d'État entendu;

Nous avons décrété et décrétons ce qui suit :

ART. 1er. Le délai fixé au 1er janvier 1811, par l'article 1er du décret du 18 août dernier, concernant les remèdes secrets, est prorogé jusqu'au 1er avril prochain.

ART. 2. Si, antérieurement à notre décret du 18 août, des inventeurs ou propriétaires de remèdes secrets en ont remis la composition au gouvernement, qu'elle ait été déjà examinée par une commission, aux termes du paragraphe 1er de l'article 3 de notredit décret, et qu'il ait été reconnu qu'elle ne contient rien de nuisible ou de dangereux, lesdits inventeurs ou propriétaires seront dispensés de donner et de faire examiner de nouveau leur recette; et il ne sera statué que sur les dispositions des paragraphes 2 et 3 dudit article 3 de notre décret.

ART. 3. Notre grand juge, ministre de la justice, et nos ministres de l'intérieur et de la police, sont chargés de l'exécution du présent décret.

RÉFLEXIONS. — La loi du 21 germinal a certainement élevé la pharmacie au niveau des autres branches des sciences médicales; cependant elle avait son mauvais côté pour nous et les hommes de science la regardèrent comme une nouvelle calamité. Comme nous l'avons dit, la création des *écoles de santé* à Paris, à Montpellier et à Strasbourg avait fait fermer, par décret de l'Assemblée constituante du 3 septembre 1791, notre antique université de Louvain, ainsi que les colléges annexés à cette université, de sorte que ceux qui voulaient étudier la pharmacie et la médecine étaient forcés de s'expatrier.

Plusieurs élèves ayant dû aller s'instruire dans ces universités étrangères, revinrent bientôt n'en rapportant qu'un bien léger bagage de science, car ces universités leur accordèrent des diplômes avec une trop grande facilité. D'un autre côté, les études des sciences médicales n'étaient devenues accessibles qu'à un bien petit nombre, à cause des frais que causait l'expatriation.

Ce fut pour mettre un terme à tant d'inconvénients que les régénérateurs politiques créèrent dans chaque chef-lieu de département une institution nouvelle qui prit le nom d'*école centrale*.

Cependant la loi du 11 floréal an XI (1er mai 1802) ayant divisé le mode d'enseignement en quatre catégories, savoir les *écoles primaires*, les *écoles secondaires*, les *lycées* et les *écoles spéciales*, filière par où devaient passer ceux qui se destinaient à la pharmacie, le gouvernement se vit forcé de créer deux nouvelles universités, et Turin et Mayence se virent dotées, par arrêté du 20 prairial an XI, chacune d'une école de médecine, et cette dernière avait dans son ressort toutes nos provinces.

Toutefois différentes villes de Belgique, afin de parer à ces inconvénients, instituèrent, dans le courant des années 1806 et 1807, des cours de pharmacie pratique qui se donnaient dans les hôpitaux.

Si l'on tient compte de l'époque, et de cette orgie sanguinaire d'où le peuple français sortait tout démoralisé, et si l'on fait une part de comparaison entre cette loi du 21 germinal et celle qui nous a été édictée par le gouvernement des Pays-Bas, nous n'hésiterons pas à reconnaître que la première nous donnait une organisation bien mieux définie; elle avait l'incontestable avantage d'être la première loi qui fût venue séparer la pharmacie du commerce ordinaire; elle reconnaissait à celui qui avait étudié cet art des titres scientifiques, titres que l'aspirant ne pouvait obtenir que par des études longues et sérieuses et par des manipulations savantes. Elle lui conférait des droits ou privilèges dans sa partie disciplinaire, en la séparant du corps médical proprement dit, dont elle faisait un rameau séparé. Le pharmacien n'était plus, comme par le passé, l'élève assujetti au médecin, et celui-ci n'était plus son *seul et bon maître*. On avait compris que la médecine et la pharmacie sont deux choses distinctes qui ne peuvent être confondues; car si la première demande une étude profonde, la seconde *requiert une pratique des plus sérieuses et des plus assidues, pratique qui ne s'acquiert qu'avec le temps et des études spéciales et intelligentes*. Aussi la pratique de la pharmacie fut-elle exclusivement réservée aux pharmaciens, qui seuls eurent le droit de préparer et de vendre les remèdes et de tenir boutique ouverte.

Ce n'était que sous *certaines réserves*, qu'il fut permis aux chirurgiens de débiter des médicaments, *là où il n'y avait pas de pharmacien établi, ou bien dans les lieux trop distants d'une officine* pour pouvoir s'en procurer dans des moments d'urgence. Ceux des médecins qui se trouvaient dans les conditions précitées ne pouvaient cependant tenir officine ouverte, de crainte qu'ils ne portassent par là préjudice aux pharmaciens, et cet esprit de la conservation des droits respectifs allait jusqu'à restreindre l'autorisation qui leur était accordée de délivrer des médicaments à leurs malades à la *seule localité* où ils étaient établis. Cette autorisation leur était retirée, même s'ils avaient fait préparer les médicaments dans une pharmacie, dès qu'un pharmacien venait s'établir dans leur localité ou dans un rayon rapproché.

D'un autre côté, les pharmaciens qui, par des efforts constants de 1777 (1) à 1805, étaient parvenus à se séparer des épiciers droguistes, et ayant obtenu une profession libérale à cause des progrès qu'avait faits cette science, étaient également tenus de se renfermer dans l'exercice absolu de leur art, sans pouvoir s'immiscer de quelque façon que ce fût dans la médecine, soit en faisant des *recipe* ou des préparations complexes sans une prescription d'un médecin.

Cette loi laissait quelques points en litige. Le premier était de savoir si un pharmacien qui viendrait à se faire diplômer médecin pourrait librement exercer ces deux professions. Quoiqu'il y eût controverse, la jurisprudence de l'époque était pour la négative, et cela pour des raisons bien naturelles, vu que la loi, en séparant les deux professions, ne voulait en aucune façon, et cela dans un intérêt général, l'immixtion des deux sciences.

Restait encore à savoir si un pharmacien pouvait ou non tenir deux officines ouvertes à la fois. Quelques décisions judiciaires l'ont jugé affirmativement, lorsque dans chaque pharmacie il y avait, comme gérant, un élève diplômé et que ces deux gérants étaient sous la surveillance du pharmacien (2).

Elle laissait encore dans l'indécision le point de savoir si, en défendant l'exercice de la pharmacie aux droguistes, elle

(1) Une déclaration du roi de France de 1777 punissait d'une amende de 500 livres, somme énorme pour cette époque, les droguistes qui s'immisçaient dans la préparation ou le débit des médicaments.

(2) La cour de Paris dans un arrêt de 1835 a décidé la négative.

pouvait ou non appliquer la peine dévolue à ceux-ci, en cas d'infraction, à d'autres personnes non qualifiées, ou si cette illégalité tombait alors sous l'application des peines de police municipale (1).

Comme nous avons pu le constater par quelques annotations faites à l'art. 36 de cette loi du 21 germinal, annotations bien minces cependant, eu égard à tous les jugements qui ont été rendus contre la tourbe infecte de *remèdes secrets*, ce furent les charlatans qui donnèrent la plus grande pâture aux tribunaux.

Il n'y a vraiment plus rien à dire sur le charlatanisme, après tout ce qu'en a dit la *Gazette médicale belge* dans les années 1843 et 1844, laquelle faisant le tableau généalogique des charlatans, leur a donné pour paternité des aïeux FILOUS et des pères VOLEURS.

Nous trouvons encore dans cet intéressant journal que les anciennes lois bretonnes faisaient *traîner*, *bouillir* et *pendre les faux batteurs de monnaie*. Ne semble-t-il pas que ceux-ci soient bien moins criminels que ceux qui, n'ayant pour toute science que la *fourberie*, battent monnaie aux dépens de la santé publique, aux dépens de l'honneur des gens qui se sacrifient à l'étude d'une science longue et aride?...

Une déclaration royale de ces mêmes lois de Bretagne portait : « *Seront réputés au nombre des poisons, non-seulement ceux qui peuvent porter une mort prompte et violente, mais aussi ceux qui altèrent peu à peu la santé et qui* CAUSENT DES MALADIES. »

Mais y a-t-il au monde une chose capable de produire plus de *maux* ou de causer plus de *morts* que des remèdes vantés, *conseillés* et pris *inconsidérément pour toutes espèces d'affec-*

(1) Douai, 1828.

tions? Partant de là qu'ils ne sont propres qu'à altérer la santé, ne devrait-on pas trouver dans notre nouveau *Code pénal* des peines *intermédiaires* à appliquer contre ces bateleurs; car l'art. 397 étant UNIQUE et portant que « tout coupable d'empoisonnement sera puni de mort, » laisse de très-grandes lacunes dans beaucoup de circonstances.

On me dira peut-être que, pour être coupable du crime d'empoisonnement, il faut réunir à *l'intention* de donner la mort *l'action* d'employer des substances qui peuvent la procurer plus ou moins promptement (1) et que le remède secret

(1) Cette disposition unique s'applique à tous les cas où la mort est possible par l'emploi de substances vénéneuses, et pour tous les cas la loi inflige la peine de mort. Cette rigueur générale et l'absence de peines intermédiaires amènent nécessairement, dans beaucoup de circonstances, une condamnation trop sévère, et dans beaucoup d'autres, de scandaleux acquittements. On peut introduire dans les aliments d'une personne en santé ou dans les médicaments des malades, des substances susceptibles de donner la mort, d'autres qui ne peuvent que faire éprouver des souffrances, altérer la santé, aggraver la maladie, neutraliser l'effet des medicaments, faire perdre ou altérer la raison. Il y a mille manières d'être coupable par l'usage de substances vénéneuses ou *malfaisantes*. Il n'existe cependant qu'*une peine*, parce que la loi n'a prévu qu'*un seul cas*. Le législateur veille à la conservation de la santé par des lois et règlements sur les traiteurs, marchands de vin, pharmaciens, *distributeurs de remèdes secrets*, épiciers, et il est indifférent sur le dommage qu'elle peut éprouver dans l'intérieur domestique, par tout autre moyen que l'emploi d'une substance propre à donner la mort. Ainsi, dans le silence des lois, on peut, avec certitude de l'impunité, méchamment introduire dans les aliments d'une personne avec laquelle on vit ou des malades auprès desquels on se trouve, des substances nuisibles qui ne sont pas *jugées avoir la propriété* de donner la mort; et *on le peut habituellement*, car un fait légalement innocent, l'est encore quand il se multiplie. Ainsi, s'il y a controverse sur le caractère vénéneux d'une substance, *lors même qu'il y a évidence sur les intentions coupables de celui qui l'a employée*, le jury, qui n'ose décider quand la science doute, déclarera, et avec raison, la *non-culpabilité* de l'accusé. Cependant, s'il est démontré que le coupable a voulu donner la mort, mais qu'il n'a pu y parvenir, à cause

est annoncé, colporté et vendu dans un but d'humanité? Mais où trouver ici l'*intention* honnête, charitable, de faire du bien, lorsque ce hideux trafic ne cache dans les plis de ses fastueuses annonces que la duperie, que l'argent!

Plus sages et moins cruelles que les nôtres, les lois d'Athènes, de Rome, ainsi que celles prescrites par l'auteur du Pentateuque, tout en se conformant aux opinions des docteurs Tyrphon et Akiba, que condamner un homme à être *retranché* du peuple était une barbarie, un second crime qui n'ôtait rien au premier, ordonnaient cependant à tout *homicide involontaire* de ne plus paraître en public. Elles punissaient de la même peine les *idolâtries morales des fausses superstitions*, dans lesquelles il faut ranger le charlatanisme ainsi que ceux qui s'arrogeaient *faussement des titres*; tels étaient encore les *charlatans*.

Disons-le, le remède secret doit être considéré, entre les mains du charlatan, comme un blanc-seing entre les mains d'un fripon.

En effet, le charlatanisme constitue deux délits : d'abord, comme je le disais plus haut, celui d'exposer ceux qui s'y confient à des affections plus ou moins dangereuses, en annonçant faussement des vertus curatives qui ne sont autres, pour la plupart, que celles de faire des dupes; en second lieu, en s'arrogeant par là des qualités et titres qui ne peuvent et ne doivent être attribués et réservés qu'aux médecins versés et éclairés dans ces sciences.

de l'inefficacité des moyens, l'action n'en est pas moins odieuse; elle a un caractère moins grave, si les substances n'ont été employées que pour produire un mal quelconque, mais dans les deux cas, la société a d'autant plus d'intérêt à sa répression, qu'il est souvent impossible de s'en garantir, et *que la science ne peut pas toujours exactement calculer, dans la variété des tempéraments et des situations individuelles, les effets possibles de l'usage d'une substance, même faiblement malfaisante.* (Paillet, C. pén.)

Les lois hébraïques n'ont-elles pas imprimé ce cachet sacré à la médecine, par ces paroles de Jésus, fils de Sirach?

« Honore le médecin, sa science le fait marcher la tête levée et lui mérite l'admiration des princes. Quant tu te sentiras malade, invoque Dieu et *appelle le médecin*, car l'homme prudent ne dédaigne par les médicaments de la terre. »

Je le demande avec le célèbre théologien philosophe Kimki, que peut comprendre l'ignorant dans cette sagesse, cette industrie de l'organisation de l'homme? Celui qui aspire à guérir le corps doit avant tout avoir une grande connaissance de l'ensemble et de toutes les parties, afin d'apprécier les choses contraires et les choses favorables.

Si nous recherchions l'origine de cette lèpre qui, grandissant toujours, a fini par ronger la société entière et par jeter un voile de déconsidération sur la profession médicale, nous la trouverions à l'état d'embryon dans les stupides croyances des cultes religieux. — Ceci n'a rien d'étonnant, car les hommes, pour la plupart, dit Boulanger, ne tiennent à leur religion que par habitude, ils n'ont jamais examiné sérieusement les raisons qui les y attachent; ils se croiraient coupables s'ils portaient leurs regards téméraires sur les choses revêtues du sceau de l'antiquité. — Prévenus en faveur de la sagesse de leurs pères, ils n'ont point la présomption d'examiner après eux, ils ne voient point que de tout temps l'homme fut la dupe de ces préjugés. Il ne faut donc pas être surpris si l'on voit l'erreur presque identifiée avec la race humaine; car ces erreurs ont été sucées avec le lait, confirmées par l'habitude et autorisées par l'exemple. L'imagination de l'homme fortement séduite par la passion pour le merveilleux l'empêcha toujours de raisonner, et le charlatanisme, n'ayant pour base que l'enthousiasme, l'ignorance et l'adresse des imposteurs, trouva toujours moyen de la fasciner.

Si nous remontions au temps où une nuit profonde régnait dans le monde des intelligences, et où l'ignorance des peuples était telle qu'ils acceptaient sans réplique les décisions astrologiques des prêtres de Baal, qui, par leur soi-disant savante théogonie, avaient la prétention de pouvoir expliquer, d'après le rapport ou la variation des astres, la cause des maladies et d'en prévenir les effets; ou des *prêtres-médecins* du royaume de Libye, qui ne trouvaient rien de mieux que de sacrifier des victimes humaines, afin de prévenir d'une maladie le restant d'une famille, dont l'un des membres était accablé, etc., etc., et que nous suivions pas à pas parmi les siècles les différentes sectes de Brama, d'Odin ou de Jéhovah, nous trouverions que de tous temps les prêtres ne se sont occupés de la médecine que pour entretenir dans l'esprit du monde les superstitions les plus grossières, et que toujours ces jongleries ont été la synthèse, le *summum*, le point culminant de leurs fausses connaissances médicales.

Moïse lui-même n'en fut pas exempt : malgré sa défense d'employer des recettes superstitieuses et funestes, auxquelles la foule a de tout temps accordé beaucoup de confiance, et l'ordre de suivre exactement les *recettes sacrées des enfants de Lévi* (car, sous ce législateur, on se serait beaucoup moins exposé *à tuer un malade d'après les formes, qu'à le guérir sans les formes*), n'inventa-t-il pas le fameux *serpent d'airain*, dans le but de détourner l'esprit du peuple, qu'une épidémie terrible décimait?

N'est-ce pas à l'instar de ce manége que les augures, autres prêtres de Rome, pour apaiser le courroux des dieux dans l'effrayante épidémie qui enleva Camille, firent venir d'Étrurie des histrions, dans le but d'amuser le peuple par les bouffonneries de leurs jeux scéniques, et enfin s'imaginèrent de faire attacher au côté droit du temple de Jupiter le *clou sacré?*

Est-ce là du culte ou de la science? Est-ce de la religion, de la médecine ou de l'hygiène? Pas plus certainement que les simagrées que l'on rencontrait jadis chez les *Chingulais* (1), les *Paraguayens* (2), les *Payagoas* (3), les

(1) Chez les Chingulais, la grande charge des médecins était d'éloigner les effets des charmes ou sortilèges. Si un médecin est mandé par un messager, et que la personne qui vient réclamer ses secours est ou maigre ou de basse caste, si elle porte un bâton, une arme ou un turban, des vêtements rouges ou noirs, si c'est une femme, ces signes sont de mauvais présages. Au contraire, il tire un favorable augure de la rencontre d'une vierge, d'un savant, d'une fleur dorée, d'une courtisane ou de la viande fraîche.

Ils prescrivent la potion suivante aux femmes stériles qui désirent avoir des enfants :

Prenez de jeunes bourgeons du figuier du Bengale (*Ficus Bengalensis*), le suc laiteux du Wara (*Asclepias gigantea*), broyez le tout ensemble entre deux pierres et faites passer à travers un linge. Il faut aspirer quatre prises de cette potion avec les narines, après l'écoulement menstruel. Si elle passe par la narine droite, elle occasionnera la naissance d'un garçon ; si elle passe par la gauche, elle donnera une fille.

Anciennement, dans l'île de Ceylan, il y avait cinquante médecins chargés de maintenir la santé du monarque et d'en éloigner les sortilèges. Chaque médecin avait sa partie à soigner. Les médecins avaient quarante aides pour rassembler les plantes médicinales et les préparer convenablement. (*Ceylan*, par Ed. Gauttier.)

(2) Dans le Paraguay, les *curadores* (charlatans) se rendent les jours de fête à la porte des églises, munis de trois ou quatre espèces d'herbes médicinales, et rien n'est plus singulier que la manière dont ils les administrent. On leur apporte de l'urine dans un tuyau de roseau, ils la prennent sans faire de question sur l'état du malade, en versent quelques gouttes dans le creux de la main, les examinent à contre-jour, les jettent en l'air verticalement, s'assurent si elles forment en tombant une espèce de rosée ou des bulles, et décident d'après ces indices et de la nature de la maladie et le médicament qu'ils doivent administrer. (*Buenos-Ayres et le Paraguay*, par E. Denis.)

(3) Les médecins des sauvages Payagoas, dépouillés de tout vêtement, couverts de peintures et portant une grande cravate d'étoupe, prennent une espèce de pipe longue d'un pied, et l'allument pour introduire la fumée du

Égyptiens (1), les *Musulmans* (2), et que l'on rencontre encore aujourd'hui chez les *Illyriens* (3), les *Morla-*

tabac dans une calebasse percée de deux trous que l'on plonge dans l'eau ; ils répètent trois ou quatre fois la même opération avant de crier dans l'intérieur et de former des sons très-extraordinaires qui, selon eux, épouvantent la maladie ; après avoir fait durer ce manége pendant un certain espace de temps, en exécutant toutes sortes de contorsions près du patient qui est étendu sur le dos et découvert, ils finissent par s'asseoir près de lui, lui manient l'estomac, sucent la partie douloureuse d'une force extraordinaire, et terminent quelquefois en se crachant dans la main, pour montrer ensuite aux assistants une pierre, une arête, une goutte de sang qui causait la maladie, et qu'ils avaient préparée d'avance dans la bouche. (*Buenos-Ayres et le Paraguay*, par E. Denis.)

(1) La médecine en Égypte était pratiquée dans les premiers âges et par les prêtres d'Isis, et par les guerriers. La médecine des prêtres était entièrement basée sur leurs idées religieuses. Les guerriers médecins ne s'occupaient jamais que d'une espèce de maladie : les uns étaient pour les yeux, les autres pour la tête, etc. Ils ne reconnaissaient que trois causes de maladie : le mouvement de la bile (*saffra*.) le mouvement du sang (*dem*) et le froid (*berd*).

Si le malade mourait, la famille regardait le médecin comme son meurtrier, elle l'accablait d'invectives en l'accusant d'ignorance, et on a vu dans plusieurs circonstances la mort du médecin suivre celle du malade. (*L'Égypte et la Syrie*, par Breton.)

Les habitants de l'Yémen ne payent leur médecin qu'après la guérison du malade. Si celui-ci meurt, le médecin ne reçoit aucune rétribution soit pour ses visites, soit pour ses médicaments.

(2) Les prêtres musulmans, quand un cheik est malade, chargent une jeune vierge d'aller prendre un serpent *Haridi*, qui toujours se glisse dans le sein de la belle Égyptienne, et elle se rend ainsi, suivie de la foule, à la demeure du malade. La présence du serpent Haridi a la propriété, disent-ils, de guérir les maladies. (*Ibidem*.)

(3) Chez les Illyriens, comme chez tous les peuples ignorants, les prêtres se font passer pour des prophètes médecins. Il en résulte pour ces derniers des bénéfices considérables. Les hommes ou les troupeaux sont-ils attaqués de maladies graves, les autels aussitôt se couvrent de riches offrandes. Les pauvres villageois, au lieu d'avoir recours à des remèdes salutaires, emploient

ques (1), chez les *moines de la propagande de Syrie* (2), les *femmes juives de Damas* (3), chez les *prêtres docteurs Barouther d'Arménie*, les *Arabes mahométans* (4) les *Syriens* (5), et enfin chez les prêtres du culte catholique qui, en faisant

les exorcismes et des cérémonies plutôt magiques que pieuses que leur conseillent les prêtres.

Les superstitions ridicules qui règnent encore chez ces peuples sont celles qui existaient au VIIe siècle, lorsque les moines exerçaient la médecine, lorsqu'ils employaient, pour guérir des maladies, des eaux bénites ou consacrées, des reliques de bienheureux, des rosaires et toutes sortes d'amulettes. Le docteur Hacquet, qui s'y était rendu dans le but humain de soigner ces gens et d'y élever un amphithéâtre, faillit devenir la victime des foudres des évêques et de la tyrannie du clergé. (*L'Illyrie et la Dalmatie*, par Breton.)

(1) Chez les Morlaques, les superstitions sont telles, que les prêtres vendent toutes sortes d'amulettes pour les préserver des maladies et des sorciers. On donne le nom de *Zapis* à ces billets mystiques; et l'exportation de ces talismans en Turquie est pour les prêtres grossiers de ce pays, un article de négoce considérable.

Les Slavons suivent les mêmes idées superstitieuses. Ils croient, par exemple, prévenir une épizootie en coupant à plusieurs vaches, le jour des Rois, l'extrémité des cornes, et en faisant entrer dans l'espace vide le plus possible d'herbes bénites. (*Ibidem.*)

(2) En Syrie, les moines de la propagande s'occupent de l'exercice de la médecine, et répandent partout des amulettes ou des images bénites, auxquelles ils accordent des propriétés curatives. (*L'Égypte et la Syrie*, par Breton.)

(3) Les femmes juives de Damas se glissent dans les sérails et se mêlent de médecine chimique. Elles font croire aux sottes et simples créatures qui y gouvernent par les charmes de leur beauté, qu'elles savent prédire l'avenir. Elles composent des breuvages pour faire aimer et pour faire avoir des enfants. (*Ibidem.*)

(4) Les Arabes mahométans croient se guérir de la fièvre au moyen d'amulettes écrites par un derviche, et que l'on place sous la tête du malade. (*Ibidem.*)

(5) Les Syriens boivent l'eau des sources sacrées, croyant par là se guérir de quelques maladies, et viennent ensuite y suspendre des morceaux de linge ou d'étoffe en signe de la cure qu'ils prétendent avoir obtenue. (*Ibidem.*)

de leurs innombrables saints comme une matière médicale, dont chaque individu possède des propriétés particulières, voire leur *saint Vérone* qui guérit les névralgies, leur *saint Popo* qui guérit les fièvres, etc., ont fait de leur religion une idolâtrie et un charlatanisme dont ils vivent aux dépens de la médecine, et souvent avec une effronterie telle, que bien des fois les lois se sont vues forcées de la réprimer.

Après ces idées *théomédicales*, nous devons mentionner, comme y faisant suite dans l'ordre progressif du charlatanisme, les *médicaments magiques* et les rêveries des alchimistes qui, à l'aide de leur polypharmacie et de leurs nouvelles découvertes, prétendirent pouvoir déraciner toutes les maladies. Chaque médecin se disait possesseur d'un remède particulier *propre à toutes les maladies*, et que l'on appelait REMÈDE UNIVERSEL.

Plus tard, des imposteurs du mérite d'Alexandre de Paphlagonie, sous Marc-Aurèle, se firent passer pour des demi-dieux.

Au ve siècle, les amulettes des Orientaux passèrent en Occident sous les auspices d'Alexandre de Tralles, qui conserva le nom de *médecin aux amulettes*.

Bientôt tout ce que la science avait de beau et de sérieux s'effaça devant les bouffonneries, qu'une spéculation honteuse attirait. L'homme alors ne sut plus se contenter du tatouage des substances qu'il préconisait ; il voulut lui-même être revêtu d'oripeaux dignes de lui. Le médecin prit donc une *robe*, qui indiquait la gravité du maintien ; une *ceinture*, emblème de son dévouement pour l'humanité souffrante ; un *anneau* (1), indiquant qu'il était le fiancé de la science ; venait enfin le *bonnet*, insigne de la *distinction*.

(1) L'anneau se plaçait à l'annulaire de la main gauche, parce qu'on prétendait que dans ce doigt de l'homme il se trouvait un nerf délié qui correspondait au cœur. D'après les mêmes idées, le chaton de l'anneau devait contenir une *améthyste*, à laquelle on attribuait la vertu de chasser les venins du cœur. (*Macrobe*.)

On ne tarda pas à voir paraître des médicaments merveilleux, qui avaient la propriété de faire vivre plus de cent ans ceux qui en faisaient usage. Tels étaient le *Curalotodo*, baume retiré par Sigismond Asperger de l'*Aguaraibay*, arbre des missions. Le *quinquina*, colporté et vendu mystérieusement au prix de l'or en 1649, par le cardinal de Lugo, général des jésuites, et auquel il attribuait des propriétés universelles.

On vit alors les inventeurs donner leur nom à leurs remèdes; ainsi on vit paraître les eaux de *Villars* (eau de la Seine et nitre) qui avaient la propriété de faire vivre 150 ans *ceux qui en pouvaient faire usage tout ce temps.*

Le remède du duc d'Antin, du Capucin, de Durande, de Mme de Noufler, de Stephens, de Bradier. Plus tard, ils prirent les noms de leurs propriétés, de la *Charité*, etc., etc.

Toutes ces fausses idées furent poussées si loin, que ce fut pour imprimer un caractère à son siècle, que l'immortel fils du tapissier Poquelin fit, en 1626, son *Amour médecin*, dans lequel il décrit toutes les vertus spécifiques de *ce grand remède qui guérissait par sa rare excellence plus de maux qu'on n'en pouvait nombrer dans un an :*

La gale,
La rogne,
La teigne,
La fièvre,
La goutte,
La vérole,
La descente,
La rougeole.

*O grande puissance de l'*ORVIÉTAN!

Ces remèdes secrets avaient pris une telle extension, que les lettres patentes de 1778, en établissant à Paris la *Société de médecine*, lui attribuèrent le droit de l'examen des remèdes nouveaux, et de faire l'appréciation de leur qualité; car, comme il était défendu aux pharmaciens de faire d'autres préparations que celles inscrites dans les dispensaires, on voulut par là ne pas laisser perdre souvent une *bonne préparation*, qui aurait pu être découverte.

Cette Société examinait tous les remèdes pour la distribution desquels on sollicitait *des brevets*. Deux commissions en faisaient un rapport, et la Société délibérait sur le mérite du remède présenté d'après le rapport. La Société ne pouvait porter aucun jugement sur le remède, avant que la préparation n'eût été *exécutée devant les commissaires*, qui devaient en *conserver le secret*. La Société, après l'avoir approuvé, *désignait la dénomination qu'il devait prendre*, ainsi que les *doses et la façon* dont il devait être administré, avec les circonstances où il pourrait être *utile* et celles où il pourrait devenir *nuisible*.

Les remèdes que l'on croyait être d'une grande efficacité étaient autorisés par un brevet délivré par le secrétaire d'État. La Société *fixait* encore le *prix moyen au-dessus duquel le remède ne pouvait être vendu*. Il était sévèrement défendu à l'inventeur de rendre des visites aux malades ou d'en recevoir chez lui pour consultations. Ceux qui en avaient les dépôts devaient préalablement se faire autoriser, afin de s'assurer qu'ils n'en feraient pas de contrefaçon (1).

Le décret impérial du 25 prairial an XIII (14 juin 1805) mit fin sur les doutes du point de savoir si la prohibition d'annoncer la vente des remèdes secrets, prononcée par l'art. 36, était applicable aux remèdes dont la composition était tenue secrète

(1) Le conseil d'État rendit, le 13 mai 1718, un arrêt de quinze articles concernant les remèdes secrets :

ART. 1er. La Société royale de médecine examinera, non-seulement tous les remèdes pour la distribution desquels on sollicitera des brevets ou des lettres patentes auprès du secrétaire d'État ayant le département de la maison

par les inventeurs, et dont la distribution avait été légalement autorisée sous le régime des lois antérieures, ainsi que sur celui de savoir si le gouvernement pouvait encore permettre le débit des remèdes secrets, dont il aurait fait constater l'efficacité.

Le gouvernement reconnut bientôt le danger d'une telle tolérance, et le 10 août 1810 parut le décret impérial *retirant toutes les autorisations de la vente de remèdes secrets.*

Seulement, pour ne pas laisser perdre le fruit d'un bon travail et ne pas priver l'humanité des découvertes utiles qui pourraient être faites par la suite, le gouvernement fit *indemniser les intéressés selon la valeur et le mérite du remède, mérite qui devait au préalable être attesté par une commission*

de Sa Majesté, mais encore les préparations, soit cosmétiques ou autres, qui peuvent influer sur la santé.

Art. 2. Lorsque la Société sera requise d'examiner un remède ou une préparation quelconque, elle nommera au moins deux commissaires pour en faire un rapport, d'après la lecture duquel elle délibérera si le remède présenté mérite son approbation.

Art. 3. La Société ne portera aucun jugement sur les remèdes qui lui seront présentés, à moins que les commissaires nommés pour en faire l'examen ne soient instruits sur leur préparation, laquelle doit être faite en leur présence. Lesdits commissaires garderont le secret de ces différents procédés, jusqu'à ce que leurs auteurs consentent à ce qu'ils soient rendus publics.

Art. 4. Lorsque la Société aura approuvé un remède soumis à son examen, elle déterminera elle-même sous quelle dénomination particulière il devra être annoncé et distribué; elle indiquera les doses et, dans son rapport, elle exposera les principales circonstances où ledit remède pourra être utile et celles où il pourra nuire.

Les commissaires nommés rechercheront surtout avec beaucoup de soin si des remèdes énoncés comme nouveaux ne se trouvent pas prescrits dans quelque dispensaire.

Art. 5. Les remèdes qui seront jugés pouvoir être d'une grande efficacité seront autorisés par un brevet, lequel sera expédié, d'après une délibération de la Société, par le secrétaire d'État ayant le département de la maison de Sa Majesté; mais les préparations cosmétiques ou autres, dont la Société

spéciale chargée de leur examen, et qui, dans ce dernier cas, *devait sans délai la livrer à la publicité.*

Ceux des propriétaires des remèdes secrets qui avaient été autrefois autorisés à les vendre, devaient en soumettre la recette au gouvernement avant le 1er janvier 1811, pour être recevables à réclamer une indemnité.

Ce décret a été pris, non-seulement pour empêcher le pharmacien de débiter sans recettes des médicaments composés, mais surtout pour mettre un terme à l'effronterie du charlatanisme. Toutefois, ce décret ne comminait aucune pénalité contre ceux qui méconnaissaient ses dispositions.

croira que la vente pourra être tolérée, ne seront distribuées que par une simple permission tacite.

Les art. 6 à 11 inclus traitent de la publication du rapport de la Société, de la fixation du prix au-dessus duquel le remède ne pourra pas être vendu, de la durée du brevet ou privilége, de l'usage que le possesseur du remède doit faire de son brevet pour la mise en vente de son remède, enfin de l'abolition des anciens brevets ou priviléges, qui devront être renouvelés dans les trois mois.

Art. 12. Enjoint Sa Majesté à *toutes les facultés, colléges* et *agrégations* de médecine du royaume, ainsi qu'à tous les *lieutenants* de son premier chirurgien *et autres,* de dénoncer à *ladite Société* tous *distributeurs* de remèdes, *colporteurs* ou *soi-disant apothicaires* qui débiteraient des *remèdes secrets* ou les administreraient dans les maladies sans avoir une permission telle qu'elle a été ci-dessus prescrite.

L'art. 13 parle des dépôts qui seraient établis par les possesseurs d'un remède brevoté, soit à Paris, soit en province.

L'art. 14 fait défense à tous ceux qui auront obtenu des brevets ou permissions, de visiter aucun malade, ni d'en recevoir chez eux pour des consultations; de se charger du traitement d'aucune maladie, et d'entreprendre aucune opération de chirurgie; de vendre aucune drogue officinale et pharmaceutique autre que les remèdes pour lesquels ils seront autorisés.

L'art. 15 prive de son privilége celui qui ne se sera pas conformé en tout point au rapport fait et avoué par ladite Société.

CHAPITRE IV.

LÉGISLATION PHARMACEUTIQUE EN BELGIQUE SOUS LA DOMINATION HOLLANDAISE DEPUIS 1815 JUSQU'EN 1830. — LOIS DU 12 MARS ET DU 31 MAI 1818, DU 28 AVRIL ET DU 12 JUILLET 1821. — RÉFLEXIONS CRITIQUES SUR CES LOIS AU POINT DE VUE DES ABUS.

A peine l'organisation pharmaceutique commençait-elle à porter ses fruits, que déjà le congrès de Vienne dit *des Quatre*, en confirmant la paix de Paris du 30 mai 1814, vint détruire nos belles espérances, en fondant le royaume des Pays-Bas, antérieurement stipulé à Chaumont et à Paris, et en réunissant sous le sceptre du prince d'Orange la Belgique et la Hollande.

C'est ainsi que la Belgique, après avoir été tant de fois ballottée d'une souveraineté à l'autre devint, après la chute du grand génie de Bonaparte, un de ces lambeaux de la malheureuse Europe, arraché par l'avidité ambitieuse des émigrés, pour être offert aux anciens princes exilés de la maison de Nassau.

Nous n'étions pas encore appelés à pouvoir nous conduire seuls dans la grande voirie des nations, c'est pourquoi le *marmot* fut de nouveau soumis au joug d'une nouvelle bonne, au risque de lui donner un mauvais caractère.

En reprenant en main les rênes du gouvernement des stathouders, Guillaume se mit à bouder non-seulement l'homme qui avait renversé le trône de ses pères, mais encore toute l'ancienne organisation française dont il révoqua les lois, pour remettre en vigueur, dans toutes les Provinces-Unies, par l'arrêté du 29 janvier 1814, les anciennes lois de son pays.

Un prince qu'une révolution appelle à en supplanter un

autre dans un gouvernement, ne devrait-il pas chercher à conserver à son peuple des dispositions sages dans l'organisation des lois, au lieu de le forcer à adopter ses passions? Mais ils ont des caprices, sous l'autorité desquels gisent bien souvent les peuples.

Quand on fait le renversement des lois d'une nation, on doit le faire avec l'esprit du peuple qu'elles sont appelées à gouverner; et nous verrons bientôt que le corps pharmaceutique des provinces belges ne s'est que forcément soumis aux différentes dispositions du gouvernement du roi Guillaume, pour tout ce qui réglait les différentes branches de l'art de guérir, dispositions contre lesquelles, jusqu'aujourd'hui, le corps médical entier n'a fait que se récrier.

Après l'arrêté rapportant toutes les lois françaises, parurent successivement plusieurs arrêtés, réglant tout ce qui regardait l'art de guérir. Ainsi :

1° Le 27 octobre 1815, une commission fut chargée de revoir toutes les lois et ordonnances relatives à l'art de guérir, et d'en faire un rapport au ministre.

2° Le 8 janvier et le 1er avril 1816 deux arrêtés créèrent une seconde commission chargée de rédiger une nouvelle *pharmacopée*, et la *Pharmacopée batave* fut remplacée par la *Pharmacopée belgique* en 1821.

3° Le 28 janvier de la même année, parut l'arrêté déterminant les conditions à remplir pour les chirurgiens qui voulaient servir à bord des navires de commerce et de pêche.

4° Le 23 novembre 1816, parut un arrêté établissant auprès du département de l'intérieur des commissaires chargés des affaires médicales et réglant les attributions de ces fonctionnaires.

5° Le 21 août 1816, parut la loi générale introduisant l'uniformité des poids et mesures, arrêté qui fut modifié par celui du 30 novembre 1817 en ce qui concernait les poids médicaux dont la livre s'élevait à 375 esterlings des Pays-Bas.

6° Enfin le 12 mars 1818, parut *la loi générale réglant la police médicale*, et destinée à remplacer les législations différentes précédemment en vigueur dans les provinces méridionales et septentrionales; *car, malgré les arrêtés antérieurs, les pharmaciens des provinces belges avaient conservé l'organisation établie par le gouvernement français.*

La promulgation de la loi générale fut suivie, le 31 mai de la même année, d'un arrêté délibéré en conseil d'État, et réglant la surveillance des différentes branches de l'art de guérir, ainsi que de tout ce qui se rapportait à chacune des professions.

Cette loi n'avait donc qu'un seul but, c'était celui de régler la surveillance de l'art de guérir. Nous aurons lieu de voir si ce but a été atteint.

Quant à ce qui regardait l'enseignement pharmaceutique, aucune disposition ne le régla.

Aussi vit-on retomber la pharmacie, du beau rang où l'avait placée l'organisation française par ses belles dispositions réglementaires, à celui de vil métier, par le peu de connaissances scientifiques qu'y apportaient ceux qui s'y destinaient.

Aucune modification n'avait été apportée pour les examens et les réceptions des docteurs en médecine. Quant à la réception des pharmaciens, c'est aux *commissions médicales provinciales*, dont elle décrète l'institution, qu'incombait le soin de les examiner et de les recevoir, ainsi que les chirurgiens, les sages-femmes, les oculistes, les dentistes, les droguistes et les herboristes, praticiens qualifiés du nom d'ordre inférieur.

Lors donc qu'un jeune homme désirait entrer dans la carrière pharmaceutique, il se présentait chez un *maître* de ville ou de campagne pour y faire son apprentissage. Il produisait, au préalable, un certificat d'une commission médicale, attestant qu'il avait été inscrit et reconnu *garçon de boutique* (*sic*).

Malgré l'habitude, conservée en Belgique depuis tant de siècles de constater les capacités et les premières études de l'apprenti, ici rien n'est exigé. La belle institution des écoles spéciales de pharmacie ayant été supprimée, l'élève se voyait réduit aux quelques notions de science que voulait bien lui donner son patron, ou de brouter lui-même dans les ouvrages les connaissances requises, mais non enseignées.

Ce qui est plus curieux, c'est qu'aucune loi, aucun arrêté, aucune instruction n'ait donné une uniformité aux différentes commissions médicales pour la réception des pharmaciens. Celles-ci, se conformant à l'esprit large de la loi, étaient fort indulgentes et laissaient aux candidats la faculté de subir un examen partiel sur les diverses branches d'études, sans même leur prescrire le temps qu'ils ne pouvaient dépasser. Celles-là, plus sévères, exigeaient, sans toutefois y être autorisées, que ces examens partiels eussent lieu à quelques mois d'intervalle. Les unes voulaient que le premier examen roulât sur la matière médicale, les autres laissaient le choix au récipiendaire, ou bien encore exigeaient un stage officinal de six années, tandis que d'autres se contentaient de quatre. Si un élève sortait d'une école ordinaire, ou s'il prouvait qu'il avait pu acquérir les connaissances nécessaires dans un espace de temps plus court, les commissions médicales pouvaient le dispenser du temps stagiaire. Mais si les qualités intellectuelles étaient regardées comme chose de peu d'importance, il n'en était pas de même des qualités physiques. L'aspirant devait produire une attestation de bonne conduite et un certificat constatant qu'il n'était atteint d'aucune *infirmité corporelle!* Il ne manquait plus que d'exiger de lui la taille et la moustache pour l'*enrégimenter!*

L'élève donc, en se présentant pour subir son examen de pharmacien, devait remplir les conditions suivantes :

Avoir 20 ans accomplis, n'avoir servi au plus que chez deux patrons, connaître la langue latine, avoir des connaissances exactes des plantes médicinales, des remèdes simples et des compositions pharmaceutiques ou chimiques, des préparations officinales et magistrales et des ordonnances, ainsi que les principes chimiques.

Après avoir subi son examen, l'adepte prêtait le serment suivant entre les mains du président de la commission médicale :

« Je promets et je jure d'exercer mon art en tout temps et à tous égards, d'après mes facultés et ma conscience et conformément aux lois émanées sur le régime sanitaire ainsi qu'aux instructions y relatives qui pourraient me concerner ; de ne jamais révéler à personne, excepté au juge, si j'en étais requis, les secrets des malades qui parviendraient à ma connaissance dans l'exercice de mon art, et dont la découverte pourrait faire tort ou honte soit à eux soit à d'autres ; enfin de me comporter en toute occasion comme il convient à un praticien animé de sentiments bons et humains. »

Il devait ensuite faire viser son diplôme devant la commission médicale provinciale dans le ressort de laquelle il allait s'établir, opération pour laquelle il avait à payer une rétribution.

D'après ceci, on peut se faire une idée de ce que devaient être les études pharmaceutiques avec un tel système d'organisation que l'on pourrait appeler *l'arbitraire des commissions médicales.*

Avant l'incorporation de la Hollande à la France, les différentes branches de l'art de guérir étaient réglées par des publications du 20 mars 1804 à 1807.

A cette époque, la Hollande comptait trois universités respectivement établies à Groningue, à Leyde et à Utrecht, dont un décret du 2 août 1815 divisa ces établissements en cinq facultés, dont une de *médecine proprement dite*. Comme toujours, l'école de pharmacie fut oubliée...

Un arrêté du 27 septembre 1815 décida l'érection d'une ou de plusieurs universités dans les provinces méridionales et statua dans tous les cas qu'il en serait créé une à Louvain.

En attendant, les universités hollandaises furent autorisées, par l'arrêté du 17 janvier 1816, à accorder des grades académiques aux habitants de nos provinces.

Si l'éducation pharmaceutique était nulle et formait dans les différentes provinces une étrange disparate, quant aux modes de réception adoptés par les commissions médicales, les sciences médicales proprement dites n'étaient pas sans laisser bien à désirer : ainsi, pour être apte à l'examen de docteur en médecine, il suffisait au récipiendaire de suivre, durant quatre années, les leçons universitaires tout en fréquentant un cours de clinique.

Le 25 septembre 1816, parut l'arrêté royal réglant l'enseignement supérieur en Belgique.

Cet arrêté disposait que l'enseignement supérieur dans nos provinces se donnerait dans les *colléges communaux* et les *universités*.

Ceux donc qui, après avoir reçu l'instruction primaire, se destinaient à suivre une carrière scientifique entraient d'abord dans un collége communal, qui était le premier degré du haut enseignement; puis ils entraient à l'université pour y compléter leurs études et y recevoir le grade pour lequel ils s'étaient destinés.

Ce même arrêté créait en même temps les universités de Louvain, de Gand et de Liége, toutes trois divisées en cinq facultés, dont une de médecine. Ce même arrêté réglait en même temps l'enseignement dans les différentes facultés.

Ainsi nul, et il est bien entendu que nous ne parlons pas des pharmaciens, puisqu'on ne s'en était pas occupé, n'était admis à suivre les leçons universitaires s'il ne s'était fait préalablement inscrire au tableau des étudiants. Cette inscription était subordonnée à la production d'un certificat émanant d'une commission nommée à cet effet dans une école latine ou un collége communal, attestant que l'élève avait été reconnu capable de suivre les cours du haut enseignement.

Les élèves qui, pour différents motifs, n'avaient pu produire de certificats, pouvaient y suppléer par un examen général subi devant la faculté des lettres, examen portant sur toutes les branches d'enseignement professées dans les classes latines.

Une disposition particulière à l'égard des élèves qui avaient commencé leurs études supérieures dans une université étrangère portait qu'ils seraient dispensés de fournir de certificat ou d'attestation quelconque, pourvu qu'ils déclarassent avoir l'intention de quitter le pays après avoir achevé leur instruction. Une autre disposition exigeait que les étudiants en médecine eussent obtenu le grade dans les sciences physiques et mathématiques avant de pouvoir suivre les cours spéciaux de médecine. Cependant l'arrêté du 19 avril 1817 modifia cette disposition, en admettant aux cours de médecine tous ceux qui avaient été reconnus par les membres de la faculté comme possédant les connaissances nécessaires pour suivre les cours.

Les universités ne délivraient que les grades de docteurs en médecine, en chirurgie, en accouchements et en *pharmacie*.

Les examens devaient avoir lieu en présence de tous les membres de la faculté, y compris le recteur de l'université, du secrétaire et du sénat académique, qui aussi y avaient voix délibérative.

Les universités avaient encore le droit de conférer des titres académiques, *sans examen préalable*, à des hommes d'un mérite extraordinaire, tant étrangers qu'*indigènes*. Cet article, extrait, sans doute, de la loi du 21 germinal an XI, n'offrait cependant pas les mêmes garanties dans les Pays-Bas que sous le gouvernement français.

Ainsi, tandis qu'en France on ne se servait de cette disposition que pour rendre hommage à la science et au grand mérite d'un homme qui, étranger au sol français, venait s'y établir, dans les Pays-Bas on en usait bien souvent pour diplômer des ignorants qui ne possédaient aucun titre médical et que le charlatanisme avait mis en vogue. D'un autre côté, on forçait les praticiens *indigènes* à subir un examen supplémentaire chaque fois qu'ils transféraient leur résidence dans une province autre que celle où ils avaient été reçus !...

On rétablit, à l'instar des examens qui se subissaient en France, le titre de *docteur en pharmacie*, titre qui autorisait son détenteur à exercer son art dans toutes les parties du royaume, et ce diplôme ne se conférait *pour la plupart du temps qu'à des docteurs en médecine*. Ce titre les autorisait à exercer *cumulativement par tout le royaume les deux branches* de l'art de guérir. Pour obtenir ce grade, le récipiendaire subissait un examen général sur la chimie et la pharmacie et devait effectuer une opération qui lui était présentée, relative aux mêmes matières.

Nous le voyons, tout ce qu'avait fait le législateur de 1818, c'était de réglementer la surveillance des différentes branches de l'art de guérir à l'aide des commissions médicales.

En effet, il commence par réglementer tout ce qui a rapport à l'art de guérir dans le Royaume-Uni. C'était comme le grand sillon tracé autour du camp médical, afin d'en empêcher les empiétements.

Il institue ensuite une commission composée de ce que *nous devrions pouvoir appeler les notables, les gardiens des droits du corps*, qu'il intitule *commission médicale*.

Le législateur fait plus, il réglemente l'exercice de chacune des branches de l'art de guérir par des arrêts spéciaux : En un mot, il parque chaque caste de praticiens dans ses attributions respectives.

Quant à l'instruction pharmaceutique, on ne s'en est pas occupé. Quelques écoles également placées sous la surveillance des commissions médicales, afin qu'elles pussent s'assurer si les aspirants réunissaient bien les qualités d'*âge*, de *santé*, de *force corporelle*, de *moralité* et d'*instruction élémentaire*, furent bien instituées auprès de certains hôpitaux, tels que ceux de Bruxelles, Mons, Tournai, Bruges, Liége, Gand; mais c'était surtout pour les *sages-femmes* et les *chirurgiens* que ces écoles furent établies; car, pour ceux-ci, on exigeait des certificats constatant la fréquentation des cours, tandis que, *soit égard, soit indifférence*, la même obligation ne nous était pas imposée.

Enfin, le 27 mai 1830, parut le fameux arrêté royal proclamant la liberté des études.

Cet arrêté laissait à chacun la liberté d'aller brouter son éducation là où bon lui semblait et de quelque manière que ce fût. A partir de ce moment, la fréquentation des cours académiques pour les docteurs et les chirurgiens, ainsi que des écoles établies pour les sages-femmes, cessa d'être imposée.

Aussi, comme il suffisait de présenter les garanties de capacité déterminées par l'arrêté du 28 juin de la même année, et que les exigences imposées par le susdit arrêté étaient des plus modestes, on ne tarda pas à voir accourir des badauds, des ignorants, des valets d'hôpitaux sans instruction, qui, pendant quelques années, y avaient vu soigner les malades et les blessés, pour y recevoir, après un examen sans nom, le brevet d'officier de santé ou de chirurgien de campagne!

Voilà pour ce qui regardait l'instruction publique; nous allons voir si la même loi réglant la surveillance des différentes professions médicales a été faite avec plus d'harmonie et surtout avec une sollicitude plus sage et plus grande de la part du gouvernement. En un mot, voyons si les commissions médicales, par l'autorité desquelles tout était en quelque sorte régi, se sont acquittées de leur mandat selon le texte de la loi; si la loi a été exécutée dans toute sa teneur pour ce qui avait rapport à l'immixtion des différentes professions, si elle n'a jamais été mal interprétée et si les commissions médicales ont toujours compris le rôle qu'elles avaient respectivement à remplir.

—

LOI DU 12 MARS 1818 (1), RÉGLANT TOUT CE QUI EST RELATIF A L'EXERCICE DES DIFFÉRENTES BRANCHES DE L'ART DE GUÉRIR EN BELGIQUE.

ART. 1er. Il y aura dans chaque province du royaume une ou plusieurs commissions chargées, sous le nom de *commissions médicales*, de l'examen et de la surveillance de tout ce qui a rapport à l'art de guérir.

(1) La loi de 1818 a-t-elle abrogé celle du 21 germinal? Jusqu'en 1851, la *Jurisprudence belge* était pour la négative (Liége, 23 novembre 1836; *Pas.*, 1836; Bruxelles, 20 janvier 1838), mais les cours de Bruxelles de 1851, Liége, 1854, 1855 et 1856, réformèrent ces décisions antérieures, en s'appuyant sur ce que, avant la réunion de la Belgique à la Hollande, chacun des pays avait une législation séparée et sur ce que, après la réunion, le Gouvernement-Uni institua deux commissions, chargées en termes exprès de revoir

Il sera établi des commissions médicales locales dans toutes les villes où cet établissement nous paraîtra utile.

ART. 2. Une province dont l'étendue ou la population n'exigera pas la formation d'une commission particulière sera, d'après les circonstances, comprise dans le ressort d'une ou de plusieurs commissions établies dans les provinces limitrophes.

ART. 3. Nous réglerons ultérieurement le nombre et l'organisation des commissions provinciales, le mode d'après lequel elles exerceront leurs attributions, leurs rapports tant avec l'administration générale, provinciale et communale, la manière de couvrir les frais et avances et généralement tout ce qui est relatif à cet objet.

ART. 4. Les fonctions des commissions médicales provinciales consisteront :

a. A examiner et à juger les capacités ou les titres de ceux qui s'établissent dans leur province ou district, pour y exercer quelque branche de l'art médical.

b (1). A délivrer des attestations de capacité en bonne forme à tous ceux qui désirent être admis, dans l'étendue de

toutes les lois et ordonnances relatives à l'art de guérir dans le nouveau Royaume-Uni et l'autre chargée de rédiger une nouvelle pharmacopée commune à tous.

Du reste, la loi de 1818 dit elle-même, dans son préambule, qu'elle a pour but de régler « tout ce qui concerne l'exercice des différentes branches de l'art médical et de répandre les bienfaits de cet art d'une manière uniforme dans toutes les parties du royaume. »

(1) D'après l'article 69 de la loi organique sur l'instruction publique, du 27 septembre 1835, les commissions médicales provinciales ne peuvent plus, à partir du 1er juillet 1836, accorder le grade de chirurgien de ville et celui de campagne, ni celui de pharmacien, d'après la loi du 15 juillet 1849, mais elles peuvent continuer à délivrer des diplômes aux sages-femmes, aux droguistes et aux dentistes.

leur province ou district, à l'état de chirurgien de ville, de campagne ou de vaisseau, à celui d'accoucheur ou de sage-femme, de pharmacien, oculiste, dentiste, droguiste ou herboriste.

c. A veiller, dans leur province ou district, à ce que la pratique des arts médicaux y soit exercée d'une manière convenable et régulière par les personnes déjà établies et à tenir l'œil sur tout ce qui intéresse la santé des habitants.

d. A exercer leur surveillance dans le cas où quelque maladie contagieuse ou épidémique se déclarerait dans leur province ou district.

Art. 5. Dans les certificats à délivrer aux chirurgiens-accoucheurs, sages-femmes et apothicaires, il sera énoncé si le porteur est autorisé à exercer son art dans les villes ou dans le plat pays.

Art. 6. Seront assimilées au plat pays les villes où, à raison de ce qu'il ne s'y trouve pas un nombre suffisant de docteurs en médecine, il ne sera point établi de commission médicale locale.

Art. 7. Les chirurgiens qui voudront s'établir à la campagne devront subir un examen sur le traitement des maladies internes les plus habituelles, sur les secours à apporter dans les cas pressants et dangereux et sur les premiers éléments au moins de la pharmacie, afin de pouvoir leur permettre, en les dispensant des dispositions de l'article suivant, d'exercer ainsi la médecine interne et de fournir des médicaments de la manière qui sera prescrite par les instructions à donner ultérieurement sur cet objet.

Art. 8. Nul ne pourra être déclaré habile à exercer la médecine interne que celui qui aura obtenu le grade de docteur en médecine dans l'une des universités du royaume, ou dont le diplôme, reçu dans une université étrangère, aura été admis à la suite d'un nouvel examen de capacité.

Art. 9. Seront autorisées à l'effet de recevoir cet examen, les facultés de médecine des universités du royaume; il devra s'étendre sur l'ensemble des sciences médicales et avoir principalement pour objet le traitement des maladies intérieures les plus communes dans ce pays.

Art. 10. Nous nous réservons d'accorder à des médecins ou chirurgiens renommés la faculté d'exercer, dans ce pays, la médecine et la chirurgie, en vertu d'un diplôme obtenu à l'étranger, sans subir un nouvel examen.

Art. 11. Les docteurs en médecine n'auront pas la faculté en vertu de leur diplôme d'exercer la chirurgie, l'art des accouchements ou la pharmacie, cumulativement avec la médecine, si ce n'est en consultation; il leur sera néanmoins permis de fournir les médicaments à leurs malades au plat pays et dans les villes qui y sont pour nous assimilées.

Art. 12. Les docteurs en médecine qui ont reçu séparément le titre de docteur en chirurgie, dans l'art des accouchements ou dans la pharmacie, ou qui ont été examinés et admis par une commission médicale provinciale, comme chirurgien, accoucheur ou apothicaire, sont autorisés à exercer partout séparément la médecine, l'art des accouchements ou la pharmacie; mais ils n'auront pas la faculté d'exercer, si ce n'est en consultation, ces diverses branches de l'art de guérir cumulativement ailleurs qu'au plat pays et dans les villes où il n'y a point de commission médicale locale.

Art. 13. Sont exceptés des dispositions de l'article précédent ceux auxquels la faculté qu'elles refusent aura été, dans des cas particuliers, accordée par nous; pourront néanmoins sans cette autorisation spéciale être exercés partout cumulativement la chirurgie et l'art des accouchements.

Art. 14. Les commissions locales dont il est fait mention à l'article 1er, exerceront la *surveillance locale* sur toutes les branches de l'art de guérir, elles concourront à maintenir et à faire observer les statuts généraux ou particuliers faits ou à faire à ce sujet.

Art. 15. Aucune vente publique comprenant des drogues ou des préparations chimiques dont il n'est fait usage qu'en médecine ne pourra avoir lieu sans une autorisation obtenue de l'administration locale, qui ne l'accordera qu'après avoir vu le rapport fait par une commission médicale de la province ou de la commune.

Art. 16. (1). Il ne pourra être fourni aucunes substances vénéneuses ou soporifiques qu'en vertu d'une ordonnance écrite et dûment signée par un docteur en médecine, chirurgien ou accoucheur, pharmacien ou autre personne connue et lorsque ces substances seront destinées à un usage connu, à peine d'une amende de 100 florins, qui sera doublée à chaque récidive, et seront les vendeurs ou fournisseurs desdites substances vénéneuses ou soporifiques tenus de conserver ces ordonnances pour leur responsabilité, à peine de 25 florins d'amende.

Art. 17. (2). Aucun médicament composé, sous quelque

(1) D'après un arrêt de la cour de Liége, du 29 novembre 1836, la seconde peine de 25 florins portée contre les vendeurs ou fournisseurs qui ne conservaient pas, pour couvrir leur responsabilité, les ordonnances sur le vu desquelles ils ont délivré les substances dont il s'agit, ne s'appliquerait pas au pharmacien qui aurait conseillé l'emploi d'un poison ou narcotique et qui l'aurait délivré sans ordonnance. (*Pasicr.*, 1836, 2, 253.)

(2) Le but de cet article n'est point de punir d'une manière spéciale certains actes du domaine de la pharmacie déjà réprimés par les articles 18 et 19 de la loi; il prévoit uniquement le fait du *débit* ou de la *livraison* des substances médicamenteuses, abstraction faite des intentions du vendeur, et il tend à empêcher que de telles substances préparées en vue d'un usage industriel ou commercial par des personnes étrangères à la science médicale, puissent être utilisées par les acheteurs en raison de leurs qualités pharmaceutiques. (Liége,

dénomination que ce soit, ne pourra être vendu ni offert en vente que par des personnes qui y sont autorisées par les lois

18 janvier 1835; *Pasicr.*, 1835, 2, 22; 19 avril 1845; Bruxelles, 11 décembre 1858; *Pasicr.*, 1859, 2, 155.)

Les substances composées auxquelles s'applique l'article 17 de la loi ne sont pas uniquement celles que la médecine seule utilise, mais encore celles qui, étant d'usage mixte, présentent plutôt un intérêt médical qu'un intérêt commercial ordinaire, et doivent être considérées, à ce titre, comme des médicaments. (Gand, 21 juillet 1849; *Pasicr.*, 1850, 2, 124; Bruxelles, 16 juin 1838; *Pasicr.*, 1838, 2, 161; 7 novembre 1840; *Pasicr.*, 1841, 1, 171.)

Les compositions prévues par l'article 17 de la loi doivent s'entendre de tout mélange ou mixtion de drogues simples, opérée par trituration, infusion, ou même simple réunion de liquides ou de substances sèches pulvérisées. (Anvers, 29 juin 1840; *Pasicr.*, 1841, 2, 173.)

La vente de médicaments sans autorisation de l'exercice de l'art de guérir par une personne non qualifiée, représente deux faits distincts : le premier est régi par l'article 17, l'autre par l'article 18. (Liége, 18 janvier 1835.)

L'article 17 se borne à défendre la vente des médicaments composés aux personnes autres que celles qui y sont autorisées.

L'article 2 de l'instruction pour les pharmaciens, du 31 mai 1818, en la supposant légalement publiée, leur défend seulement de prescrire *eux-mêmes des recipe* et de faire prendre quelques médicaments aux malades de leur propre autorité. De là résulte que, contrairement à l'article 32 de la loi du 21 germinal an XI, les pharmaciens peuvent préparer un médicament composé *qui leur est demandé sans ordonnance du médecin*, pourvu qu'il ne s'agisse pas de *remèdes secrets*, ni de *substances vénéneuses* ou *soporifiques*. (Bruxelles, 17 juillet 1847. *Jurisprudence du* XIXe *siècle*, 48, 2, 53, *Pasicr.*, 48, 2, 36. *Belgique judiciaire*, 1855.)

En principe général et d'après la loi du 2-17 mars 1791, article 7, chacun peut exercer le commerce qu'il veut. L'article 17 du 12 mars 1818, limite le droit de vendre des médicaments. Les médicaments *simples*, chacun peut les vendre, les médicaments *composés* ne peuvent être vendus que par les pharmaciens. Ils peuvent préparer et vendre les médicaments qu'on leur demande, pourvu qu'ils en connaissent la recette; ce droit dérive de leur diplôme et ne *pourrait être limité par aucune loi, sans limiter l'art de guérir lui-même.* (Bruxelles, 6 janvier 1855; *Pasicr.*, 1855, 2, 91.)

La dépêche du 23 octobre 1827 porte que la loi du 12 mars 1818, n'enlève pas aux pharmaciens le droit de vendre des médicaments secrets ou con-

ou par nous et conformément aux instructions à émaner à ce sujet, à peine d'une amende de 50 florins.

Art. 18 (1). Toutes personnes non qualifiées qui exerceront

nus, il suit de cette loi qu'ils n'ont pas le droit de faire ces ventes en *recommandant leur application* à des cas déterminés. (Cass. belge, 10 décembre 1855. *Pasicr., belg.*, 1856, 1, 7.)

Cet article 17 est la seule disposition qui limite aujourd'hui la faculté de vendre des médicaments. Les pharmaciens tenant officine ouverte, qui ne préparent et ne vendent que des médicaments homœopathiques, n'en doivent pas moins avoir, dans leurs officines, en quantité requise, les médicaments indiqués dans la Pharmacopée. En d'autres termes, le monopole des pharmaciens comprend, outre la vente des médicaments composés dont parle l'article 17 de la loi du 12 mars 1818, celle des médicaments simples qui subissent une préparation ; à ce titre, les médicaments homœopathiques, qu'ils soient ou non des médicaments simples, sont compris dans le monopole des pharmaciens. (*Belg. judic.*, 1861, 246, affaire Van Berckelaer de Bruxelles.)

Les pharmaciens peuvent vendre des remèdes composés sans recette de médecin lorsque la composition a été rendue publique. (*Ibid.*, 1853, 155, affaire Brunin-Labiniau.)

La pénalité comminée par l'article 17 s'applique à la vente en gros comme à la vente en détail, aux annonces par la voie des journaux comme aux offres verbales. (Liége, 3 mai 1844 ; tribun. de Bruxelles, 9 décembre 1837 ; contra Bruxelles, 12 juillet 1856.)

Le brevet accordé à un particulier pour la vente d'un remède n'est pas une autorisation dans le sens de l'article 17. (Bruxelles, 11 juillet, 1856 ; *Pasicr.*, 1857, 2, 309 ; tribunal de Bruxelles, 1854. Sauveur.)

(1) Aucune loi ne définissant en quoi consiste l'*exercice illégal de l'art de guérir*, c'est aux tribunaux qu'il appartient d'apprécier, dans chaque cas particulier, le sens réel de cette expression.

De l'ensemble des décisions judiciaires, il résulte que l'on doit envisager comme illégal, aux termes de l'article 18 de la loi du 12 mars, tout fait qui, posé par une personne non qualifiée, peut être considéré comme une immixtion dans l'application des principes ayant pour objet la guérison de certains maux, de certaines maladies.

Les faits de cette nature sont toujours punissables, *sauf le cas d'urgence et de nécessité*, indépendamment du point de savoir :

a. Si l'inculpé a fait ou non profession de guérir, c'est-à-dire s'il s'est

quelque branche que ce soit de l'art de guérir encourront, pour la première fois, une amende de 25 à 100 florins, avec

ou non attribué, soit un titre, soit des connaissances qu'il ne possède pas.

b. S'il est convaincu de s'être livré *habituellement* à la pratique de certains actes réservés aux hommes de l'art, ou s'il n'a accompli au contraire *qu'un* ou *quelques-uns* de ces actes seulement.

c. S'il a agi gratuitement ou moyennant salaire.

d. Si les actes posés ont produit ou même étaient susceptibles de produire une influence quelconque sur la santé des malades. (Sauveur, *Législation médicale belge*, p. 257.)

Les droguistes ne peuvent vendre que des compositions chimiques employées dans les arts. Il résulte de l'arrêté du 31 mai 1818 que le roi s'est réservé le droit de prendre les dispositions nécessaires à la police de l'art de guérir, et la seule liste légale dressée en conformité de cet arrêté et déterminant les objets de chimie que les droguistes peuvent vendre en se conformant à certaines restrictions est celle du 1er mars 1820. Est donc illégale la liste qualifiée de *supplémentaire* des préparations dont la vente leur est interdite. Les droguistes ne peuvent vendre en gros ni offrir en vente, même à des pharmaciens, des compositions pharmaceutiques et des médicaments composés. Sont considérés comme tels : le *kermès minéral*, le *baume de Commandeur*, l'*eau de Bryonne composée*, l'*élixir parégorique anglais*, l'*emplâtre de vésicatoire*, l'*esprit de Mindererus*, l'*hydroferrocyanate de quinine*, le *laudanum de Sydenham*, le *cyanure de mercure*, les *vins médicinaux*, les *sirops*, les *extraits*, les *onguents*, les *emplâtres*. (Liége, 1845, affaire Dartois; Liége, 1861, affaire Pommerencke; Bruxelles, 1847, *Jur. belge*, 48, 2, 53.)

Quelle est la peine applicable aux faits qui précèdent? La cour de Liége a appliqué l'article 17, la cour d'appel de Bruxelles, celle prononcée par l'article 18; mais toutes deux ont écarté l'article 33 de la loi du 21 germinal an XI.

L'article 18 est général et il a été interprété en ce sens par l'article 6 de l'instruction du 31 mai 1818 pour les droguistes.

N'exerce pas illégalement la profession de droguiste celui qui, sans certificat, vend en détail, mais à porte ouverte, les objets mentionnés à l'article 2 de l'instruction. (*Belg. judic.*, 1861, 1354.)

La loi du 17 mars 1853, interprétative de celle de 1818, sur l'art de guérir, ne prévoit *que certains actes* qui constituent spécialement l'exercice illé-

confiscation de leurs médicaments; l'amende sera doublée en cas de récidive; pour une troisième fois, le délinquant

gal de cet art. Tous autres faits, propres à caractériser le même délit, sont laissés à *l'appréciation du juge*. (*Belg. judic.*, 1865, 1323.)

Est coupable du délit d'exercice illégal de l'art de guérir la personne non diplômée qui, en qualité d'élève, prépare et débite des médicaments et compositions pharmaceutiques dans une officine exploitée par une autre personne également non diplômée, sous la gérance d'un pharmacien qui ne vient y passer que quelques heures par semaine. (*Ibid.*, 1866, 1295, affaire Bals, d'Anvers.)

Est interdite aux marchands de drogues en gros, de même qu'aux droguistes également autorisés, la vente ou la mise en vente de médicaments composés ou préparations chimiques dont on ne se sert que comme médicaments, ou de préparations de pharmacie qui ne sont pas l'objet de commerce en grand. (*Ibid.*, 1864, affaire Pommerencke, de Liége.)

Celui qui, sans donner de remède, visite les malades, passe légèrement les mains sur les parties du corps affectées, les examine, les frictionne et conseille l'abandon de remèdes auxquels ses clients avaient eu recours, se rend coupable de contravention. (*Ibid.*, 1859, 348.)

N'exerce pas l'art de guérir celui qui, en passant comme possédant une qualité physique ou surnaturelle pour guérir les maladies, se borne à appliquer les mains et à frictionner la partie malade du corps des personnes qu'il visite, sans remettre ni prescrire aucun remède. (*Ibid.*, 1859, 1456.)

Il y a exercice illégal de l'art de guérir de la part d'une personne qui, par des actes réitérés, s'est acquis la réputation de guérir les brûlures, quoiqu'elle n'ait pas de diplôme, et qui, appelée en cas d'accident causé par le feu, conseille l'abandon des remèdes donnés par le médecin et étend de la salive sur les plaies. (*Ibid.*, 1859, 1274.)

Exerce illégalement l'art de guérir celui qui, sans visiter les malades, prescrit des remèdes après avoir consulté les urines. (*Ibid.*, 1859, 1273, affaire Duisberg, d'Arlon.)

L'emploi du magnétisme animal ne constitue pas une contravention à la loi du 12 mars 1818. (*Ibid.*, 1847, 805.)

N'est pas punissable le fait de prescrire des remèdes pour certaines maladies, s'il n'est pas accompagné de l'examen ou de la visite des malades. (*Ibid.*)

Exerce illégalement l'art de guérir celui qui, sans diplôme, annonce dans les journaux qu'il guérit plusieurs maladies, et qui habituellement traite les

sera puni d'un emprisonnement de *quinze jours à six mois.*

Art. 19 (1). Ceux qui exercent une branche de l'art de

malades en leur appliquant des frictionnements accompagnés d'eau bénite. (*Belg. judic.*, 1860, 462.)

Aux termes de la loi interprétative du 27 mars 1853, il n'y a exercice illégal de l'art de guérir que lorsqu'une personne non qualifiée, en examinant et visitant les malades, prescrit des remèdes et indique les moyens de les employer. (Liége, 6 juillet 1852 ; *Pasicr.*, 1852, 2, 364.)

Ne constitue pas l'exercice de l'art de guérir le fait de vendre sur une place publique l'appareil *électro-médical,* s'il n'est pas accompagné de la visite ni de l'examen des malades. (Liége, 26 mars 1862 ; *Pasicr.*, 1862, 2, 337; Gand, 15 février 1860; *Pasic.*, 1860, 2, 414; Liége, 27 juin 1857; *Pasic.*, 1857, 2, 421.)

L'exercice illégal de l'art de guérir ne prend le caractère de délit que par l'habitude; la constatation d'un fait unique ne suffit pas. (Liége, 7 avril 1853.)

N'est pas punissable le fait de prescrire des remèdes pour certaines maladies, s'il n'est pas accompagné de visite ou d'examen des malades. (Liége, 17 juin 1857 ; *Pasicr.*, 1827, 2, 42.)

La loi interprétative du 27 mars 1853 de l'article 17 de la loi du 12 mars 1818 exige que la prescription d'un remède soit accompagnée de visite et d'examen.

Il n'est pas exigé, pour qu'il y ait contravention à la loi du 12 mars 1818, article 18, que les faits incriminés réunissent tous les caractères énumérés dans la loi interprétative du 27 mars 1853. (Tribunal de Gand, 31 décembre 1858 ; cour de Liége, 28 janvier 1857 ; Bruxelles, 26 mars 1857 ; *Pasicr.*, 1857, 2, 315.) Cette jurisprudence est fondée sur ce que la loi interprétative du 27 mars 1853 n'a pour objet que de décider la question sur laquelle la cour de cassation et les cours d'appel étaient en divergence d'opinion, savoir *s'il y avait délit* lorsque des faits d'exercice de l'art de guérir étaient posés sans idée de lucre. Ces décisions sont cependant sujettes à critique. Un seul point de divergence d'opinion peut à la vérité être la cause d'une interprétation législative ; mais quand cette loi, par son texte grammatical, définit non-seulement le cas controversé et qu'elle porte sur le cas de *pratique gratuite,* comme sur le cas de *spéculation : omnes casus qui quandoque inciderint comprehenduntur.* (*De Legib.*, f. I, III.)

Ceux qui exercent sans diplôme l'une des branches de l'art de guérir, peuvent-ils réclamer des honoraires ? (Bruxelles, 6 juin 1857 ; *Pasicr.*, 1837, 2, 124.) La cause de l'obligation est illicite.

(1) Le médecin qui, dans une grande ville, exerce la médecine homœopa-

guérir, pour laquelle ils ne sont pas autorisés au terme de la loi, ou qui l'exercent d'une manière qui n'est pas conforme à leur autorisation, encourront une amende de 25 florins pour la première fois et de 50 florins pour la seconde fois; en cas de nouvelle récidive, ils seront punis par la suppression de leur patente, pour un temps qui sera fixé par le juge, d'après les

thique, ne peut fournir lui-même les médicaments qu'il prescrit à ses malades. Vainement il soutiendrait que les pharmaciens ne les savent préparer convenablement. (*Belg. judic.*, 1864, 988.)

Les médecins ont le droit de livrer des médicaments partout où il n'existe pas de commission médicale locale et quel que soit le nombre de médecins existants dans la localité. Le médecin homœopathique peut en tout cas livrer lui-même les médicaments à ses malades, s'il est établi qu'il ne les prépare pas lui-même et qu'il les livre gratuitement ou sans bénéfice. (*Ibid.*, 1861, 744.)

N'est passible d'aucune peine le médecin qui fournit à ses malades des médicaments non préparés par lui, sans rien exiger de ce chef. (*Ibid.*, 1855, 1244.)

Dans les villes qui ne sont point assimilées au plat pays, les médecins ne peuvent débiter des médicaments à leurs malades. Ce fait ne constitue point une contravention à l'article 15 de la loi du 12 mars 1818, mais bien à l'article 19. (*Ibid.*, 1855, 220, affaire Meulenaer.)

Les pharmaciens ne peuvent vendre des remèdes secrets; la peine à ces fautes est celle prononcée par l'article 19 (Bruxelles, 17 juillet 1847. *Pasicr.*, 1848, 2, 53) et non celles comminées par l'article 18. (Bruxelles, 7 novembre 1840; *Jurispr. belge*, 1840, 2, 255.)

La cour de cassation, par arrêt du 10 décembre 1855 (*Pasicr.*, 1856, 1, 7), a décidé qu'aucune disposition de la loi du 12 mars 1818 ne défend aux pharmaciens de vendre des remèdes secrets.

Le mot *remède*, dans les lois sur l'exercice de l'art de guérir, doit s'entendre de toute prescription quelconque, soit compliquée par l'emploi de substances composées ou non, soit même qu'elle se borne à l'accomplissement d'une simple action employée ou conseillée comme curative.

Selon quelques décisions judiciaires, la pénalité comminée par l'article 19 s'appliquerait encore à toute contravention aux instructions pratiques du 31 mai 1818; mais cette interprétation, admise jusqu'en 1854 par la cour de

circonstances, et qui ne pourra être moindre de six semaines, ni excéder une année.

Art. 20. Aucun docteur en médecine ne pourra contracter avec un apothicaire quelque convention ou engagement, soit direct, soit indirect, tendant à se procurer quelque gain ou profit directement ou indirectement, à peine de 200 florins d'amende; en cas de récidive, l'amende sera doublée et l'exercice de la médecine sera interdit au délinquant pour un espace de temps à fixer par le juge, mais dont la durée ne pourra être moindre de six mois, ni excéder deux années.

Art. 21 (1). Il est défendu à tout apothicaire de faire aucun contrat avec un médecin pour la fourniture de médicaments, ou de s'entendre avec lui, pour cet effet, en aucune manière, ainsi qu'il est énoncé à l'article précédent, à peine de 200 florins d'amende.

En cas de récidive, l'amende sera doublée et en outre le diplôme de l'apothicaire sera révoqué et supprimé pour un temps à fixer par le juge, suivant l'exigence du cas, mais qui ne pourra être moindre de six mois, ni excéder deux ans.

Art. 22. Toute contravention à l'une ou à l'autre dispo-

Bruxelles, a été complétement abandonnée depuis cette époque; c'est dans la loi du 12 juillet 1821 et non dans celle de 1818, que les instructions dont il s'agit trouvent une sanction. (Sauveur.)

L'article 19 de la loi du 12 mars ayant fixé le maximum de la durée de la suppression de la patente à prononcer contre les contrevenants, cette durée ne peut être prorogée au delà par application de l'article 57 du code pénal. (Liége, 9 juin 1847; *Pasicr.*, 1847, 2, 187. Sauveur.)

(1) Les conventions prévues par cet article étant uniquement celles qui tendent à procurer au médecin quelque gain ou profit, on ne peut considérer comme telles de simples relations entre praticiens ou simples facultés comme, par exemple, l'autorisation donnée par un docteur à un pharmacien de vendre certain remède, dont il est l'inventeur, aux personnes qui se présenteraient pour l'acheter. (*Pasicr.*, 1855, 2, 219; Bruxelles, 28 avril 1855. Sauveur.)

sition de la présente loi pour laquelle il n'est point statué de peine déterminée sera punie d'une amende de 10 à 100 florins.

Art. 23. Les commissions médicales remettront les procès-verbaux et autres preuves concernant les contraventions à la présente loi au ministère public, pour lesdites contraventions être par lui poursuivies par-devant le juge compétent, conformément aux lois.

RÈGLEMENT DU 31 MAI 1818 CONCERNANT LA SURVEILLANCE DES COMMISSIONS MÉDICALES.

Surveillance des commissions provinciales.

Art. 1er. Les commissions médicales provinciales, établies en vertu des articles 1 et 2 de la loi du 12 mars 1818, seront composées d'un nombre suffisant de docteurs en médecine, de chirurgiens, d'accoucheurs et de pharmaciens, domiciliés dans la province ou le district pour lequel ils sont nommés, et choisis parmi ceux qui ont le plus d'habileté et d'expérience.

Art. 2. Nous fixerons le nombre des membres dont chaque commission sera composée.

Nous nommerons le président permanent, ainsi que les nouveaux membres dans le cas où il y aurait lieu d'en augmenter le nombre.

Art. 3. Pour pourvoir aux places devenues vacantes, chaque commission adressera une liste motivée de deux candidats aux États députés de la province, qui la transmettront avec leurs considérations, et après y avoir ajouté, s'ils le trouvent à propos, un ou deux autres candidats, au ministre de l'intérieur, lequel nous la présentera à l'effet de faire un choix.

Art. 4. Les commissions provinciales s'assembleront au

moins quatre fois l'an et annonceront un mois d'avance la tenue de ces assemblées ordinaires par la voie des journaux. Lorsque des circonstances particulières l'exigeront, le président pourra les convoquer extraordinairement en tout temps.

ART. 5. Il est alloué à chacune desdites commissions, sur le trésor public, une somme de 300 florins pour le local, le chauffage, les frais de bureau et d'ameublement; en outre, un subside annuel de 500 florins pour faire face à leurs autres dépenses, telles qu'objets nécessaires pour les examens, frais de déplacement pour la visite des officines des chirurgiens et pharmaciens des petites villes et communes rurales, frais de voyage et de séjour pour les membres résidant hors du lieu de convocation.

ART. 6. Les commissions provinciales sont sous la surveillance immédiate du département de l'intérieur, elles entretiennent avec ce département une correspondance réglée et prennent les mesures nécessaires pour faire exécuter promptement et avec exactitude les dispositions qu'il leur transmet.

ART. 7. Sur toutes les pièces et affaires concernant l'art de guérir, elles donneront les renseignements, considérations et avis qui leur seront demandés par le ministre de l'intérieur, par les États provinciaux ou par les cours de justice, sur leur réquisition.

ART. 8. Elles adresseront, chaque année, au département de l'intérieur, un rapport général de leurs travaux et de tout ce qui sera survenu d'important pendant l'année, relativement à la police médicale dans l'étendue de leur province ou district.

ART. 9. A ce rapport elles joindront aussi les rapports généraux qu'elles auront reçus des commissions locales de santé, ainsi qu'un relevé général de l'inoculation de la vaccine dressé d'après les rapports trimestriels qui leur auront été transmis par les commissions locales et les administrations des communes.

Art. 10. Le mode à adopter par les commissions provinciales dans l'exercice de leurs fonctions sera, autant que faire se peut, le même pour toutes les parties du royaume, à moins que les circonstances locales ne nécessitent, à cet égard, des dispositions particulières.

Art. 11. A cette fin, le ministre de l'intérieur convoquera annuellement, s'il le juge nécessaire, une assemblée composée des présidents des commissions provinciales, ou, en cas d'empêchement par des raisons majeures, d'autres membres desdites commissions, par elles spécialement déléguées à cet effet.

Art. 12. Cette assemblée, que le ministre de l'intérieur présidera ou en son nom le commissaire chargé des affaires médicales, s'occupera de tout ce qui, faisant partie de ses attributions, sera susceptible, sauf les modifications requises, d'être réglé d'une manière uniforme pour toutes les parties du royaume, en outre de tous les objets relatifs à la police de la médecine qui seront soumis à ses délibérations; le tout enfin qu'il puisse en conséquence nous être fait par le ministre telles propositions qu'il sera jugé nécessaire.

Art. 13. Les commissions provinciales ont seules le droit d'examiner ceux qui se présenteront pour être admis à exercer dans l'étendue de leur province ou district l'état de chirurgien de ville, de campagne ou de vaisseau, celui d'accoucheur, de pharmacien, de sage-femme, d'oculiste, de dentiste, de droguiste ou d'herboriste.

Art. 14. Les qualités que devront posséder ceux qui se présenteront aux examens de la commission provinciale pour obtenir le droit d'exercer quelque branche de l'art de guérir, ainsi que les règles à suivre dans les examens, seront les mêmes pour tout le royaume et seront déterminées par notre ministre de l'intérieur.

ART. 15. Les commissions provinciales recevront de chaque individu qui se présentera aux examens une rétribution fixe à titre de frais d'examens, qui variera suivant la branche de l'art que l'aspirant se propose d'exercer; le tarif de ces frais, ainsi que l'emploi de leur produit sera déterminé d'une manière générale pour chaque province. Néanmoins, les commissions provinciales pourront faire à l'aspirant la remise des frais d'examen.

ART. 16. Les certificats ordinaires d'examen et de capacité, à délivrer par les commissions provinciales, seront rédigés suivant un modèle déterminé qui sera le même pour tout le royaume et auquel on ajoutera que le répondant *a fait preuve de capacité extraordinaire*, lorsque cette distinction honorable aura été méritée. Cependant elle ne pourra être accordée que de l'avis des trois quarts au moins des membres présents à l'examen.

ART. 17. Les commissions provinciales sont autorisées à délivrer des certificats qui donnent simplement, et sauf les précautions requises, le droit d'exercer la pratique dans un lieu déterminé, nommément dans le cas où il ne pourrait être autrement pourvu au besoin des habitants. Néanmoins, lorsque celui qui aura été ainsi reçu voudra s'établir dans un autre lieu, il ne pourra s'y livrer à l'exercice de son art qu'après avoir subi un examen ultérieur devant la commission du ressort de son nouvel établissement.

ART. 18. Quiconque à l'avenir aura été examiné dans l'une des qualités ci-dessus mentionnées et reconnu capable par une commission provinciale sera admissible, sans nouvel examen, dans tous les districts soumis à la surveillance de cette commission; mais s'il transfère son domicile dans une autre province ou un autre district, il devra faire viser son certificat dans les trois mois par la commission dans le ressort de laquelle il est venu s'établir, et il sera tenu, s'il en est requis, de subir devant elle un nouvel examen, mais sans frais.

Art. 19. Cependant les dentistes et oculistes établis dans le royaume pourront, en vertu d'un certificat de capacité délivré par une commission provinciale, exercer leur art dans toute l'étendue du royaume sans être assujettis à un nouvel examen, sauf l'obligation de faire viser leur certificat par les commissions provinciales respectives et d'acquitter le prix déterminé pour frais de visa et d'admission.

Art. 20. Les docteurs ou licenciés en médecine et en chirurgie, de même que les officiers de santé, chirurgiens, accoucheurs, dentistes et oculistes, les pharmaciens et les sages-femmes actuellement établis dans les provinces méridionales de notre royaume, examinés, reçus et admis à exercer l'art de guérir, conformément aux lois du 19 ventôse et du 21 germinal an XI, seront tenus de faire viser leur diplôme ou certificat par la commission provinciale, dans les trois mois qui suivront son organisation, mais sans frais.

Art. 21. Les docteurs en médecine, en chirurgie, en pharmacie, ou dans l'art des accouchements, qui seront reçus à l'avenir, seront pareillement tenus de faire viser leur diplôme par la commission provinciale dans le ressort de laquelle ils vont s'établir.

Art. 22. Ils devront, en outre, lorsqu'ils transféreront leur domicile ailleurs, faire viser leur diplôme par la commission provinciale dans le ressort de laquelle ils s'établiront.

Art. 23. Ladite commission percevra pour le visa des diplômes de doctorat ou autres certificats mentionnés dans les articles précédents, une modique rétribution dont le montant sera ultérieurement déterminé.

Art. 24. Les officiers de santé ne pourront à l'avenir, en cas de changement de domicile, s'établir que dans les communes rurales ou dans les villes où il n'existe point de commission médicale et dans le ressort de la commission provinciale qui a visé leur certificat. Lorsqu'ils voudront s'établir dans le ressort d'une autre commission, ils seront obligés de subir devant elle un nouvel examen de chirurgien de ville et de campagne, mais sans frais.

Art. 25. Les noms et qualités des individus qui, conformément au mode prescrit dans les articles précédents, sont admis à exercer les diverses branches de l'art de guérir, seront, dans chaque province, portés sur une liste qui indiquera également l'époque et le lieu de leur admission. Les listes seront imprimées, renouvelées et publiées annuellement.

Art. 26. Aucune autorité constituée ne pourra, sous quelque prétexte que ce soit, admettre à l'exercice de la médecine, de la chirurgie, de la pharmacie ou de l'art des accouchements, dans l'étendue de sa juridiction, d'autres individus que ceux portés sur lesdites listes. Ces autorités sont chargées, au contraire, de veiller rigoureusement à la répression des abus qui pourraient se commettre à cet égard.

Art. 27. Les commissions provinciales surveilleront exactement l'exercice des sciences médicales dans leur province ou district, afin que les dispositions générales y relatives comprises dans la loi du 12 mars 1818 et dans les arrêtés émanés sur l'exercice des diverses branches de l'art de guérir soient bien observés.

Art. 28. Elles porteront leur attention sur les secours à administrer aux indigents, surtout dans les petites villes et les communes rurales, afin de faire, au besoin, les propositions nécessaires aux États députés.

Art. 29. Elles rechercheront et proposeront aux États

députés de leur province les moyens propres à améliorer dans les villes l'instruction destinée à former des hommes de l'art habiles, et la manière de tirer, pour le même but, le plus grand avantage possible des hospices qui s'y trouvent.

Art. 30. Elles ont le droit, si quelque faute grave commise dans l'exercice d'une des branches de l'art de guérir parvient à leur connaissance, de citer l'individu qui en est prévenu devant elles, d'examiner le cas et, après un examen impartial, de réprimander le coupable lorsqu'elles croiront que les circonstances sont de nature à exiger des mesures ultérieures ou promptes; elles adresseront à ce sujet un rapport motivé aux États députés de la province.

Art. 31. Quoique ces commissions ne soient point autorisées à faire par elles-mêmes aucunes dispositions relatives à la police de l'art de guérir, elles veilleront néanmoins sur tous les objets qui y ont rapport, afin de proposer aux États députés les moyens d'amélioration qu'elles jugeront nécessaires, et elles en donneront en même temps connaissance au département de l'intérieur.

Art. 32. Ces commissions sont chargées de la visite des officines des pharmaciens et chirurgiens dans l'étendue de leur province ou district, partout où il n'existe point de commission médicale locale. Ces visites doivent être faites deux fois l'an, à des époques non déterminées, par deux ou plusieurs membres de la commission à ce délégués, ou au besoin par un seul membre de la commission, ayant le titre de docteur en médecine, accompagné d'un autre homme de l'art pris hors du sein de la commission, qui lui sera adjoint par elle, mais en observant qu'il doit être nommé chaque année d'autres membres pour faire la visite des mêmes officines.

Art. 33. Les présidents des commissions médicales provinciales prêteront entre les mains du gouverneur de la province, et les membres desdites commissions entre les mains de leur président, le serment dont la formule suit :

« Je promets et jure de remplir fidèlement les fonctions de membre de la commission médicale de cette province; d'observer et faire observer de tout mon pouvoir les dispositions contenues dans la loi du 12 mars 1818, sans m'en écarter en aucune manière ni sous quelque prétexte que ce soit, d'agir au contraire en toutes choses avec impartialité et en conscience, n'ayant pour but que de concourir autant qu'il est en moi aux vues salutaires de la loi. Ainsi Dieu me soit en aide. »

Fonctions des commissions médicales (1).

Art. 34. Conformément au contenu du premier article de la loi du 12 mars 1818, et afin d'avoir dans les lieux où la chose est praticable une surveillance plus immédiate sur l'exercice de toutes les branches de l'art de guérir, les régences des villes dans lesquelles d'ailleurs les circonstances locales le permettent, établiront, après avoir obtenu à cet effet l'auto-

(1) Les commissions médicales locales, dit M. Tielmans dans son *Dictionnaire de droit administratif*, sont de véritables établissements communaux; cependant les autorités communales n'ont pas, en ce qui concerne leur création, cette indépendance, cette liberté d'action que la loi leur donne en d'autres matières; d'une part, l'établissement des commissions médicales locales peut être imposé aux villes qui possèdent quatre docteurs en médecine, si d'ailleurs les circonstances locales ne s'y opposent pas, et c'est le gouvernement qui est seul juge de ces circonstances; de l'autre, ces villes ne peuvent procéder de leur propre chef à l'établissement des commissions locales, étant subordonnées sous ce rapport au ministre de l'intérieur.

M. Tielmans estime que le gouvernement, en cas de refus d'un conseil communal d'instituer une commission locale, ou en cas de difficulté sur son organisation, peut toujours vaincre cette difficulté en organisant lui-même la commission et en portant d'office la dépense au budget de la commune, conformément à l'art. 131, nº 11, et à l'art. 133 de la loi du 30 mars 1836.

Sauveur.

risation de notre ministre de l'intérieur, des commissions locales : les frais de ces commissions, composées d'un nombre convenable de médecins, de chirurgiens, accoucheurs et pharmaciens, ne seront cependant pas à la charge de l'État.

Art. 35. Elles exerceront la surveillance locale sur toutes les branches de l'art de guérir ; elles aideront à maintenir et à faire observer les statuts et règlements généraux et locaux faits ou à faire à cet égard, et dans le cas où des maladies contagieuses se manifesteraient, elles proposeront à l'administration communale les mesures nécessaires pour en arrêter les progrès.

Art. 36. Elles transmettront aux commissions provinciales des renseignements avec leurs considérations et leurs avis sur toutes les pièces qui leur seront envoyées à cette fin ; en outre, elles correspondront avec elles sur les objets qui peuvent intéresser la santé des habitants.

Art. 37. Elles ne peuvent présenter à la sanction de l'administration aucun règlement local sans qu'il ait été communiqué à la commission provinciale et que celle-ci ait examiné s'il ne s'y trouve rien qui soit contraire aux ordonnances et instructions générales.

Art. 38. Elles surveilleront aussi l'instruction dans l'art de guérir qui se donne dans différentes villes en langue vulgaire et prendront les mesures propres à ce que tous ceux pour lesquels cette instruction est donnée en profitent, enfin elles emploieront généralement tous les moyens qui peuvent servir aux progrès de l'art et à l'encourager et à en améliorer la pratique.

Art. 39. Elles visiteront annuellement les officines et les magasins des pharmaciens et des droguistes ; elles dresseront un rapport exact du bon état, de l'état médiocre ou du mauvais état dans lequel elles auront trouvé les diverses officines, et le joindront au rapport des travaux des commissions qui doit être adressé tous les ans à la commission spéciale que notre ministre de l'intérieur désignera à cet effet.

Art. 40. Les présidents des commissions locales prêteront entre les mains du bourgmestre, et les membres entre les mains du président, le serment dont la teneur suit l'art. 33.

Surveillance à exercer en cas de maladies épidémiques et contagieuses.

Art. 41. Aussitôt qu'une maladie contagieuse se sera manifestée dans une commune où il n'existe point de commission médicale, et y attaquera un grand nombre d'individus, les gens de l'art qui la traitent seront tenus d'en donner sur-le-champ connaissance au président de l'administration locale et de lui transmettre une description fidèle de la maladie et du mode de traitement.

Art. 42. Du moment que le chef de l'administration locale sera informé de l'existence d'une maladie de cette nature, il en donnera connaissance au président de la commission médicale de la province et lui adressera les renseignements qui lui sont parvenus à cet égard.

Art. 43. Le président de la commission provinciale, s'il le juge nécessaire, se transportera aussitôt sur les lieux, ou déléguera, à cet effet, un autre membre de la commission, docteur en médecine, pour examiner la nature et l'état de la maladie; il communiquera aux gens de l'art ses vues concernant le traitement, il concertera avec l'administration locale les mesures à prendre contre la contagion.

Art. 44. Ledit président informera, sans délai, les États députés de la province de l'existence de la maladie contagieuse et leur proposera les mesures de précaution qui sont à prendre.

Art. 45. Si la maladie continue à faire des progrès et qu'elle soit ou menace de devenir telle que les moyens employés seraient insuffisants, le président de la commission provinciale sera autorisé à convoquer celle-ci extraordinairement, à l'effet de concerter et de proposer aux États députés et au ministre de l'intérieur, s'il s'agit de quelques dispositions générales, les mesures ultérieures qu'exigeront la nature et la gravité des circonstances.

Art. 46. Si la commission provinciale ou son président juge que la maladie qui règne est de nature à pouvoir aisément se propager au delà des limites de la province ou du ressort de la commission, il en sera sur-le-champ donné connaissance aux présidents des commissions établies dans les provinces limitrophes.

Art. 47. Lorsqu'une maladie contagieuse se manifestera dans une ville où se trouve établie une commission médicale locale, le président de la commission la convoquera, à l'effet de délibérer sur la nature et le mode de traitement, et de proposer à la régence les mesures nécessaires pour en arrêter les progrès; en outre, il en sera donné connaissance et fait rapport au président de la commission provinciale.

Art. 48. Le président de la commission provinciale, informé de cette manière qu'il règne une maladie contagieuse, ira l'examiner sur les lieux; s'il le juge nécessaire, il conférera, à ce sujet, avec la commission locale et rendra compte de l'état des choses aux États députés de la province et au département de l'intérieur.

Art. 49. Les commissions provinciales dans le ressort desquelles sont compris des ports de mer ou des côtes maritimes, veilleront particulièrement sur les maladies contagieuses qui pourraient être apportées au moyen de la navigation, afin de pouvoir proposer et mettre en activité les mesures les plus promptes et les plus efficaces pour écarter le danger et empêcher les effets de la contagion.

Art. 50. Dans le cas d'une épizootie, le président de la commission provinciale se transportera sur les lieux, ou déléguera un autre membre de la commission pour examiner la nature de cette maladie et concerter avec la commission d'agriculture et la régence locale les mesures propres à l'arrêter. Il en donnera de suite avis au département de l'intérieur ainsi qu'aux États députés, et leur proposera les mesures ultérieurement nécessaires.

Les frais de déplacement et vacation, dûment constatés, seront acquittés sur les fonds de la commission d'agriculture.

INSTRUCTIONS APPROUVÉES PAR ARRÊTÉ ROYAL DU 31 MAI 1818 (1) POUR LES DOCTEURS EN MÉDECINE, LES CHIRURGIENS DES VILLES ET DES CAMPAGNES, LES ACCOUCHEURS, LES APOTHICAIRES, LES SAGES-FEMMES ET LES DROGUISTES DU ROYAUME DES PAYS-BAS.

Instruction pour les docteurs en médecine.

Art. 1er. Nul ne pourra s'établir dans le royaume comme docteur en médecine et pratiquer cet art, à moins d'avoir satisfait tant aux lois générales qu'aux règlements locaux en vigueur émanés à ce sujet.

(1) Sous l'empire de la loi fondamentale du 24 août 1815, les mesures générales ou règlements d'administration intérieure du royaume étaient soumis à la délibération du conseil d'État. Que ces mesures générales eussent été converties en lois ou en arrêtés royaux, la règle était la même, et il devait être fait mention, en tête des lois et des dispositions royales, que le conseil d'État avait été entendu (article 73).

Lorsque ces formalités préalables avaient été accomplies pour un arrêté

Art. 2. Si un docteur en médecine exerce une autre branche de l'art de guérir, ou s'il la pratique différemment qu'il n'est autorisé à le faire par la loi du 12 mars 1818, il encourra, pour la première fois, une amende de fl. 25, pour

royal, ce dernier trouvait sa sanction pénale dans la loi du 6 mars 1818.

Cette loi est intitulée : « Loi concernant les peines à infliger pour les contraventions aux mesures générales d'administration intérieure, ainsi que les peines qui pourront être statuées par les règlements des autorités provinciales ou communales. »

Cette loi, reposant sur le principe si constitutionnel que nulle peine ne doit être établie ni appliquée qu'en vertu de la loi, a été faite principalement pour donner aux tribunaux des règles fixes sur la punition des infractions aux dispositions générales des règlements d'administration intérieure, pour autant qu'il n'existe pas à cet égard d'autres dispositions pénales déterminées par les lois. Elle arrête, en même temps, des règles sur les peines qui pourront être déterminées dans les règlements et ordonnances des États provinciaux ainsi que des administrations municipales.

C'est donc dans la loi du 6 mars 1818 que les arrêtés royaux, pris en vertu de l'article 73 de la loi fondamentale, que les règlements des États provinciaux arrêtés d'après l'article 146 de la même loi, et qu'enfin les ordonnances municipales, autorisées par l'article 155, ont leur sanction pénale.

Mais pour que cette sanction fût acquise à un arrêté royal, il fallait que le conseil d'État eût été entendu et qu'il en fût fait mention. Or, c'est ce qui n'a été fait pour aucune de ces instructions et, par conséquent, elles ne sont pas même un arrêté royal.

Il s'ensuit que la sanction pénale, autorisée par la loi du 6 mars 1818 ne peut pas leur être accordée et qu'aucune peine ne peut être appliquée aux infractions à leurs dispositions.

On nous objectera peut-être que chaque instruction porte sa sanction pénale avec elle, puisque la disposition de l'article 19 de la loi du 12 mars 1818 s'y trouve reproduite et qu'elle y est comminée, même contre les infractions aux instructions dont il s'agit.

Nous répondrons que le fait est exact, mais qu'il constitue une illégalité de plus.

En effet, si la loi du 6 mars 1818 était applicable, les peines ne pourraient être que d'une amende de dix à cent florins, ou d'un emprisonne-

la seconde, de fl. 50, et pour la troisième, il sera puni par la privation de sa patente, pour un temps qui sera déterminé par le juge, suivant la gravité du cas, mais qui ne pourra être

ment d'un jour au moins et de quatorze jours au plus, ou enfin d'une amende et d'un emprisonnement réunis, mais qui ne pourraient respectivement excéder le maximum que nous venons d'indiquer. Les instructions ont été plus loin : elles autorisent la privation de la patente pendant six semaines à un an.

Dans les instructions, cette dernière peine n'est pas légale, parce que la loi du 6 mars 1818 ne la prononce pas.

A la vérité, la loi du 12 mars 1818 sur l'art de guérir, applique cette privation de la patente à certaines infractions. Mais nous ferons remarquer qu'une loi spéciale peut infliger des peines plus élevées qu'un arrêté royal, parce que les lois n'ont pas, comme les arrêtés royaux, leur sanction dans la loi du 6 mars 1818, et qu'elles peuvent en établir par elles-mêmes.

On comprend fort bien, par exemple, que l'article 19 de la loi du 12 mars 1818 soit applicable, dans son entier, au pharmacien qui ferait des visites à un malade, à titre de médecin, qui lui prescrirait un traitement, qui lui ferait prendre des médicaments.

Mais il n'en serait pas de même du pharmacien qui aurait préparé et vendu un médicament, demandé sans l'ordonnance d'un médecin, parce que cette loi ne le défend pas et qu'un arrêté royal ne peut pas prononcer la privation de la patente, par analogie entre les infractions.

Nous croyons avoir démontré que les instructions du 31 mai 1818 n'ont pas de sanction pénale, parce que la marche tracée dans la loi fondamentale n'avait pas été suivie ; il nous reste à présenter une observation bien plus puissante encore : c'est qu'elles n'ont jamais été insérées au journal officiel et n'ont, par conséquent, jamais été légalement publiées.

Et cette nullité est radicale, elle est d'ordre public, elle peut toujours être opposée. En matière pénale, il ne faut jamais de surprise, même dans les contraventions les plus insignifiantes. Aussi, le principe de la publication préalable des lois, décrets, arrêtés, ordonnances et règlements est-il trop bien reconnu pour que personne s'avise de nous contester cette garantie fondamentale.

Notre code civil proclame ce principe applicable aux lois, dans son article premier.

L'avis du conseil d'État du 25 prairial an XIII l'étend aux décrets impé-

moindre de six semaines, ni dépasser un an (*loi du 12 mars 1818, art. 19*).

Art. 3. Les docteurs en médecine établis dans les villes

riaux, et décide qu'il faut, pour que ces décrets deviennent obligatoires, une connaissance réelle de leur publication, ou de tout autre acte ayant le même effet.

Le conseil divise ces décrets en deux catégories, quant au moment auquel ils sont obligatoires : 1° ceux qui sont insérés au *Bulletin des lois* deviennent obligatoires, dans chaque département, du jour auquel le *Bulletin* a été distribué au chef-lieu; 2° les décrets qui ne sont point insérés au *Bulletin*, ou qui n'y sont indiqués que par leur titre, sont obligatoires du jour qu'il en est donné connaissance aux personnes qu'ils concernent, par publication, affiche, notification, ou signification, ou envois faits ou ordonnés par les fonctionnaires publics chargés de l'exécution.

On voit sans peine que cette seconde catégorie ne s'applique qu'aux décrets qui ne concernent qu'un seul individu, une famille ou enfin une affaire particulière. Les autres décrets, prescrivant des mesures générales, ne devenaient obligatoires que par leur publication ou tout autre acte *ayant le même effet*, c'est-à-dire donnant à tous les citoyens une connaissance réelle de l'existence de ce décret.

Pendant la durée du royaume des Pays Bas, le même principe régissait la matière.

Les lois étaient insérées au journal officiel. Il en était de même des arrêtés royaux.

La jurisprudence est d'accord avec nous sur ce point. La cour d'appel de Bruxelles a décidé, par arrêt du 6 février 1833, (*J. de B.* 1833, page 126), qu'un arrêté-loi non inséré au journal officiel, antérieurement à la loi fondamentale, n'est pas obligatoire s'il n'a été l'objet d'une publication postérieure.

Par un arrêt entièrement applicable à la question qui nous occupe, la cour de cassation de Belgique a décidé, le 5 décembre 1838 (*Bull.* 1839, page 88), que le décret ou l'arrêté renfermant une disposition générale n'est obligatoire qu'autant qu'il est inséré au *Bulletin* ou rappelé dans une disposition législative en vigueur.

Sous le même régime, les règlements d'administration provinciale ou locale, se publiaient par voie d'affiches et par insertion dans les mémoriaux administratifs.

L'article 26 du règlement sur le plat pays exigeait une publication offi-

seront obligés, dans des cas graves, lorsque les maladies internes feraient naître des défauts extérieurs, de se faire assister d'un docteur en chirurgie ou d'un chirurgien de ville; l'inoculation de la vaccine et de la petite vérole leur est néanmoins permise dans tous les cas.

Art. 4. Ils sont tenus de délivrer des certificats, d'après la formule arrêtée, des vaccinations par eux opérées immédiatement après l'issue régulière de ces opérations.

Art. 5. Ils tiendront, de toutes les vaccinations qu'ils auront opérées, des registres d'après le modèle arrêté.

Art. 6. Tous les trois mois, ils porteront à la connaissance des commissions médicales locales, le nombre de personnes vaccinées par eux, en y joignant celui des vaccinations qu'ils auront opérées *gratis*; dans les lieux où il n'existe point de commissions, ils adresseront ce rapport à l'administration communale.

Ils y ajouteront un relevé des individus qu'ils auront

cielle, même pour les moindres arrêtés des bourgmestres et de leur conseil dans les communes les moins importantes.

Depuis l'érection du royaume de Belgique, cette publication est plus requise que jamais. On peut consulter, à cet égard, les arrêtés du 5 octobre et du 16 novembre 1830; le décret du 27 novembre 1830; la loi du 19 septembre 1831, nº 225; l'article 129 de notre constitution; enfin les lois communale et provinciale des 30 mars et 30 avril 1836.

En voilà bien assez, sans doute, pour prouver que les sept instructions, qu'on dit avoir été approuvées par l'arrêté royal du 31 mai 1818, n'ont reçu aucune publication légale.

Toutefois, allons encore au-devant d'une objection. On nous dira peut-être que ces instructions figurent dans le tome quatrième de la 2e série de la *Pasinomie belge*. Nous en convenons; mais, qu'on y prenne garde, la *Pasinomie belge* est une publication particulière, commencée depuis l'existence du royaume de Belgique, et qui n'a aucun caractère officiel. D'ailleurs, ce qui vient à l'appui de notre argumentation, c'est que l'honorable magistrat, le profond jurisconsulte qui a mis en ordre et annoté cette collection, a soin de

traités de la petite vérole, pendant le trimestre précédent, en indiquant le nombre de ceux qui auront succombé à cette maladie, ou qui en auront conservé des incommodités.

Art. 7. Les docteurs en médecine n'auront pas le droit d'exercer comme tels, en vertu de leur diplôme, la chirurgie, l'art des accouchements ou de la pharmacie, concurremment avec la médecine interne, si ce n'est en cas de consultation; néanmoins il leur sera loisible de livrer des médicaments à leurs malades, dans les communes rurales et dans les villes qui y sont assimilées (*loi du* 12 *mars* 1818, *art.* 11).

Art. 8. Les docteurs en médecine à la campagne sont soumis, pour tout ce qui concerne leur approvisionnement de médicaments, leur préparation et leur composition, ainsi que la visite de ces objets, aux dispositions qui sont faites par les apothicaires et chirurgiens des communes rurales.

Art. 9. Dans les villes où il n'est pas permis aux docteurs en médecine de fournir les médicaments à leurs propres

faire mention en tête des sept instructions qu'*elles n'ont pas été insérées au journal officiel*.

Que faut-il de plus ? Prétendra-t-on qu'elles ont été suffisamment publiées par leur insertion au *Mémorial administratif* du grand-duché de Luxembourg ? Nous ne l'ignorons pas. Mais cette publication, suffisante pour le Luxembourg s'il ne s'agissait que d'un arrêté des États provinciaux, n'y est pas même assez étendue pour un arrêté royal; et, dans tous les cas, elle ne peut lier les autres parties du royaume.

Ces instructions sont donc nulles pour défaut de publication et absence de sanction pénale. En méditant sur la portée de l'article 17 de la loi du 12 mars 1818, on doit reconnaître que c'est un malheur, car on a abrogé d'excellentes dispositions, sans les remplacer.

Depuis cette dernière loi, les pharmaciens continuent à avoir le droit de vendre ou d'offrir en vente leurs médicaments, composés sous quelque dénomination que ce soit, sans aucune autre condition que d'être pharmaciens, et comme s'il n'y avait pas eu d'instructions postérieures.

DE LE BIDART DE THUMAIDE.

malades, il leur est également interdit de s'immiscer d'aucune manière, soit directement, soit indirectement, dans la préparation et la livraison des médicaments, à l'exception *uniquement* de la fourniture de ceux destinés à combattre les maladies vénériennes, pourvu, toutefois, qu'ils les aient fait préparer chez un apothicaire, ce dont ils devront pouvoir produire la preuve, s'ils en sont requis.

Art. 10. Aucun docteur en médecine ne pourra contracter avec un apothicaire aucun engagement direct ou indirect, qui aurait pour but d'en retirer pour lui-même quelque gain ou avantage, médiatement ou immédiatement, sous peine d'encourir une amende de fl. 200, qui sera doublée en cas de récidive, et il sera alors, en même temps, défendu au contrevenant d'exercer la médecine pendant un temps à fixer par le juge, mais qui ne sera pas moindre de six mois et ne dépassera pas deux années (*loi du* 12 *mars* 1818, *art.* 20).

Art. 11. Il ne pourra, de ce chef, envoyer à ses malades ni déclaration ni compte de médicaments livrés ou fournis; non-seulement ces comptes seront considérés comme sans valeur, mais ils fourniront la preuve du délit prévu par l'art. 10.

Art. 12. Les docteurs en médecine seront tenus de veiller à la bonne qualité et préparation des médicaments fournis à leurs malades par l'apothicaire, et s'ils en trouvent qui soient mal préparés, contraires à la recette, faibles ou gâtés, ils y apposeront leur cachet ordinaire, et ils inviteront les malades à ne les remettre qu'à ceux qui viendront les chercher au nom et de la part de la commission médicale de leur ressort; ils donneront, le plus tôt possible, connaissance de ce fait au président de la commission, pour que ce dernier puisse faire chercher ces médicaments et les remettre à la commission, qui examinera l'affaire, et agira selon la gravité du cas.

Art. 13. Ils sont tenus d'écrire lisiblement, à l'encre, leurs recettes en langue latine, en spécifiant en toutes lettres, les médicaments et les quantités, et en y ajoutant les jour, mois et an de la remise, le nom des malades ou (dans le cas où l'on désirerait le secret) une marque distinctive, la manière de prendre ou d'appliquer le médicament, et enfin leur signature ou leur paraphe.

Art. 14. En prescrivant des préparations magistrales de médicaments autres que celles que l'on trouve dans la pharmacopée reconnue par le gouvernement, ils seront tenus, pour prévenir les méprises, de désigner le dispensaire ou la pharmacopée qui comprend ces médicaments.

Art. 15. Ils se régleront, quant au compte de leur salaire, d'après le nombre de visites faites à leurs malades, soit qu'ils aient ou non prescrit une recette, et sans qu'il leur soit permis de faire, dans leurs comptes, un article à part de ces recettes.

Art. 16. En cas de différend avec leurs malades sur le montant du salaire par visite, ils se soumettront au tarif pour les visites de jour, de nuit, à l'extérieur (calculées d'après la distance), des visites demandées à temps fixe, et des consultations à arrêter dans chaque province par la commission médicale, sous l'approbation des États députés.

Art 17. Tout docteur en médecine, appelé dans des cas qui pourraient donner lieu à une information judiciaire, tels par exemple que l'empoisonnement, en donnera sur-le-champ connaissance à l'officier de justice de l'arrondissement où le docteur a son domicile.

Art. 18. Les docteurs en médecine qui auront obtenu le titre de docteur en chirurgie, en l'art des accouchements ou en pharmacie, devront se comporter, dans l'exercice de ces différentes branches de l'art de guérir, d'après les instructions arrêtées pour les chirurgiens, les accoucheurs, les apothicaires, en tant que ces instructions leur seraient applicables.

Instruction pour les chirurgiens.

Art. 1er. Nul ne pourra s'établir comme chirurgien, dans le royaume, à moins d'avoir satisfait, tant aux lois générales qu'aux règlements locaux en vigueur émanés à ce sujet.

Art. 2. Sont du ressort de la chirurgie toutes les incommodités dérivant d'accidents ou causes extérieures, ainsi que celles qui, provenant de causes internes, peuvent être guéries par l'application des mains et l'emploi d'instruments ou de remèdes chirurgicaux.

Art. 3. Un chirurgien qui exercerait une autre branche de l'art de guérir, ou qui pratiquerait la chirurgie d'une autre manière qu'il n'est autorisé à le faire par la loi du 12 mars 1818, et par ses instructions, encourra, pour la première fois, une amende de fl. 25; et pour la seconde fois, de fl. 50; la troisième fois, il sera puni par la privation de sa patente, pendant un temps à fixer par le juge, suivant les circonstances, mais qui ne pourra être moindre de six semaines, ni dépasser un an (*loi du 12 mars 1818, art. 19*).

Art. 4. Si, pour traiter ou guérir quelque défaut extérieur, il devenait nécessaire d'appliquer des remèdes internes, il sera obligé, s'il n'est pas docteur en chirurgie, d'appeler le secours d'un docteur en médecine légalement admis pour le traitement interne.

Art. 5. Il est permis au chirurgien de fournir ou d'administrer à ses patients les remèdes extérieurs nécessaires *ad usum extemporaneum;* il est tenu de leur prescrire tous les autres sans distinction, d'après les règles de l'art, et de leur laisser le *recipe*, pour que le remède puisse être préparé chez un apothicaire.

Art. 6. Nul chirurgien ne pourra entreprendre, qu'en présence, et au besoin, avec l'aide d'un ou plusieurs chirurgiens ou docteurs en chirurgie, une opération chirurgicale importante mettant la vie en danger, telle que le trépan, la taille, l'extirpation des extrémités, et autres de cette nature.

Art. 7. Si cependant un secours immédiat était nécessaire, et qu'il ne pût trouver assez promptement un confrère habile à l'aider, il lui serait permis alors d'entreprendre seul les opérations ci-dessus mentionnées; mais il sera néanmoins tenu de donner connaissance, dans les vingt-quatre heures, au président de la commission médicale locale, de l'événement, ainsi que des raisons qui l'ont mis dans la nécessité de faire cette opération sans délai.

Art. 8. Lorsqu'un de ses patients meurt par suite d'une hernie incarcérée, sans qu'on lui ait fait l'opération de l'herniotomie, et en général dans tous les cas où une opération aurait peut-être sauvé le patient, le chirurgien sera tenu d'en donner connaissance, dans les vingt-quatre heures, au président de la commission médicale locale, en y joignant par écrit les raisons pour lesquelles il n'a point entrepris l'opération; il produira, s'il en est requis, des certificats constatant d'une manière satisfaisante qu'il a proposé et recommandé l'opération au patient ou à ses proches.

Art. 9. Il est obligé de donner aux individus qu'il aura vaccinés, immédiatement après l'issue régulière de la vaccination, un certificat d'après le modèle arrêté.

Art. 10. Il devra tenir des registres, conformes au modèle adopté à cet égard, de toutes les vaccinations qu'il aura pratiquées.

Art. 11. Tous les trois mois, il portera à la connaissance de la commission médicale locale le nombre de personnes vaccinées par lui, en y joignant celui des vaccinations qu'il aura opérées *gratis;* dans les lieux où il n'existe point de commission, il adressera ce rapport à l'administration communale.

Art. 12. Il doit se tenir à même de représenter en tout temps et en bon état, une collection des instruments de chirurgie les plus usités, excepté dans les villes où il existe des dépôts publics de ces instruments à l'usage des chirurgiens, formés, soit par un fonds public, soit par des contributions particulières payées par eux.

Art. 13. Tout chirurgien appelé dans des cas qui pourraient donner lieu à une instruction judiciaire, tels, par exemple, que la strangulation, des blessures ou autres lésions graves, en donnera connaissance sur-le-champ à l'officier de justice de l'arrondissement où il a son domicile.

Art. 14. En cas de différend avec ses patients sur le montant de son salaire par visite, le chirurgien se soumettra au tarif pour les visites de jour, de nuit, à l'extérieur (à calculer d'après les distances), de consultation, et d'opérations chirurgicales, à arrêter, dans chaque province, par la commission médicale, sous l'approbation des États députés.

Art. 15. Nul chirurgien ne pourra admettre quelqu'un à son service comme élève ou comme assistant, que sur la production d'un certificat, constatant qu'il est reconnu et inscrit comme tel par la commission médicale locale, ou, s'il demeure dans une commune rurale ou une ville qui y est assimilée, par la commission médicale : s'il a déjà été élève ou assistant d'un autre chirurgien, il produira une attestation de bonne conduite et d'aptitude, délivrée par ce dernier.

Art. 16. Aussi longtemps que cet élève restera particulièrement attaché au chirurgien, celui-ci gardera les deux certificats, pour pouvoir, s'il en est requis, les exhiber aux commissions médicales provinciales ou locales; si l'élève le quitte pour passer chez un autre chirurgien, il lui rendra le certificat d'inscription, et il remplacera l'attestation de bonne conduite et d'aptitude par une autre à délivrer par lui, et constatant son opinion, sous ces deux rapports, sur l'élève ou l'assistant.

Art. 17. Les chirurgiens ne permettront pas à leurs élèves ou assistants de faire, sans qu'ils y soient présents, des opérations importantes de chirurgie; au reste, ils sont responsables de tout ce que ces élèves ou assistants auront fait en cette qualité, et même des fautes qu'ils auraient commises, qu'ils y aient été présents ou non.

Art. 18. Si un chirurgien apprenait que son assistant ou élève traite des patients à son insu et en secret, ou fait des opérations chirurgicales, soit pour de l'argent, soit gratuitement, il en informera sur-le-champ le président de la commission médicale et provinciale ou locale dont il ressort, en lui adressant le certificat d'inscription, et il renverra l'assistant ou élève coupable, sans attestation de bonne conduite; s'il néglige de prendre ces mesures, il sera censé l'avoir, par connivence, encouragé dans sa conduite répréhensible.

Art. 19. Lors de leur réception, les chirurgiens prêteront entre les mains du président de la commission médicale provinciale, le serment suivant :

Je promets et jure d'exercer mon art en tous temps et à tous égards d'après mes facultés et ma conscience, et conformément aux lois émanées sur le régime sanitaire et aux instructions y relatives qui pourraient me concerner; de ne jamais révéler à personne, excepté au juge, si j'en étais requis, les secrets des patients qui parviendraient à ma connaissance dans l'exercice de mon art, et dont la découverte pourrait faire tort ou honte, soit à eux, soit à d'autres, et de me comporter en toute occasion comme il convient à un chirurgien animé de sentiments bons et humains.

Instruction pour les chirurgiens de campagne.

ART. 1er. Nul ne pourra s'établir comme chirurgien de campagne dans ce royaume, à moins d'avoir satisfait, tant aux lois générales qu'aux règlements locaux en vigueur, émanés à ce sujet.

ART. 2. Le principal objet de la pratique d'un chirurgien de campagne consiste dans l'exercice de toutes les parties qui constituent la chirurgie proprement dite, dans des cas simples et ordinaires; il est aussi autorisé, sous les réserves mentionnées dans les articles suivants, à traiter les maladies internes, à prêter son secours dans les accidents subits et dangereux, et à prescrire et fournir les médicaments propres à leur guérison.

ART. 3. Le chirurgien de campagne qui exercerait dans un autre endroit ou différemment qu'il n'est autorisé à le faire par la loi du 12 mars 1818 et par ses instructions, encourra, pour la première fois, une amende de 25 florins, et pour la seconde fois de 50 florins; la troisième fois, il sera puni par la privation de sa patente, pendant un temps à déterminer par le juge, suivant les circonstances, mais qui ne pourra être moindre de six semaines, ni dépasser un an. (*Loi du 12 mars 1818, art.* 19.)

ART. 4. Lorsqu'un chirurgien de campagne se fixera dans une commune où se seraient déjà établis deux ou plusieurs docteurs en médecine, il devra s'y borner au premier traitement des maladies internes, et il sera de plus obligé d'appeler l'assistance d'un docteur en médecine, si la maladie est ou devenait dangereuse, et il devra agir de même pour le traitement des maladies de langueur.

Art. 5. Lorsqu'il s'établira dans une commune où plusieurs apothicaires se seraient déjà établis, il ne lui sera pas permis d'y fournir des médicaments.

Art. 6. Un chirurgien de campagne ne pourra entreprendre des opérations chirurgicales importantes mettant la vie en danger, telles que l'herniotomie, la taille, le trépan, l'extirpation des extrémités, et autres semblables; mais s'il les juge nécessaires à la conservation de la vie de ses patients, il invoquera, sans le moindre délai, les lumières et, au besoin, l'assistance d'un docteur en chirurgie, ou d'un chirurgien admis à exercer dans une ville.

Art. 7. Si cependant était nécessaire un secours immédiat, et qu'on ne pût l'invoquer ou l'obtenir assez promptement, il sera permis au chirurgien de campagne d'entreprendre ces opérations sous sa responsabilité; et de plus, il sera tenu de donner, dans les vingt-quatre heures, au président de la commission médicale provinciale, connaissance de l'événement, ainsi que des raisons qui l'ont mis dans la nécessité de faire cette opération sans délai.

Art. 8. Lorsqu'un de ses patients meurt par suite d'une hernie incarcérée, sans qu'on lui ait fait l'opération de l'herniotomie, et, en général, dans tous les cas où une opération aurait peut-être sauvé le patient, le chirurgien de campagne sera tenu d'en donner connaissance, dans les vingt-quatre heures, au président de la commission médicale provinciale, en y joignant, par écrit, les raisons pour lesquelles il n'a point entrepris l'opération; il produira, s'il en est requis, des certificats constatant d'une manière satisfaisante qu'il a proposé et recommandé l'opération au patient ou à ses proches.

Art. 9. Il est obligé de donner aux individus qu'il aura vaccinés, immédiatement après l'issue régulière de la vaccination, un certificat d'après le modèle arrêté.

Art. 10. Il devra tenir des registres, conformes au modèle adopté à cet égard, de toutes les vaccinations qu'il aura pratiquées.

Art. 11. Il donnera, tous les trois mois, connaissance à la régence du lieu de son domicile, du nombre des personnes vaccinées par lui, en y joignant celui des vaccinations qu'il aura opérées *gratis*; il ajoutera le relevé des individus qu'il aura traités de la petite vérole pendant le trimestre précédent, en indiquant le nombre de ceux qui auront succombé à cette maladie, et de ceux qui en auront conservé des incommodités.

Art. 12. Il doit se tenir à même de représenter en tout temps et en bon état les instruments de chirurgie et les appareils dont la liste lui a été ou lui sera remise par la commission médicale provinciale.

Art. 13. Il devra également avoir soin que son approvisionnement de médicaments soit toujours en ordre et conforme à la liste qui lui a été ou lui sera remise par ladite commission.

Art. 14. Tous les objets d'approvisionnement des chirurgiens de campagne doivent être de la qualité requise; le prétexte d'avoir été induit en erreur ou trompé par d'autres ne sera point admis comme justification.

Art. 15. Les pots, bocaux, boîtes, etc., qui renferment les médicaments, devront être munis de leurs noms anciens, ainsi que de ceux sous lesquels ils sont désignés dans la pharmacopée reconnue par le gouvernement.

Art. 16. Les chirurgiens de campagne sont obligés de tenir enfermés en un lieu sûr, dont ils ne pourront confier la clef à personne, les poisons et les narcotiques, tels que l'*arsenic blanc*, ou mort-aux-rats; l'*arsenic noir*, vulgairement nommé *cobalt*, ou mort-aux-mouches; le *muriate de mercure*, vulgairement nommé *mercure sublimé corrosif* et l'*opium*; ils auront soin que le papier, le bocal ou la boîte dans lesquels ils délivreront ces substances, soient convenablement fermés et cachetés, et que ces enveloppes portent le nom du poison avec ces mots : *poison violent*, lisiblement écrits.

Art. 17. Ils ne pourront délivrer ces poisons que sur l'ordonnance par écrit et dûment signée d'un docteur en médecine, d'un chirurgien, d'un accoucheur, d'un apothicaire ou de personnes connues et seulement lorsque ces substances sont destinées à un usage avoué, sous peine d'une amende de fl. 100, à doubler à chaque récidive; ils devront conserver ces ordonnances pour mettre leur responsabilité à couvert, sous peine d'une amende de fl. 25. (*Loi du* 12 *mars* 1818, *art.* 16.)

Art. 18. Ils seront tenus d'avoir chez eux, indépendamment d'un exemplaire de la pharmacopée avouée par le gounement, des balances exactes, des poids et des mesures; ils devront entretenir proprement et en bon ordre tous les ustensiles destinés à la préparation des médicaments, et les reproduire au besoin, lors de la visite de l'officine.

Art. 19. Ils seront obligés, lors de l'inspection de leur officine par les délégués de la commission médicale provinciale, d'exhiber tout ce que ces commissaires pourraient exiger, pour qu'ils puissent s'assurer si et jusqu'à quel point les chirurgiens de campagne se conforment, dans l'exercice de leur profession, aux règles de l'art et observent les dispositions de l'instruction qui les concerne.

Art. 20. Ils sont tenus d'écrire lisiblement à l'encre et en forme de *recipe* les remèdes qu'ils délivrent à leurs malades, et d'exprimer clairement, en toutes lettres, les médicaments et les quantités, en y joignant la date, les noms des patients et la manière de s'en servir.

Art. 21. Ils réuniront en liasses, par ordre de date, ces

recipe, ainsi que ceux prescrits par des docteurs en médecine ou en chirurgie, qu'ils auraient préparés, ils les transcriront proprement sur un registre et les conserveront pendant dix années consécutives.

Art. 22. Ils devront, au besoin, déclarer sous serment, qu'en traitant une maladie, ils n'ont retenu aucun *recipe*, et que c'est d'après ceux enregistrés ou enliassés, que les médicaments ont été successivement délivrés.

Art. 23. Ils auront soin d'inscrire exactement, sur les étiquettes des médicaments qu'ils délivreront, les noms des patients, les manières de se servir du remède et la date à laquelle il a été remis.

Art. 24. Pendant les trois premières années de leur pratique, ou pendant un temps plus ou moins long, suivant que la commission médicale provinciale le jugera nécessaire, ils devront tenir des notes exactes, au moins pour ce qui concerne les cas de quelque importance, non-seulement sur les maladies ou défauts internes et externes, mais sur la manière dont ils les auront traités.

Art. 25. Ils transmettront, tous les six mois, à la commission susdite, ces notes distinctement écrites, en les accompagnant, autant que faire se pourra, des motifs raisonnés, pour que l'on puisse, au besoin, leur mettre sous les yeux les erreurs qu'ils auraient commises dans leur mode de pratiquer, et les mettre en état d'acquérir plus d'instruction et de connaissances pratiques.

Art. 26. En cas de différend avec leurs patients, sur le montant du salaire par visite, les chirurgiens de campagne se soumettront au tarif pour les visites de jour, de nuit, à l'extérieur (à calculer d'après les distances), de consultations et d'opérations chirurgicales, à arrêter dans chaque province par la commission médicale, sous l'approbation des États députés.

Art. 27. Tout chirurgien de campagne appelé dans des cas qui pourraient donner lieu à une instruction judiciaire, tels, par exemple, que l'empoisonnement, la strangulation et autres lésions graves, en donnera connaissance sur-le-champ à l'officier de justice de l'arrondissement où il a son domicile.

Art. 28. Nul chirurgien de campagne ne pourra admettre quelqu'un à son service comme élève ou comme assistant, que sur la production d'un certificat constatant que ce dernier y est autorisé par la commission médicale provinciale : s'il a déjà été élève ou assistant d'un autre chirurgien de campagne, il produira une attestation de bonne conduite et d'aptitude, délivrée par le chirurgien.

Art. 29. Aussi longtemps que cet individu restera particulièrement attaché au chirurgien de campagne, celui-ci gardera les deux certificats, pour pouvoir, s'il en est requis, les exhiber aux délégués de la commission provinciale, lors de la visite des officines; si l'élève le quitte pour passer chez un autre chirurgien de campagne, il lui rendra le certificat d'admission, et échangera l'attestation de bonne conduite et d'aptitude contre une autre à délivrer par lui, et constatant son opinion sous ces deux rapports, à l'égard de l'élève ou assistant.

Art. 30. Les chirurgiens de campagne se garderont soigneusement de confier à leurs élèves ou assistants le traitement de maladies internes, et ne leur permettront pas de faire, sans qu'ils soient présents, des opérations importantes de chirurgie; au reste, ils sont responsables de tout ce que ces élèves ou assistants auront fait en cette qualité, même des fautes qu'ils auraient commises, qu'ils y aient été présents ou non.

Art. 31. Si un chirurgien de campagne apprenait que son assistant ou élève traite des malades à son insçu et en secret ou fait des opérations chirurgicales, soit pour de l'argent, soit gratuitement, il est tenu d'en informer sur-le-champ le président de la commission médicale provinciale dont il ressort, en lui adressant le certificat d'admission, et il renverra l'assistant ou l'élève coupable, sans attestation de bonne conduite; s'il néglige de prendre ces mesures, il sera censé l'avoir, par connivence, encouragé dans sa conduite répréhensible.

Instruction pour les accoucheurs.

Art. 1er. Nul ne pourra s'établir comme accoucheur dans ce royaume à moins d'avoir satisfait tant aux lois générales qu'aux règlements locaux en vigueur émanés à ce sujet.

Art. 2. La profession d'accoucheur comprend la pratique de l'art des accouchements dans toute son étendue, tant dans les cas naturels que non naturels.

Art. 3. Un accoucheur qui, en même temps, a subi l'examen et a reçu le titre de chirurgien, pourra exercer à la fois ces deux branches de l'art; mais il ne pourra, à défaut de cette qualification, se permettre de pratiquer la chirurgie ou de faire des opérations qui appartiennent à cet art.

Art. 4. Un accoucheur qui exercerait quelque autre branche de l'art de guérir, ou pratiquerait différemment qu'il n'est autorisé à le faire par la loi du 12 mars et par l'instruction qui le concerne, encourra, pour la première fois, une amende de fl. 25, la seconde fois, de fl. 50, et la troisième fois, il sera puni par la privation de sa patente pour un temps qui sera déterminé par le juge, suivant les circonstances, mais qui ne pourra être moindre de six semaines, ni dépasser un an. (*Loi du 12 mars 1818, art. 19.*)

Art. 5. Un accoucheur ne pourra prescrire de remèdes, si ce n'est en cas d'urgence, et alors il sera obligé de laisser copie du *recipe* dans la maison de la femme.

Art. 6. Lorsqu'il sera appelé près des femmes enceintes

ou en travail d'enfant, il ne pourra leur refuser son assistance, ni les inquiéter d'aucune manière par des paroles, des discours, des questions indiscrètes ou inconvenantes (principalement près des personnes non mariées), par des préparatifs superflus, ou en imposant des conditions pour le payement du salaire, en les menaçant de les abandonner ou de toute autre manière; mais il devra les traiter avec douceur et prudence.

Art. 7. Il est obligé de laisser toujours chez lui l'indication du lieu où il pourra être trouvé, et d'avoir soin qu'en cas d'empêchement légitime, il puisse être convenablement remplacé s'il est appelé.

Art. 8. Appelé et venu au secours d'une sage-femme, s'il s'aperçoit qu'il n'a pas été demandé assez tôt, et que cela a dépendu du refus de la sage-femme de réclamer son assistance à temps, soit qu'elle en ait caché ou méconnu la nécessité, il sera obligé d'en donner connaissance au président de la commission locale, ou, à son défaut, à la commission médicale provinciale, en indiquant la situation dans laquelle il a trouvé la femme en travail à son arrivée, afin que la sage-femme puisse être entendue à cet égard par la commission.

Art. 9. Il est tenu d'avoir, toujours prêts et en bon état, les instruments dont, après son admission, la liste lui sera remise par la commission médicale provinciale.

Art. 10. Il est obligé de transmettre, chaque année, avant la fin du mois de janvier, à la commission médicale locale, ou s'il est établi dans une commune rurale, à la commission médicale provinciale du ressort de son domicile, un rapport sur tous les accouchements laborieux, contre nature et forcés qu'il a opérés dans le courant de l'année.

Art. 11. Lorsqu'une femme en travail meurt sans être délivrée, il en donnera avis, dans les vingt-quatre heures, au président de la commission médicale locale, ou de la commission médicale provinciale, en y joignant, par écrit, les motifs qui ont empêché que l'accouchement n'eût lieu par les moyens de l'art; s'il en est requis, il produira des certificats constatant d'une manière satisfaisante qu'il les a proposés et conseillés à la femme en travail ou à ses proches.

Art. 12. En cas de différend sur le montant du salaire pour ses services, il se soumettra au tarif relatif au prix des visites, des accouchements naturels, contre nature ou forcés, à arrêter par la commission médicale provinciale sous l'approbation des États députés.

Art. 13. Nul accoucheur ne pourra admettre quelqu'un comme élève que sur la production d'un certificat constatant qu'il est reconnu et inscrit comme tel par la commission médicale locale, ou si l'accoucheur est domicilié dans une commune rurale, ou une ville qui y est assimilée par la commission médicale provinciale, et, lorsqu'il a déjà reçu de l'instruction chez d'autres de ses confrères, sur la présentation d'une attestation de bonne conduite et d'aptitude remise par le précédent accoucheur.

Art. 14. Tant que l'élève est particulièrement attaché à l'accoucheur, celui-ci conservera ces deux attestations, afin que, s'il en est requis, il puisse les produire à la commission provinciale ou locale; si l'élève le quitte pour passer chez un autre accoucheur, il lui rendra le certificat d'inscription, mais il échangera l'attestation de bonne conduite et d'aptitude contre une nouvelle à délivrer par lui, et constatant son opinion, sous l'un et l'autre rapport, à l'égard de cet élève.

Art. 15. Les accoucheurs pourront, sous leur surveillance et leur responsabilité, permettre à leurs élèves d'opérer des accouchements, pourvu que ces derniers aient été instruits au moins pendant un an dans la partie pratique de l'art des accouchements, et que l'accoucheur soit satisfait de la capacité et de l'habileté que l'élève a montrées.

ART. 16. Si un accoucheur apprenait que son élève assiste ou délivre à son insçu et en secret des femmes enceintes ou en couches, soit que l'élève se fasse ou non payer de ses soins, soit qu'il paye lui-même pour les rendre, il est tenu d'en informer sur-le-champ le président de la commission provinciale ou locale dont il ressort, en lui adressant le certificat d'inscription, et il renverra l'élève coupable sans attestation de bonne conduite; s'il néglige de prendre ces mesures, il sera censé l'avoir encouragé, par connivence, dans sa conduite répréhensible.

ART. 17. Lors de leur réception, les accoucheurs prêteront, entre les mains du président de la commission médicale provinciale le serment. (*Voy. instruction pour les chirurgiens, art.* 19.)

Instruction pour les apothicaires (1).

ART. 1er. Nul ne pourra s'établir comme apothicaire dans ce royaume, à moins d'avoir satisfait tant aux lois générales

(1) L'arrêté du 18 mai 1818, portant *Instruction pour les apothicaires*, n'est pas obligatoire en Belgique faute de publication officielle. L'instruction porte le n° 63, et le *Journal officiel*, tomes XII et XIII (1818), n'a que 48 numéros, et le tome XIV (1819) n'a que 62 numéros.

Cette publication est prescrite par l'arrêté du 3 mars 1816; elle est d'ordre public, et en matière d'ordre public il n'y a pas d'équivalent admissible (Liége, 10 avril 1819; confirmé en cassation, 16 juillet 1819; Liége, 28 novembre 1817; *Pasicr.*, à leurs dates.)

Cette doctrine a été reconnue par le gouvernement dans le rapport au roi, par suite duquel a été rendu l'arrêté du 10 février 1857 relatif à la police des chemins de fer, et dans la correspondance entre le ministre des travaux publics et celui de la justice au sujet de la rédaction de cet article. Il y est dit que « les dispositions qui règlent la police des voyageurs sur les chemins de fer n'ayant jusqu'alors été prescrites que par des mesures d'ordre intérieur dépour-

qu'aux règlements locaux émanés à ce sujet et actuellement en vigueur.

Art. 2. Aucun apothicaire ne pourra, en cette qualité, et de quelque manière que ce soit, traiter des maladies, prescrire des *recipe*, ou faire prendre quelques médicaments aux malades, de son autorité, ni en général exercer son art d'une autre manière que celle à laquelle il est autorisé par la loi du 12 mars 1818, et par l'instruction qui le concerne, sous peine d'encourir une amende de fl. 25 pour la première contravention; de fl. 50 pour la seconde, et d'être puni, la troisième fois, par la privation de sa patente pour un temps à déterminer par le juge suivant la gravité du cas, mais qui ne pourra être moindre de six semaines ni excéder un an. (*Loi du* 12 *mars* 1818, *art.* 19.)

Art. 3. Tous les objets qui forment l'approvisionnement des apothicaires, tant ceux qu'ils achètent en gros, que ceux qu'ils se procurent chez d'autres apothicaires, doivent avoir la qualité requise, et l'on n'admettra pas l'excuse d'avoir été trompé ou induit en erreur par d'autres.

vues de sanction pénale, les procès-verbaux de contravention sont toujours restés sans suite de la part de l'autorité judiciaire. Les accidents qui résultent de l'inobservation des règlements et les tentatives de fraude exigent que ces règlements soient revêtus d'un caractère légal. » (Extrait des conclusions de M. l'avocat général Cloquette, *Public. belg.*, 1863, 1, 160.)

L'arrêt de la cour d'appel de Bruxelles du 28 avril 1855 (*Pasicr.*, 2, 219), a virtuellement constaté que la commission médicale n'exige pas l'accomplissement de ces formalités. Cependant un arrêt de la cour de Bruxelles du 6 janvier 1855 (*Pasicr.*, 2, 91), a décidé que cette instruction du 31 mai 1818 est obligatoire, et qu'on ne peut se prévaloir contre elle du défaut d'intervention du conseil d'État ni du défaut de publication dans la forme ordinaire des lois et arrêtés royaux. D'abord le conseil d'État n'avait pas à y intervenir, en exécution de l'art. 75 de la loi fondamentale des Pays-Bas; cet arrêté du 31 mai 1818, non publié, n'a pas été pris en exécution de l'art. 75 de la loi fonda-

Art. 4. Les apothicaires prépareront eux-mêmes, ou feront préparer sous leur surveillance et responsabilité, les ordonnances des docteurs en médecine, les prescriptions chirurgicales des chirurgiens, et les compositions chimiques et pharmaceutiques; ils se garderont surtout de donner une préparation pour une autre, quand même il n'en résulterait aucun inconvénient.

Art. 5. Les médicaments devront être désignés clairement et exactement sur les pots, bocaux, boîtes, etc., qui les contiennent, avec l'indication de leurs noms anciens et de ceux que leur donne la pharmacopée avouée par le gouvernement.

Art. 6. Les apothicaires seront tenus de conserver en un lieu sûr et fermé, dont ils auront seuls la clef, les poisons et les

mentale, mais en exécution des art. 7 et 17 de la loi du 12 mars 1818, qui annoncent que des *instructions seront données* ultérieurement relativement à divers points compris dans les loi et instructions; ce sont celles du 31 mai 1818 pour les apothicaires et les droguistes.

Après cela a été publié l'arrêté du 28 avril 1821 (le conseil d'État entendu), contenant des dispositions sur l'introduction de la *Pharmacopée belge*, dont l'art. 6 porte qu'il sera statué de commun accord avec les États généraux à l'égard des peines sur les contraventions aux dispositions dudit arrêté, ainsi que *dans tout ce qui a été précédemment prescrit par le roi concernant la police médicale*, et la cour adopte l'opinion que l'art. 5 de la loi du 12 juillet 1821 a sanctionné des peines pour toute contravention à ce qui a été prescrit antérieurement en matière de police médicale.

Nous admettons ce principe par l'argument *distingué*, et nous disons cela est vrai, *si ce qui a été prescrit a été publié*. Mais à cet argument nous opposons, s'il faut argumenter à coups d'arrêt, l'arrêt de cassation belge du 17 juillet 1835, rendu, à la vérité, dans une espèce différente (publication de loterie étrangère) : « Attendu que le code pénal ayant déterminé les actes qui doivent être considérés comme infractions aux lois, l'arrêté de mars 1824 ne pouvait sans illégalité créer de nouvelles contraventions. »

Or, a paru la loi du 12 mars 1818, qui a déterminé des peines que l'arrêté du 31 mai 1818 n'a pas pu étendre sans illégalité, et l'article 5 de la loi du 12 juillet 1821 n'a pas sanctionné des contraventions qui n'ont pas d'existence légale.

narcotiques, tels que l'*arsenic blanc* (mort-aux-rats); l'*arsenic noir*, vulgairement nommé *cobalt* (mort-aux-mouches); le *muriate de mercure* vulgairement nommé *sublimé corrosif*, et l'*opium*; ils auront soin que le papier, la boîte ou le bocal dans lesquels on délivre ces substances soient convenablement fermés et cachetés, et que le nom du poison y soit clairement indiqué, ainsi que les mots : *poison violent*.

ART. 7. Ils ne pourront les délivrer que sur un ordre écrit et signé d'un docteur en médecine, d'un chirurgien ou accoucheur, d'un apothicaire, ou de personnes connues, et pour être employés à un usage connu, sous peine de 100 florins d'amende, à doubler à chaque récidive : ils seront tenus de conserver ces ordres, pour couvrir leur responsabilité, sous peine d'une amende de 50 florins. (*Loi du 12 mars* 1818, *art*. 16.)

ART. 8. Les apothicaires sont obligés d'avoir, indépendamment d'un exemplaire de la pharmacopée avouée par le gouvernement, des balances, des mesures et des poids exacts, et ils devront avoir soin que leurs appareils et ustensiles soient toujours présentés en bon état lors de la visite des officines.

ART. 9. Les apothicaires ou, en leur absence, leurs garçons de boutique ou élèves sont tenus de permettre librement, en tout temps, aux délégués des commissions médicales provinciales ou locales, la visite de leurs officines, magasins, caves et laboratoires, et ce aussi souvent que ceux-ci le jugeraient nécessaire, et ils ne pourront se soustraire à ces visites, sous quelque prétexte que ce soit.

ART. 10. Si un apothicaire découvrait ou soupçonnait qu'un docteur en médecine ou un chirurgien se fût trompé dans sa prescription par une seule faute d'écriture ou autrement, il sera tenu de se rendre auprès du docteur en médecine ou du chirurgien en personne, pour en apprendre les intentions, sans pouvoir changer, de son propre mouvement, l'erreur qu'il aurait soupçonnée.

Art. 11. Les apothicaires écriront clairement, sur l'étiquette des médicaments qu'ils préparent, le nom de celui qui doit les employer, la date et la manière de les prendre, et ils y joindront de plus leur signature.

Art. 12. Il sont tenus de transcrire journellement, ou de faire copier clairement et exactement, par ordre de date, sur un registre à ce destiné, les *recipe* préparés à leur pharmacie.

Art. 13. Ils conserveront, pendant dix années consécutives, les *recipe* originaux qu'ils auront préparés, enliassés convenablement par ordre de date.

Ils seront tenus, pendant cette période de temps, d'en donner copie littérale et exacte à ceux qui les auront prescrits ou pour qui ils ont été prescrits, lorsqu'ils le désireront.

Art. 14. Aucun apothicaire ne pourra, sans le consentement de celui par qui ou pour qui le *recipe* a été prescrit, en donner communication non plus que de la copie enregistrée, à qui que ce soit, excepté à la commission médicale provinciale ou locale dont il ressort, lorsqu'elle jugera nécessaire de requérir cette communication; mais il sera tenu d'éviter, en général, tout ce qui pourrait tendre à exciter ou à satisfaire une curiosité déplacée.

Art. 15. L'apothicaire est responsable en personne de toutes les contraventions ou abus qui pourraient, en général, avoir lieu à sa pharmacie.

Art. 16. Aucun apothicaire ne pourra contracter des engagements avec un docteur en médecine, relativement à la livraison des médicaments, ni s'entendre avec lui, d'aucune manière, soit directe, soit indirecte, à ce sujet, à l'effet que ce dernier participe à son bénéfice, sous peine d'une amende de fl. 200, qui sera doublée en cas de récidive, et le contrevenant encourra de plus, alors, la privation du diplôme d'apothicaire, pendant un temps à déterminer par le juge, suivant la gravité du cas, mais qui ne pourra être moindre de six mois, ni dépasser deux ans. (*Loi du* 12 *mars* 1818, *art.* 21.)

Art. 17. Aucun apothicaire ne pourra prendre un garçon de boutique ou un apprenti que sur la production d'un certificat constatant qu'il est inscrit et reconnu comme tel par la commission médicale locale, ou par celle provinciale, dans le cas où l'apprenti aurait son domicile à la campagne, ou dans une ville assimilée à une commune rurale, et sur la production d'une attestation de bonne conduite et de capacité, délivrée par l'apothicaire chez lequel il aurait demeuré en dernier lieu.

Art. 18. Aussi longtemps qu'un garçon de boutique ou élève restera au service d'un apothicaire, ce dernier conservera les deux attestations ci-dessus mentionnées, pour les exhiber, au besoin, lors de la visite des officines, aux commissaires délégués des commissions médicales; il remettra à l'élève ou garçon de boutique qui passerait chez un autre apothicaire, le certificat de son inscription, et il échangera l'attestation de bonne conduite et de capacité contre un nouveau certificat délivré par lui, constatant l'appréciation qu'il aura faite du garçon de boutique ou élève, sous ces deux rapports.

Art. 19. Les apothicaires, lors de leur admission, prêteront serment entre les mains du président de la commission médicale provinciale. (*Voy. la formule dans l'instruction pour les chirurgiens, art.* 19.)

Instruction pour les sages-femmes.

Art. 1er. Aucune sage-femme ne pourra s'établir dans ce royaume, à moins d'avoir satisfait tant aux lois générales qu'aux règlements locaux en vigueur émanés à ce sujet.

Art. 2. L'exercice de l'art des accouchements par les sages-femmes doit se borner uniquement aux accouchements naturels ou à ceux que l'on peut opérer avec la main, sans que jamais il leur soit permis d'employer des instruments.

Art. 3. Si une sage-femme exerce son art d'une autre manière que celle à laquelle elle est autorisée par la loi du 12 mars 1818 et par les instructions, elle encourra, la première fois, une amende de fl. 25, la seconde, de fl. 50, et la troisième, elle sera punie par la privation de sa patente pour un temps à déterminer par le juge, mais qui ne pourra être moindre de six semaines ni dépasser un an. (*Loi du 12 mars 1818, art. 19.*)

Art. 4. Appelée chez des femmes enceintes ou en travail d'enfant, la sage-femme ne pourra leur refuser son assistance, ni les inquiéter d'aucune manière par des paroles, des gestes, des questions indiscrètes ou inconvenantes, par des préparatifs superflus, en imposant des conditions pour le payement du salaire, en les menaçant de les abandonner, ou de toute autre manière, mais elle devra les traiter avec douceur et prudence.

Art. 5. Dans tous les accouchements qui, par quelque cause que ce soit, deviendraient difficiles ou dangereux, elle sera tenue d'appeler au plus tôt à son aide un docteur en l'art des accouchements ou un accoucheur, et si l'on ne pouvait les trouver assez promptement, elle devra demander l'assistance d'une autre sage-femme.

Art. 6. Si, dans le cas où cette assistance aurait été vainement demandée, la femme venait à mourir avant, pendant ou par suite de l'accouchement, la sage-femme sera obligée d'en donner avis, dans les vingt-quatre heures, au président de la commission médicale provinciale, en produisant des certificats satisfaisants pour constater que de son côté rien n'a été négligé pour obtenir, en temps utile, l'assistance nécessaire.

Art. 7. Elle est tenue de laisser toujours chez elle l'indication de l'endroit où elle pourra être trouvée, et d'avoir soin qu'en cas d'empêchement légitime elle puisse être convenablement remplacée si elle était appelée.

Art. 8. Elle est obligée de transmettre, chaque année, avant la fin du mois de janvier, à la commission médicale locale, ou, si elle est établie dans une commune rurale, à la commission médicale provinciale du ressort de son domicile, un rapport sur les cas où elle n'aurait pu exécuter l'accouchement qu'avec peine ou en retournant l'enfant, ainsi que sur les cas où elle aurait eu besoin de l'assistance d'un docteur en l'art des accouchements ou d'un accoucheur.

Art. 9. En cas de contestation sur le montant du salaire de leurs services, les sages-femmes devront se régler d'après le tarif à arrêter dans chaque province par la commission médicale, sous l'approbation des États députés.

Art. 10. Aucune sage-femme ne pourra admettre chez elle une élève que sur la production d'un certificat constatant qu'elle est reconnue et inscrite comme telle par la commission médicale locale, et là où il n'y en a pas, ou si elle est domiciliée dans une commune rurale ou une ville qui y est assimilée, par la commission médicale provinciale, et si cette élève a déjà reçu de l'instruction chez une autre sage-femme, elle produira de plus une attestation de bonne conduite et d'intelligence délivrée par son institutrice précédente.

Art. 11. Tant que semblable élève est particulièrement attachée à la sage-femme, celle-ci conservera ces deux attestations, afin de pouvoir les exhiber à la commission provinciale ou locale. Si l'élève la quitte pour passer chez une autre sage-femme, la première lui rendra le certificat d'inscription, mais elle échangera l'attestation de moralité et d'intelligence contre une autre qu'elle délivrera elle-même, et constatant son opinion, sous ces deux rapports, à l'égard de cette élève.

Art. 12. Les sages-femmes pourront, sous leur surveillance et responsabilité, permettre à leurs élèves d'opérer des accouchements, pourvu toutefois que ces dernières aient été instruites, au moins pendant un an, dans la partie pratique de l'art des accouchements, et que la sage-femme soit satisfaite de la capacité et de l'habileté que l'élève a montrées.

Art. 13. Si une sage-femme apprenait que son élève assiste ou délivre, en secret et à son insu, des femmes enceintes ou en couches, soit que l'élève se fasse ou non payer de ses soins, soit qu'elle paye elle-même pour les rendre, elle est tenue d'en informer sur-le-champ le président de la commission médicale locale ou provinciale dont elle ressort, en lui adressant le certificat d'inscription par lui délivré, et de plus, de ne pas garder plus longtemps la coupable près d'elle comme élève, mais de l'éloigner sans attestation de bonne conduite. La sage-femme qui négligerait de prendre ces mesures serait censée avoir, par connivence, encouragé la conduite répréhensible de cette élève.

Art. 14. Lors de la réception, les sages-femmes prêteront le serment entre les mains du président de la commission médicale provinciale. (*Voy. la formule dans l'instruction pour les chirurgiens, art. 19.*)

Instruction pour les droguistes (1).

Art. 1er. Nul ne pourra s'établir comme droguiste dans ce royaume, à moins d'avoir satisfait tant aux lois générales

(1) *Quid de l'exposition des compositions et préparations pharmaceutiques?*

La prohibition faite aux épiciers et droguistes de vendre aucune composition ou préparation pharmaceutique, sous peine de 500 fr. d'amende, renferme

qu'aux règlements locaux en vigueur émanés sur l'exercice de cette profession.

Art. 2. La profession de droguiste est bornée à la vente :

1° *Des drogues*, telles que gommes, substances résineuses, semences, racines, écorces, bois, etc. ;

2° *Des épiceries ;*

3° *Des couleurs ;*

4° *Des substances minérales*, telles que soufre, pierre ponce, manganèse, antimoine, métaux et autres semblables ;

5° *Des substances animales*, telles que cire, miel, colle de poisson, blanc de baleine et autres semblables ;

essentiellement celle de les tenir exposées en vente dans leur boutique, puisque autrement la porte serait ouverte à la fraude, le vœu de la loi ne serait pas rempli. (C. de C., 14 nivôse an XIII, aff. Sicard. — C. de C., 13 février 1824, aff. Delaherche. — C. de C., 9 octobre 1824, aff. Baré.)

Un auteur prétend que ces arrêts créent des peines par analogie : il appuie son opinion sur l'article 4 du Code pénal. Il admet aussi qu'un droguiste pourrait exposer dans sa boutique, et ce, pour lui *donner plus de relief* ou parce qu'il aura cru permis tout ce que la loi n'a pas défendu, des substances dont la vente lui est interdite, avec la volonté de ne pas les vendre. Nous ne trouvons pas cette opinion fondée. Il n'y a là aucune peine créée par analogie, et quant au relief qu'on voudrait se donner de vendre ce qu'on n'a pas le droit de débiter, c'est une prétention qu'auront peu de marchands, ou ils l'auront à leurs dépens. L'auteur cite un jugement du tribunal de police correctionnelle, du 28 juillet 1829, qui avait condamné à 500 fr. la demoiselle Bellefonds. Sur appel on a soutenu que la simple possession n'était pas frappée par la loi, et la cour royale de Paris, 23 septembre 1829, considérant qu'il *n'était pas prouvé* que la fille Bellefonds eût vendu ou distribué, déchargea l'appelante. On voit que ce jugement ne prouve rien en faveur de son opinion. La cour royale de Paris n'a déchargé l'appelante que parce qu'il n'était pas prouvé qu'elle eût vendu ou distribué. Il en eût été autrement si le fait eût été bien établi. Nous ferons la même réponse au jugement de la cour royale de Paris, du 26 avril 1830, qui, sur appel du jugement du tribunal de police correctionnelle de la Seine, qui condamnait le sieur Conseil, déchargea l'appelant. Il n'y avait pas encore *preuve suffisante*, dit le considérant. (*Pandectes pharmaceutiques.*)

6° *Des herbes fraîches et sèches;*

7° *Des compositions chimiques* préparées en grand dans les fabriques, et non par les droguistes eux-mêmes, et qu'ils ne pourront débiter qu'au poids ordinaire.

Art. 3. Quant à ceux de ces objets qu'ils ne pourront vendre au-dessous d'une quantité déterminée, ils seront tenus de se conformer rigoureusement à la liste qui en sera dressée, et qu'on leur remettra. (*Voy. les listes ci-après.*)

Art. 4. Ils ne pourront vendre aucune préparation chimique qu'on emploie uniquement comme médicament, ni aucunes compositions pharmaceutiques qui ne sont point un objet de commerce en gros; ils ne pourront non plus mélanger des médicaments simples, ou préparer des recettes prescrites par des praticiens dans l'art de guérir; en cas de contravention à la présente disposition, ils seront punis comme exerçant sans qualification une branche de l'art de guérir (la pharmacie), la première fois, d'une amende de vingt-cinq à cent florins, et par la confiscation de leurs médicaments; la seconde fois, d'une amende double, et la troisième fois, d'un emprisonnement de deux semaines à six mois. (*Loi du* 12 *mars* 1818, *art.* 18.)

Art. 5. Tous les objets de l'approvisionnement des droguistes, d'usage en médecine, qu'ils les aient achetés soit en gros, soit chez d'autres droguistes, doivent être bons et de la qualité requise; le prétexte d'avoir été induit en erreur ou trompé par d'autres, à cet egard, ne sera point admis comme justification.

Art. 6. Ces objets devront être indiqués, avec leurs noms propres, d'une manière exacte et claire, sur les bocaux, vases, boîtes, pots, etc., qui les contiennent.

Art. 7. Les droguistes seront tenus de recevoir, en tout temps, les délégués des commissions médicales provinciales ou locales, qui se présenteront chez eux pour visiter la boutique; ils leur donneront les indications qu'ils demanderont, et ils ne pourront se soustraire à ces visites sous aucun prétexte quelconque.

ART. 8. Ils seront obligés de tenir enfermés, en un lieu sûr, dont ils ne pourront confier la clef à personne, les poisons et les narcotiques, tels que l'*arsenic blanc*, ou mort-aux-rats; l'*arsenic noir*, vulgairement nommé *cobalt*, ou mort-aux-mouches; le *muriate de mercure*, ou *sublimé corrosif; l'oxyde de mercure nitraté*, ou *précipité rouge*, et l'*opium*; ils auront soin que le papier, la boîte ou le bocal dans lesquels ils délivreront ces substances, soient convenablement fermés et cachetés, et que ces enveloppes portent le nom du poison, avec ces mots: *poison violent*.

ART. 9. Ils ne pourront délivrer ces poisons que sur l'ordonnance par écrit et dûment signée d'un docteur en médecine, d'un chirurgien, d'un accoucheur, d'un apothicaire ou de personnes connues, et seulement lorsque ces substances sont destinées à un usage reconnu, sous peine d'une amende de fl. 100, à doubler à chaque récidive; ils devront conserver ces ordonnances pour mettre leur responsabilité à couvert, sous peine d'une amende de fl. 25. (*Loi du* 12 *mars* 1818, *art.* 16.)

Sur quelques dispositions de la loi du 12 *mars, et l'arrêté royal du* 13 *mai* 1818, *en ce qui concerne les droguistes.*

1° La vente en détail et à boutique ouverte de tous les objets mentionnés à l'article 2 de l'instruction, détermine la profession de *droguiste*. Ainsi, ne sont pas compris sous cette dénomination les négociants ou marchands de drogues et épiceries; les fabricants de drogues chimiques ni les herboristes qui ne font le commerce de drogues qu'en gros, sans l'exercer en même temps en détail.

2° L'examen d'un droguiste, qui, d'après l'article 13 de l'arrêté royal du 31 mai 1818, doit avoir lieu devant la commission médicale de la province, se bornera aux seuls objets de sa boutique et de son débit, soit que ces objets servent *exclusivement* comme médicaments, soit qu'ils aient aussi un autre usage. L'aspirant sera à cet égard interrogé *sur le pays et les lieux d'où ils proviennent; sur la manière de les recueillir, de les nettoyer et de les conserver; sur leurs caractères extérieurs et leurs propriétés; sur les marques particulières qui servent à les distinguer des autres avec lesquels ils ont quelque conformité, avec lesquels ils pourront même être mélangés ou falsifiés, ou pour lesquels ils pourraient être vendus; en général sur les moyens de vérifier leur identité et leur bonne qualité.*

Pour autant que le débit des droguistes s'étende à la vente en détail des productions chimiques de fabriques, l'aspirant sera tenu, lors de son examen, de donner des preuves *de ses connaissances théoriques, de la préparation de ces objets et des différents moyens d'en constater la pureté et la bonté;*

3° L'aspirant payera pour cet examen, la somme de fl. 25.

4° Dans le cas où il aurait été trouvé capable d'exercer la profession de droguiste, il lui sera délivré un certificat de la teneur suivante :

La Commission Médicale *de la province d*
résidant à *ayant examiné, sur les connaissances requises pour l'exercice de la profession de* droguiste, *le*
demeurant à *et ayant trouvé qu'il a donné, dans cet examen, des preuves suffisantes de ses connaissances, nous lui accordons, par le présent, la faculté d'exercer ladite profession, conformément aux lois et règlements généraux et locaux, émanés ou à émaner.*

En foi de quoi nous avons délivré le présent certificat,

signé par notre président et notre secrétaire, et muni de notre sceau.

Dans notre séance à cejourd'hui le

5° Les droguistes actuellement établis (1er mars 1820) pour autant qu'ils ont été trouvés capables et légalement admis sous le gouvernement précédent, seront reconnus en cette qualité par les commissions médicales provinciales respectives, et leur certificats visés sans frais.

6° Quant aux objets que les droguistes ne pourront pas vendre au-dessous d'une quantité déterminée, ils se conformeront strictement à la liste ci-après, dont il sera remis un exemplaire imprimé à chacun d'eux.

Des gommes résines. — Euphorbium; Gutta; Opium; Scammonium. De chaque trois onces des Pays-Bas.

Des semences. — Cataputia minor; Stramonium; Hyosciamus niger; Sabadilla; Staphisagria. De chaque trois onces des Pays-Bas.

Des fruits. — Coculus indicus, cinq onces des Pays-Bas. Capita papaveris, cinquante pièces. Nux vomica; Colocynthis. De chaque trois onces des Pays-Bas.

Des racines. — Belladona; Jalappa; Helleborus; Scilla. De chaque une once et demie des Pays-Bas.

Des herbes. — Aconitum; Belladona; Cicuta major; Stramonium; Digitalis flore purpureo; Hyosciamus niger; Sabina. De chaque six onces des Pays-Bas, fraîches; trois onces des Pays-Bas, sèches.

Des substances animales. — Cantharides, une once et demie des Pays-Bas.

Des substances chimiques et minérales. — Arsenicum album; Arsenicum nigrum *vulgo* cobalt; Auripigmentum; Murias hydrargyri, *vulgo* mercurius sublimatus corrosivus; Oxydum hydrargyri, nitratum, *vulgo* mercurius præcipitatus ruber. De chaque six onces des Pays-Bas.

ARRÊTÉ DU 15 JUILLET 1818, RENFERMANT LES DISPOSITIONS TOUCHANT LA VENTE DE DROGUES MÉDICINALES OU DE PRÉPARATIONS CHIMIQUES.

Art. 1er. Aucune vente publique d'objets parmi lesquels se trouvent des drogues ou des préparations chimiques qu'on emploie seulement en médecine, ne pourra avoir lieu sans l'autorisation de la régence locale, laquelle ne pourra accorder cette autorisation que sur le rapport préalable d'une commission médicale provinciale ou locale. (*Loi du 12 mars 1818, art. 15.*)

Art. 2. Pour obtenir cette autorisation, les courtiers, ou bien ceux qui veulent vendre les médicaments susmentionnés, devront en fournir, le plus tôt possible, des échantillons suffisants à l'administration locale, afin qu'ils puissent être examinés par des procédés chimiques et pharmaceutiques.

Art. 3. Cet examen sera confié à la commission médicale locale, ou, s'il n'en existe pas dans le lieu, à la commission médicale provinciale dont ce lieu ressortit. Lesdites commissions constateront par écrit le résultat de leur examen ; et, s'il appert que ces médicaments sont de mauvaise qualité, falsifiés ou différents de ceux sous le nom desquels on veut les exposer en vente, non-seulement l'autorisation demandée sera refusée, mais en outre la régence locale pourra, selon la nature et les circonstances, sur le rapport de la commission médicale locale, et après avoir pris l'avis de la commission médicale provinciale, disposer à l'égard de ces médicaments ainsi qu'elle jugera appartenir.

Art. 4. Quant aux ventes publiques de drogues et préparations chimiques qui se font par autorité publique, comme provenant, lesdits objets, de marchandises saisies ou naufragées, il ne pourra y être procédé qu'après qu'il en aura été transmis des échantillons suffisants à la commission médicale dans le ressort de laquelle doit se faire la vente, et après que cette commission les aura approuvés.

—

ARRÊTÉ ROYAL CONTENANT LES DISPOSITIONS SUR L'INTRODUCTION DE LA PHARMACOPÉE BELGIQUE DU 28 AVRIL 1821.

Nous Guillaume, etc., ayant pris en considération la nécessité d'introduire dans tout le royaume une pharmacopée générale; d'établir en conséquence une surveillance convenable sur la qualité des médicaments et de soumettre les pharmaciens à préparer les remèdes d'une manière uniforme;

Sur le rapport de notre ministre de l'intérieur et du waterstaat, le conseil d'État entendu, avons arrêté et arrêtons ce qui suit :

ART. 1er. La *Pharmacopée belgique*, telle qu'elle a été rédigée par la commission nommée à cet effet par nos arrêtés du 8 janvier 1816, n° 24 et du 1er avril 1816, n° 88, de concert avec la commission pour la révision des lois médicales, est approuvée par le présent; elle sera imprimée en langue latine grand in-4°, et introduite dans tout le royaume.

Aucune traduction dans une autre langue n'y sera reconnue légale sans notre autorisation.

ART. 2. Les pharmaciens, les droguistes, en ce qui concerne la qualité des médicaments simples, ainsi que les médecins auxquels il est libre, et les chirurgiens dans le plat pays auxquels il est permis de préparer des médicaments, ou d'en débiter, ne pourront tenir que des médicaments d'une bonne qualité, telle qu'elle est indiquée dans la *Pharmacopée belgique*. Tous les médicaments composés devront être exactement préparés conformément aux règles prescrites dans ladite *Pharmacopée*.

Ils sont tenus, un an après la promulgation de la *Pharmacopée belgique*, d'établir leurs magasins d'après ce qui y est statué à cet égard.

Art. 3. Indépendamment d'un exemplaire de la *Pharmacopée belgique*, les pharmaciens ou ceux qui ont chez eux un dépôt de médicaments, devront avoir des balances et des poids exacts, et se servir exclusivement du nouveau poids médical, ainsi que de l'aréomètre ou hygromètre des Pays-Bas; il ne leur sera pas permis d'avoir dans leurs magasins l'ancien poids médical supprimé depuis le 1er janvier 1821, et moins encore de le mêler avec le nouveau poids.

Art. 4. Tout pharmacien domicilié dans une commune où se trouve établie une commission locale de surveillance médicale, devra avoir tous les médicaments énoncés dans la *Pharmacopée belgique*; les pharmaciens, les médecins et les chirurgiens établis dans le plat pays ou dans les communes où il n'y a pas de commission locale de surveillance médicale, devront avoir tous les médicaments dont l'énumération se trouve dans la liste qui sera formée dans chaque province par la commission de surveillance médicale, et qui leur sera remise à cet effet.

Art. 5. Les pots, bouteilles, boîtes, etc., servant à renfermer les médicaments, devront, indépendamment des dénominations anciennes des remèdes, porter également sur leurs étiquettes les dénominations nouvelles, telles qu'elles se trouvent exprimées dans la *Pharmacopée belgique*.

Art. 6. Pour la stricte exécution des dispositions qui précèdent, les commissions de surveillance médicale, dans les provinces et dans les communes, seront tenues de faire la visite des magasins des pharmaciens, des droguistes, des médecins et des chirurgiens où l'on prépare et où l'on vend des médicaments de leurs dépôts et laboratoires. Ces visites, dans lesquelles lesdites commissions seront assistées d'un commissaire ou d'un autre agent de police, se feront une ou plusieurs fois par an, à des époques indéterminées sans avis préalable. Les commissions examineront toutes les provisions qui se trouvent dans les magasins et spécialement les médicaments dont la surveillance importe le plus; elles feront enlever ceux qui seront trouvés mauvais, falsifiés, ou n'ayant point été préparés de la manière requise; si le propriétaire le désire, il pourra y apposer son scellé.

Art. 7. Les commissions de surveillance médicale dans les provinces et dans les villes, remettront les procès-verbaux et autres pièces constatant les contraventions, entre les mains du ministère public pour diriger les poursuites devant les tribunaux, conformément aux lois existantes.

Art. 8. Il sera statué par nous, de commun accord avec les États généraux, à l'égard des peines sur les contraventions aux dispositions contenues dans le présent arrêté, ainsi que dans tout ce qui a été précédemment prescrit par nous concernant la police médicale.

Notre ministre de l'intérieur, etc.

LOI DU 12 JUILLET 1821, CONTENANT DES DISPOSITIONS SUR L'USAGE DE LA PHARMACOPÉE BELGIQUE.

Nous Guillaume, etc., ayant pris en considération la nécessité d'introduire dans tout le royaume une pharmacopée générale; d'établir en conséquence une surveillance convenable sur la qualité des médicaments, et d'obliger les pharmaciens de préparer les remèdes d'une manière uniforme et bien ordonnée;

A ces causes, le conseil d'État entendu, et de commun

accord avec les États généraux, avons statué et statuons ce qui suit :

Art. 1er. A dater de l'époque à laquelle l'introduction de la *Pharmacopée belgique* a été fixée par nous, les dispositions concernant l'usage de la *Pharmacopée batave,* contenues dans la loi du 21 février 1805, et confirmées pour les provinces septentrionales du royaume, par l'art. 3 de notre arrêté du 29 janvier 1814 sont abrogées.

Art. 2. Personne ne pourra, sous aucun prétexte, se soustraire à la visite à laquelle il est soumis, aux termes de l'art. 6 de notre arrêté du 28 avril 1821, sur l'introduction de la *Pharmacopée belgique,* sous peine d'une amende de fl. 200, indépendamment de l'obligation d'admettre un autre jour cette visite.

Art. 3. Celui qui, un an après la promulgation de notre susdit arrêté n'aura pas dans son magasin les médicaments prescrits par la *Pharmacopée belgique,* payera une amende de fl. 3 pour chaque objet dont il sera trouvé n'être pas pourvu.

Art. 4. Il sera payé une amende de fl. 6 pour chacun de ces médicaments qui serait mauvais, gâté, falsifié, ou point préparé conformément à la *Pharmacopée belgique.*

L'amende sera double en cas de récidive, et lorsqu'il se trouvera que quelqu'un qui a déjà encouru trois amendes, continue de tenir et débiter des médicaments mauvais, gâtés, falsifiés, ou point préparés conformément à la *Pharmacopée* susdite, son établissement sera fermé durant un terme de six semaines à six mois consécutifs, pendant lequel il ne pourra vendre ni délivrer aucun médicament sous peine d'une amende de fl. 200.

Art. 5. Toute autre contravention sera punie conformément à l'art. 22 de la loi du 12 mars 1818.

Mandons et ordonnons, etc.

RÉFLEXIONS CRITIQUES

SUR LA LOI DU 12 MARS 1818, AU POINT DE VUE DES ABUS.

Des commissions médicales.

On serait tenté de croire que le principal but de la loi du 12 mars 1818 est la protection de l'exercice *légal* des différentes branches de l'art de guérir, contre les empiétements des professions étrangères; mais il n'en est certainement pas ainsi pour ce qui regarde l'exercice de la pharmacie par les *seuls pharmaciens*.

En effet, voyez combien cette loi, qui n'a été faite que pour la police et la discipline médicales; pour conserver les intérêts individuels des différentes personnes exerçant l'une ou l'autre de ces différentes branches; pour mettre obstacle aux envahisseurs, aux marchands de remèdes secrets, etc., voyez, dis-je, combien cette loi trébuche dans son texte.

La loi organique sur l'enseignement supérieur ne confère à personne le droit de pratiquer une profession sans avoir été admis de la manière déterminée par la loi.

L'art. 17 de la loi du 12 mars 1818, n'autorise que les personnes *qualifiées* par les lois, à vendre ou à offrir en vente des médicaments composés sous quelque dénomination que ce soit.

Il semblerait que la loi dût entendre par *personnes qualifiées*, les PHARMACIENS, et que les mots *médicaments composés sous quelque dénomination que ce soit*, s'étendraient aux remèdes secrets, d'autant plus que l'art. 1er de l'*Instruction pour les apothicaires* dit que *nul ne pourra s'établir comme apothicaire, sans avoir satisfait aux règlements locaux en vigueur*. D'autant plus encore, que l'art. 11 de la loi n'accorde même pas aux docteurs en médecine, en *vertu de leur diplôme, la faculté d'exercer cumulativement la médecine avec la pharmacie.* Mais voilà notre *hic*, et nous allons voir que nous nous trompons et qu'on nous a trompés.

En effet, le législateur commence par instituer des commissions médicales, dont le but est de *surveiller* l'exercice des différentes branches de l'art de guérir. Mais ce qu'a oublié le législateur, c'est de définir leur rôle. La loi dit bien qu'elles sont *chargées de la surveillance de tout ce qui a rapport à l'art de guérir;* mais comment doit se faire cette surveillance? Est-ce à *rechercher* et à *dénoncer* les délits, et dans ce cas, jusqu'où va leur autorité?

Dans la séance de l'Académie de médecine du 11 janvier 1868, il a été déclaré par plusieurs membres de cette compagnie, et entre autres par M. Vleminckx, que les commissions médicales n'étaient tout bonnement que des *agents du gouvernement chargés principalement de fonctions administratives*, et que leur rôle ne s'étend pas plus à surveiller l'exercice légal que l'exercice illégal de l'art de guérir.

Déjà en 1844, M. Lutens disait au sein de cette savante compagnie que les commissions médicales provinciales n'avaient pas assez de latitude dans leur mission, et que si elles ne formaient que de simples corps administratifs, il était inutile de les composer d'hommes de l'art, et que leur service pourrait être confié à de simples agents de police.

En parlant des commissions médicales, dans son traité *sur les améliorations que réclame la législation pharmaceutique en Belgique*, M. De Le Bidart de Thumaide dit : « Une chose qui depuis longtemps a frappé notre attention, c'est la position des membres des commissions médicales provinciales vis-à-vis du corps médical. Au lieu d'en être *les véritables représentants*, ils ne sont auprès de lui que les *délégués du gouvernement*. Cela tient à ce que le corps médical n'a aucune influence sur les nominations de ces membres, dont il semble n'accepter qu'à regret la juridiction.

« Il est un moyen bien simple de faire disparaître cette anomalie, c'est d'*introduire dans les commissions médicales le principe électif*, sur lequel sont fondées la plupart de nos institutions.

« Pouquoi n'en serait-il pas ainsi? Les notaires choisissent eux-mêmes leurs chambres. Les avocats élisent directement les membres de leurs conseils de discipline. Tous s'y soumettent avec empressement, parce que ces chambres et ces conseils sont formés de leurs élus et que par conséquent ils sont représentés et jugés par leurs pairs.

« Les commissions médicales, au contraire, semblent des tribunaux d'exception imposés au corps médical.

« D'ailleurs, ce mode d'élection ne serait pas nouveau : sous l'édit du 28 novembre 1638, il était déjà mis en usage. *Les maîtres pharmaciens nommaient six gardes, qui faisaient serment devant le magistrat de police de bien et fidèlement exercer leur charge, et de visiter trois fois l'an les laboratoires de pharmacie, pour s'assurer si les pharmaciens remplissaient honorablement les devoirs de leur profession.* »

En effet, pourquoi ne pas avoir conservé les anciennes coutumes du royaume dans ce qu'elles avaient de plus sage. Car sous la législation actuelle, les commissions médicales sont bien revêtues d'un mandat, mais ce mandat a un pouvoir si restreint que, dans maintes circonstances, elles ne savent si elles doivent, si elles peuvent agir.

Dans l'ancienne Belgique au contraire, c'était au doyen et au serment de la corporation qu'était déféré le soin de faire des inspections très-scrupuleuses et d'appliquer des pénalités d'après les circonstances. C'est ainsi qu'en 1653, nous avons vu, dans une autre partie de cet ouvrage, le doyen et le serment faire appréhender au corps et bannir pour six années une femme de Bruxelles, qui avait été reconnue coupable de vendre du safran falsifié.

La charte de l'empereur Frédéric II établissait aussi *deux notables* ou *jurés* pour la *surveillance* de la pharmacie, et toute contravention à la loi entraînait la confiscation des biens, et si les jurés avaient trempé dans la fraude, ils étaient passibles *de la peine capitale.*

Les *ordonnances* de Gand et de Liége de 1663 et de 1669, déféraient au collége de médecine le soin de cette surveillance, comme étant plus *compétent* et aussi afin de *laisser plus de liberté.*

Avant l'érection des colléges médicaux, la police médicale était du ressort des agents ordinaires de l'administration publique; mais en 1620, lors de la fondation du collége médical d'Anvers, l'autorité disciplinaire et judiciaire fut déférée à ses membres. Ils devaient :

1° Procéder aux examens des docteurs, des chirurgiens, des pharmaciens et des sages-femmes;

2° Enregistrer les titres de tous les praticiens;

3° Surveiller la pratique des différentes professions, *tant au point de vue de la dignité de l'art que des abus;*

4° Aider les administrations dans les cas d'épidémie;

5° RECHERCHER et DÉNONCER *ceux qui s'immisçaient dans la pratique médicale sans autorisation;*

6° Veiller à ce que les personnes qualifiées exerçassent leur art selon les règlements;

7° Fixer la taxe des médicaments fournis par les pharmaciens et régler les difficultés qui venaient à surgir entre les praticiens et les malades au sujet des honoraires;

8° Terminer les discordes entre confrères.

Nous voyons donc par ce qui précède que le rôle de ces

anciennes institutions était mieux défini, les membres avaient un pouvoir, un droit, que n'ont plus les commissions médicales de nos jours.

En effet, pour peu qu'on y réfléchisse, le rôle des commissions médicales est réduit à rien, car depuis les modifications apportées à la loi organique sur l'enseignement supérieur, elles n'ont pour toute besogne que : 1° les examens des accoucheuses, des dentistes et des droguistes ; 2° à viser les diplômes des différents praticiens ; 3° enfin à dresser des rapports généraux sur l'inoculation de la vaccine et sur les épidémies. Encore pour cette dernière mission, disons-le, quoique notre rôle ne soit pas celui d'un P. L. Courier, avons-nous vu très-peu de récompenses civiques accordées aux membres de ces compagnies pour les services rendus pendant l'épidémie de 1866. Serait-ce un oubli?...

Pour la vaccine, rappelons en passant que la délivrance du cowpox a été réservée par le gouvernement, à un établissement de la capitale, et cela avec le produit de récompenses qui, antérieurement, étaient allouées aux différents praticiens.

Par conséquent, puisqu'il n'y a plus de récompense à accorder, il n'y a plus lieu de faire des rapports.

Voilà donc onze cents florins accordés par le gouvernement aux commissions médicales provinciales pour bien peu de besogne !

Mais voyons la question des inconvénients de cette institution, telle qu'elle est établie.

En 1844, lors de la discussion à l'Académie de médecine, au sujet d'une lettre de M. le ministre de l'intérieur, appelant l'attention de cette compagnie sur la position des commissions médicales provinciales instituées par la loi du 12 mars 1818, il y fut déclaré par M. Lutens que les commissions médicales locales n'étaient qu'un rouage inutile au point de vue des services qu'elles rendent à la chose publique (1).

Dans la même séance, M. Vleminckx reconnaissait, lui aussi, que leur mode de recrutement était vicieux (2), car, disait-il, « si le choix primitif du gouvernement a été heureux, il n'en a plus été ainsi plus tard, car des hommes choisis pour faire partie des commissions médicales n'eussent très-probablement pas obtenu cet honneur, si le *corps médical avait été consulté;* » puis il ajoutait : « Les commissions médicales locales, telles qu'elles sont établies par la loi du 12 mars 1818, sont autant de corps dont les membres peuvent se soustraire à l'observation des lois sur l'exercice de l'art de guérir; autant de médecins, chirurgiens et pharmaciens qui peuvent violer impunément ces lois, parce qu'ils ne sont soumis à aucun contrôle. Je pourrais citer à l'instant même une localité de la Flandre orientale, pourvue d'une commission médicale locale dont les *médecins exercent la pharmacie!* »

Il disait encore, en répondant à M. Craninckx, « que les officines des pharmaciens qui sont membres de ces colléges n'étaient pas visitées, et que si elles l'étaient, *c'était par les autres membres, et qu'alors c'est comme si elles ne l'étaient pas.*

« Je connais une ville du Brabant, ajoutait-il, dont tous les médecins et pharmaciens font partie de la commission locale; j'en connais une autre dans la province d'Anvers où il en est de même. Peut-on me dire sérieusement qu'il existe là cette surveillance que la loi du 12 mars 1818 a entendu établir? n'est-il pas certain qu'il doit s'y commettre des abus? Et

(1) Personnellement, nous avons toujours trouvé que la surveillance médicale était très-bien faite par les commissions médicales locales, qui mettaient presque de l'amour-propre dans leurs fonctions.

(2) Il demandait le mode électif pour leur nomination.

ces abus, comment veut-on que les commissions provinciales les connaissent et y remédient? Est-il permis de croire que les membres des commissions locales iront se dénoncer eux-mêmes, lorsqu'ils commettront des infractions à la loi? *J'entends dire à mes côtés que les membres des commissions provinciales ne sont pas toujours, eux non plus, de scrupuleux observateurs de la loi!...* »

En effet ces abus existent, et c'est pour les rappeler que, le 16 février 1868, l'*Association générale pharmaceutique de Belgique* adressait à l'Académie une lettre dans laquelle elle disait :

« En opposition formelle avec ce qui a été dit dans cette discussion, on peut signaler de nombreux inconvénients qui résultent du mode actuel de visite des officines. Aussi l'*Association générale pharmaceutique de Belgique* a réclamé une réforme à ce sujet chaque fois qu'elle s'est occupée du projet de loi sur la police et la discipline médicales. »

« Nous désirerions bien vous communiquer de nombreux faits à l'appui des aspirations légitimes des pharmaciens; mais pour donner à ces faits l'autorité voulue, il faudrait citer des noms propres; vous comprendrez notre réserve en face de cette espèce d'indiscrétion... »

C'est dans le même esprit que M. de Meyer, président de la Société de pharmacie de Bruxelles, disait, dans une de ses séances, que si les commissions médicales sont des agents du gouvernement, leurs membres ne peuvent exercer la profession qu'ils ont pour mission de surveiller. Et comme il le faisait fort judicieusement observer, est-ce à des brasseurs que le gouvernement confie les fonctions d'employés des accises? Puis il ajoutait : « La nomination de membre de commission médicale devient un brevet d'infaillibilité ou d'impunité, car personne ne peut les contrôler, personne ne visite leur officine, *si j'en juge par ce que j'ai vu dans une officine où j'ai passé trois années.* »

En défendant les intérêts du corps pharmaceutique auquel il appartient, M. Gille, professeur à l'École de médecine vétérinaire de l'État, disait, au sein de l'Académie :

« La commission propose d'énumérer dans la loi les attributions des commissions médicales, et de faire figurer dans ces attributions la visite des pharmacies, officines et dépôts de médicaments.

« Depuis longtemps ces visites sont faites par les commissions médicales, et l'expérience a prouvé que ce mode de surveillance présente des inconvénients très-sérieux.

« Parmi ces inconvénients, je vous citerai en première ligne les visites des pharmacies faites par un pharmacien tenant officine; le voyez-vous, ce membre de la commission médicale, pénétrer dans l'officine de son voisin, son concurrent? Voyez-vous sa position et les inconvénients qui peuvent en résulter s'il pousse trop loin la délicatesse ou s'il se laisse entraîner par un excès contraire?

« Le pharmacien tenant officine, et chargé, en qualité de membre de la commission médicale, de faire les visites des pharmacies, peut se trouver encore dans une position aussi désagréable quand il arrive dans l'officine d'un médecin de campagne qui achète chez lui ses médicaments.

« Ces dernières situations sont assez fréquentes en Belgique, car les médecins *ont de bonnes raisons* pour s'approvisionner de préférence chez les pharmaciens qui sont chargés de visiter leurs officines.

« On a vu même de ceux-ci, tenant la droguerie, occuper par là une position analogue vis-à-vis de leurs collègues et des médecins de campagne.

Déjà en 1854, l'honorable M. Bellefroid a soumis à l'Académie un amendement qui avait pour but de modifier ce fâcheux état de choses... »

Toutes ces observations ne sont malheureusement que trop justes ; cet état de choses prête à bien des critiques, et ce n'était pas ainsi que les anciennes institutions du royaume prescrivaient de faire des inspections dans les officines ; et nous en trouvons la preuve dans l'ordonnance publiée, *au son des cloches*, par l'autorité communale de Bruges, en date du 6 mars 1497. Cette ordonnance prescrivait au doyen et au serment de la corporation de faire des inspections *très-scrupuleuses* dans les pharmacies et d'*appliquer des pénalités selon les circonstances, sans aucune dissimulation*. Nous avons vu de quelle peine ils étaient passibles lorsqu'ils trempaient dans la fraude.

Mais il y avait encore dans ces institutions une grande délicatesse de procédés que nous ne retrouvons plus dans la nôtre. Ainsi, ces commissions de visiteurs ne pouvaient donner connaissance des choses graves qu'au magistrat, de crainte de nuire au pharmacien qui aurait pu les commettre.

En est-il de même aujourd'hui? Nous avons vu, sous l'empire de la loi qui nous régit, *rendre publiquement le résultat des visites des officines*. N'était-ce pas le moyen de compromettre l'avenir de bien des pères de famille, souvent pour une utopie, je dirai même par l'ignorance, sinon par la jalousie d'un membre? Car enfin, n'y a-t-il pas quelque chose de blessant, je dirai qui répugne à la délicatesse d'un honnête homme, d'être forcé de visiter les substances de *son voisin?* D'un autre côté, cette autorité ne deviendra-t-elle pas dangereuse entre les mains d'un homme cupide et jaloux? Ne va-t-il pas s'en faire un plaisir, mais encore une arme, contre celui qui n'aura probablement d'autre tort *que celui d'être trop son voisin?* Car qu'est-ce qu'un membre d'une commission médicale, si ce n'est *un homme... un homme enfin ?*

La différence est extrême entre les anciennes institutions du royaume et celles que nous avons aujourd'hui.

Sous les premiers *édits*, c'étaient les pharmaciens eux-mêmes qui choisissaient leurs *notables* au sein de la corporation.

Ces notables étaient les pairs de la pharmacie. Ils étaient les représentants de la dignité du corps, en même temps qu'ils en étaient les conseillers et les juges.

Experts dans l'art qu'ils avaient pour mission de surveiller, ils étaient aptes à reconnaître si les défectuosités des préparations étaient dues à l'ineptie des praticiens.

La délicatesse et la circonspection qu'ils apportaient dans leur mission étaient autant de garanties pour les pharmaciens.

Un praticien avait-il un conseil à demander, une plainte à formuler, il trouvait toujours les pairs de la corporation prêts à donner le premier et à faire rendre justice à la seconde. Le tout enfin se faisait en famille, avec cette justice et cette dignité des bons vieux temps.

Aujourd'hui, au contraire, les commissions médicales se recrutent elles-mêmes. C'est une autre façon de faire ses affaires en famille.

La loi dit qu'elles seront formées des membres qui ont le plus d'habileté et d'expérience. Que l'on inventorie, et l'on verra que ce qu'a dit M. Vleminckx est vrai ; car dans la façon de recruter les membres des commissions médicales d'aujourd'hui, il nous a déjà semblé que l'on pourrait remplacer les mots de : *ceux qui ont le plus d'habileté* par ceux de : *qui ont le plus d'intrigue...*

Au lieu d'être les représentants de nos intérêts, adressez-vous à certains membres de ces colléges, pour recevoir un conseil, ou pour faire cesser un de ces abus qui, chaque jour, se commettent sous leurs yeux, par les parasites de notre profession; et vous acquerrez bientôt la certitude que, pour le premier cas, ils sont dans l'impossibilité de vous le donner, et pour le second, que l'égoïsme et l'indifférence envers les autres sont leur apanage, et croyez-vous heureux si vous n'y rencontrez pas une impertinente brusquerie!

De la délivrance des médicaments par les médecins du plat pays.

L'art. 8 autorise les chirurgiens à délivrer des médicaments après avoir subi un examen sur *les premiers éléments de pharmacie.*

L'art. 11 permet aux docteurs de délivrer des médicaments dans *les cas de consultation.*

L'art. 12, tout en interdisant aux détenteurs de plusieurs titres de cumuler les diverses branches de l'art de guérir, autorise cependant les docteurs à cumuler la pharmacie et la médecine dans le *plat pays.*

L'art. 9 de l'*Instruction du 31 mai pour les docteurs*, en supposant légales toutes ces institutions, permet aux médecins de ville de délivrer des médicaments pour les *maladies vénériennes.*

L'art. 5 de l'*Instruction pour les chirurgiens* permet à ceux-ci de fournir des remèdes dits *ad usum extemporaneum.*

Les articles 2 et 5 de l'*Instruction pour les chirurgiens de campagne* les autorisent à délivrer des médicaments dans les *cas d'accidents subits et dangereux,* et leur permet même de continuer cette fourniture de médicaments, à la condition qu'il ne s'y trouve pas plusieurs pharmaciens déjà établis avant eux.

L'esprit du législateur ne peut avoir été, en accordant toutes ces dérogations à la loi générale, que celui de permettre de *prompts secours dans les cas d'accidents imprévus,* ou dans celui de *nécessité absolue*, où il n'y aurait pas de pharmacien dans la localité.

Il ne peut avoir eu en vue, comme le prétendent certains, l'existence plus ou moins facile d'un homme au détriment d'un autre, qui, tout aussi bien que le premier, s'est sacrifié pour obtenir une position.

Mais, si l'intention a été bonne, le texte en est resté très-amphigourique et rempli de lacunes, et on peut dire, au train dont vont les choses, que la préparation et *surtout la vente des médicaments sont libres pour tout le monde*, EXCEPTÉ POUR LES PHARMACIENS.

La loi, en effet, fait reposer l'autorisation accordée aux médecins de délivrer des médicaments à leurs malades, sous la condition que ce soit dans le *plat pays*, ou pour des maladies *honteuses;* et dans son art. 6, elle dit : « Seront assimilées au plat pays les villes où, à raison de ce qu'il ne s'y trouve pas un nombre suffisant de docteurs en médecine, il ne sera point établi de commission médicale locale. »

Qu'est-ce donc qu'elle entend par plat pays?

M. Fossion prétend que le mot plat pays doit être attribué aux localités où il n'existe pas *quatre docteurs en médecine.*

Si cette opinion est bonne, dans combien de localités ne devrait-on pas, en raison du nombre de médecins qui y séjournent, leur défendre la délivrance des médicaments?

M. De Le Bidart, au contraire, opine que c'est à l'*absence des commissions médicales locales* que doit être attribué le nom de plat pays.

Si cette seconde opinion est la vraie, pourquoi les commissions provinciales ne remplissent-elles pas leur mandat, en adressant au gouvernement les renseignements nécessaires, afin qu'il soit institué des commissions médicales locales, selon ce qui a été promis par l'*art.* 34 *du règlement du* 31 *mai* 181 *concernant les commissions médicales?* Ces deux arguments tombent encore devant ce qui s'est passé à Tournai en 1868, entre l'administration communale et la commission médicale locale.

Ainsi, le 3 août 1868, malgré le rapport antérieur fait par une commission qui avait été chargée de démontrer l'utilité des commissions médicales locales, le conseil communal de Tournai supprimait cette institution en ces termes :

« Attendu que si la commune a demandé et obtenu l'autorisation d'établir une commission médicale locale, elle a le droit d'y renoncer;

« Attendu que, en présence de l'institution d'un comité d'hygiène et de salubrité publique, la commission médicale n'a plus de raison d'être, mais qu'il faut nécessairement que sa dissolution soit prononcée, et que l'administration communale mette d'une manière expresse fin au mandat qu'elle a donné à ses membres et qui n'a point cessé d'exister jusqu'à ce jour par cela même qu'il n'a pas été révoqué;

« Décide que la commission médicale locale est dissoute à partir de ce jour.

Voilà donc une administration communale qui s'arroge le droit de *révoquer un arrêté royal*, et voilà la grande ville de Tournai redevenue ville assimilée au plat pays.

Comme le faisait observer la lettre adressée par la commission médicale locale de Tournai à M. le ministre de l'intérieur, voilà les médecins de Tournai, par ce fait de la suppression de la commission locale, autorisés à délivrer des médicaments, et cette grande cité mise au rang des petites villes! Mais ce n'est pas tout : comment et par qui fera-t-on remettre au ministère public les procès-verbaux des contraventions, comme l'établit l'art. 23 de la loi, qui en chargeait les commissions médicales locales? Que deviennent encore les circulaires du département de l'intérieur en date du 9 octobre et du 15 septembre 1848, celles du 15 septembre 1853 et du 3 septembre 1859 ?

Qu'une administration communale puisse révoquer le mandat des membres qu'elle nomme, peut-être, mais que son autorité aille jusqu'au point de supprimer une institution qui émane d'une loi, nous n'y comprenons rien...

D'après ceci, ce n'est plus à la présence de plus de quatre médecins résidant dans une localité, comme le prétend M. Fossion, ou à la présence de commissions médicales que l'on doit attribuer aux docteurs en médecine le droit de délivrer des médicaments, comme le prétendait au contraire M. De Le Bidart, mais bien à l'arbitraire des administrations communales (1). J'avais toujours pensé que les lois gouvernaient les peuples, mais en voici une au contraire qui a l'air de se laisser gouverner par le peuple.

Mais, demandons-le, pourquoi cette spécification qu'il faut

(1) Je dois à M. Maton, pharmacien à Tournai et ex-secrétaire de la commission médicale locale, la réponse qui a été donnée par son collége communal à la commission médicale locale, sur la protestation que celle-ci avait cru devoir faire auprès de M. le ministre de l'intérieur. La voici :

« Nous avons l'honneur de vous informer que la réclamation adressée par vous à M. le ministre de l'intérieur, contre une décision du conseil communal du 18 juillet 1868, portant dissolution de la commission médicale, a été reconnue sans objet.

« Cette réclamation, dit M. le ministre, est fondée en droit en ce sens que les commissions médicales locales n'ayant pu être établies, aux termes de l'art. 34 de l'arrêté royal du 31 mai 1818, qu'avec l'autorisation du ministre de l'intérieur, leur dissolution ne peut être prononcée que dans les mêmes termes, c'est-à-dire avec l'approbation du ministre. Mais en fait, ajoute-t-il, la suppression de la commission médicale de Tournai, justifiée par les précédents, paraît pouvoir être maintenue sans inconvénient au point de vue de la police médicale, et M. le ministre n'hésite pas à y donner son approbation. »

plusieurs médecins dans une localité, pour leur ôter le droit de délivrer des médicaments? Il semblerait que la présence d'une et surtout de plusieurs pharmacies dût seule ôter ce droit, car alors le prétexte de ne pouvoir se procurer des médicaments d'une manière prompte et sûre n'existerait plus.

Si nous joignons au rôle mal défini des commissions médicales provinciales le sens arbitraire de la loi, pour ce qui regarde l'institution des commissions locales, nous aurons la source de toutes les récriminations et de tous les abus contre lesquels s'élève depuis si longtemps le corps pharmaceutique.

En effet, le médecin du plat pays dit qu'il *a le droit acquis* de délivrer des médicaments. — Est-ce un droit acquis *par la science*, ou *par les lois et les temps?*

Je croirais plutôt que ce n'est qu'une simple tolérance dont on abuse au détriment du corps pharmaceutique, de la science, et surtout des malades, comme, du reste, je vais le démontrer.

Si nous reprenons les choses à leur source, nous dirons que dans les premiers âges du monde la pharmacie et la médecine étaient confondues, pour ne faire qu'un tout. L'une et l'autre doivent leur origine à l'expérience et à l'observation. Les effets inusités qu'éprouvaient les premiers hommes en se nourrissant de certaines plantes, les portaient à en étudier les vertus.

On peut donc dire que c'est à l'histoire naturelle que la pharmacie doit ses progrès.

Restreinte alors à de petites données scientifiques et à peu de ressources matérielles, la pharmacie pouvait être exercée avec la plus grande facilité par celui qui s'adonnait à la médecine. Mais si, dans l'enfance, elle était limitée à la préparation et à l'emploi des simples, les débris de la civilisation grecque et romaine, recueillis et cultivés par les Arabes, lui donnèrent bientôt une pâture nouvelle et si vaste qu'il faudrait aujourd'hui la vie de plusieurs hommes pour l'embrasser. Je veux parler des sciences chimiques et physiques. Aussi, les nations civilisées voyant l'importance que commençait à prendre la pharmacie, jugèrent-elles bientôt qu'elle ne pouvait plus être confondue avec la médecine, et qu'elle devait en faire une branche séparée. Aussitôt qu'elle fut devenue une branche bien distincte de l'art de guérir, elle fut entourée de la protection des gouvernements les plus éclairés; à côté des épreuves exigées par les statuts, pour être reçu pharmacien, se trouvait la garantie contre tout empiétement de la part des autres professions sur le domaine pharmaceutique.

En France, aucune autre personne qu'un pharmacien ne pouvait s'immiscer dans notre art. Le statut du 28 novembre 1638, punissait de 50 livres d'amende et de la confiscation des marchandises ceux qui composaient ou débitaient des drogues sans être pharmaciens.

Cette prohibition s'étendait aux *médecins*, aux *chirurgiens*, et à tous autres ministres de la santé, sans en excepter les religieux. Ce ne fut que par lettres patentes du 8 juillet 1724, intervenues sur un arrêt du 20 juin précédent, que les chirurgiens obtinrent l'autorisation de composer et de tenir chez eux les médicaments *nécessaires aux cures de* LEURS MALADES, mais *sans pouvoir en faire aucun commerce*.

Ces médicaments étaient plutôt des médicaments à l'usage extérieur, puisque ces chirurgiens ne pouvaient pas pratiquer la médecine interne.

Aucune autre exception ne fut admise au préjudice des pharmaciens.

Les frères pharmaciens des maisons religieuses ne pouvaient même délivrer aucun remède hors de leurs couvents (1).

(1) Les jésuites de la rue Saint-Antoine à Paris, sous l'empire de cette législation, ayant vendu de la *thériaque* et de la *confection d'hyacinthe*, qu'il

Des *édits* et des *placards* analogues furent publiés dans notre pays en 1497, sous Charles-Quint en 1546, par les magistrats de Bruxelles en 1641 et 1660, sous l'empereur Charles II en 1683, par Joseph Clément, évêque de Liége en 1669, sous l'archiduchesse Marie-Élisabeth, par les magistrats de Malines en 1786, d'Anvers en 1660, de Louvain en ventôse an IV, de Bruges en 1582, de Gand en 1632 et 1762, et de Malines en 1741.

Tous ces édits *défendaient avec la plus grande sévérité à tous ceux qui n'avaient pas appris l'art pharmaceutique, et* SURTOUT AUX MÉDECINS (ordonnance de Gand de 1663), *de vendre, préparer ou se munir de médicaments autres que ceux préparés par les mains des apothicaires, et défendant, en outre,* AUX MÉDECINS *de les vendre, soit à des malades, soit à ceux qui se portaient bien.*

On le voit, ce ne peut être en s'appuyant sur les anciennes lois du royaume que les médecins pourraient réclamer qu'ils ont acquis le droit de vendre ou de préparer les médicaments. Ils ne pourraient davantage soutenir que ce droit leur a été octroyé par la loi du 21 germinal an XI; car, si, au moment de l'émancipation des professions commerciales et industrielles, de l'entrave des maîtrises, sous la révolution française, le décret du 2 mars 1791 a accordé la liberté absolue de profession, sous la seule garantie de la patente, il n'en est pas moins vrai que le 17 du même mois on avait déjà reconnu

composaient dans leur maison, les pharmaciens firent la saisie de ces drogues.

Le lieutenant de police, sur la sentence du 2 septembre 1760, confirma cette saisie sur la revendication que les jésuites en avaient faite, et les condamna en outre à 100 *livres d'amende* et à 1000 *livres de dommages-intérêts*.

Cette prohibition continua jusqu'à la loi du 21 germinal an XI. Cette loi, qui fut commune à la Belgique, alors réunie à la France, renouvela le monopole accordé aux pharmaciens par la législation antérieure.

que la pharmacie n'était pas une profession qui pût être libérée de toute condition d'aptitude (1).

Du reste, nous l'avons vu, la loi du 21 germinal n'accordait que sous *la plus grande réserve* la délivrance des médicaments aux médecins de campagne, et *toujours cette tolérance cessait dès qu'un pharmacien venait s'établir dans la localité où elle avait été accordée à un médecin.*

Nous voyons donc que, depuis plusieurs siècles, la vente et la préparation des médicaments furent confiées et uniquement réservées aux pharmaciens, et que si les lois modernes ont dérogé à ces antiques usages, ce n'a été que pour des cas *d'absolue nécessité.*

Nous ne comprenons pas pourquoi le législateur du 12 mars 1818 serait venu détruire ce qui avait été établi avec la plus grande sagesse par d'autres, bien avant lui.

Voilà pour la question des droits acquis, qui est, je le crois du moins, toute en notre faveur.

(1) Lettre écrite par le prévôt aux administrateurs du département, remise par eux au secrétariat du procureur général dudit département, le 27 mai 1793.

« Citoyens administrateurs,

« Par un décret du 14 avril 1791, le collége de pharmacie est maintenu dans ses statuts et règlements ; l'Assemblée nationale envisageant les désordres qui pourraient naître de la permission illimitée de professer l'état de pharmacien, a cru de sa sagesse de confirmer provisoirement toutes les lois qui avaient été faites jusqu'alors pour la conservation de la vie de nos concitoyens.

« Obligés par notre serment, et chargés par la confiance du collége, de veiller à l'exécution de ces lois, nous venons déposer dans votre sein nos alarmes sur les dangers continuels où sont exposés nos concitoyens.

« La fausse interprétation du mot *liberté de commerce* autorise une foule de désordres que nous sommes dans l'impuissance de réprimer. Convaincus de votre amour pour le bon ordre et pour l'humanité, c'est à vous que nous nous adressons pour vous prier d'aviser aux moyens de remédier à des abus aussi criants et aussi meurtriers pour la société. » (*Pand. pharm.*)

Voyons maintenant si la science et l'intérêt des malades ne plaident pas en faveur de la délivrance des médicaments par les médecins.

Il m'est avis qu'il serait fort difficile de soutenir que c'est à la médecine que la pharmacie doit les progrès qu'elle a faits, et que, partant, c'est à elle que devrait être réservé le droit de la préparation et de la vente des médicaments. La pharmacie n'est-elle pas la partie essentiellement vraie de la thérapeutique? D'une part, l'étude des actions immédiates ou secondaires des substances médicamenteuses, et les préceptes relatifs à l'emploi des agents médicinaux, ne peuvent être fondés que sur les notions les plus positives et les plus exactes de l'anatomie, de la physiologie et de la pathologie; de l'autre, les connaissances fournies par le naturaliste, le *physicien*, le *chimiste* et le PHARMACIEN, sont indispensables pour déterminer la nature et prescrire les préparations les plus utiles des substances dont la thérapeutique conseille l'usage.

Eh bien, n'est-ce pas en utilisant ce faisceau des diverses branches des sciences naturelles qu'elle embrasse et qu'elle étudie, que la pharmacie est parvenue à établir un de ces bilans scientifiques immenses? Comme le disait un auteur français, quels hommes ne nous ont pas devancés? Et ces maîtres, en faisant marcher la science à pas de géant, ne nous ont-ils pas laissé un butin scientifique considérable?

N'était-ce pas pour rendre un hommage éclatant au mérite du corps pharmaceutique que M. le ministre de l'instruction publique de France, répondant à la députation des pharmaciens, chargée de lui démontrer plusieurs modifications importantes sur la loi qui régit la pharmacie dans ce pays, disait en juin 1868 : « Je ferai tous mes efforts pour sauvegarder les intérêts de la pharmacie et maintenir élevée la profession pharmaceutique, qui a fourni *tant de noms illustres à l'Institut, et à la liste d'honneur de la France.* »

La délivrance des médicaments par les médecins ne peut qu'être préjudiciable à la science et à la société. En effet, deux de nos illustrations médicales, MM. Gluge et De Roubaix, ont déclaré, dans la séance de l'Académie de médecine du 25 janvier 1868, qu'en quittant les bancs de l'Université, *les médecins sont loin d'avoir acquis les connaissances nécessaires à la préparation des médicaments.*

Il n'est donc pas étonnant que, dans la même séance, M. le docteur Kuborn soit venu signaler des erreurs commises dans la délivrance des médicaments par les médecins de campagne (1); *c'est la conséquence de ce qui précède.*

On n'avait, du reste, pas attendu l'aveu de MM. Gluge et De Roubaix pour démontrer que la délivrance des médicaments par les médecins de campagne expose à de graves inconvénients.

Voyons ce que dit à ce sujet M. De Le Bidart de Thumaide.

« Magistrats de l'ordre judiciaire, allez faire une instruction dans les campagnes; demandez aux docteurs en médecine ou aux chirurgiens de vous faire une analyse chimique, pharceutique ou de toxicologie, et vous verrez de quels experts vous devrez vous contenter, à moins que vous n'en fassiez venir des grandes villes.

« Manufacturiers, qui voulez sincèrement les progrès de l'industrie, qui désirez vous renseigner sur l'utilité d'un procédé nouveau en minéralogie, en métallurgie, en chimie, en teinture, etc., etc.; demandez des conseils aux praticiens de

(1) M. le docteur Kuborn, qui est un homme de grand mérite, attestait avoir vu un médecin de campagne délivrer du sous-carbonate de fer pour du kermès minéral.

campagne, et vous regretterez bientôt les pharmaciens qui vous entouraient.

« L'essai de la loi du 12 mars 1818 n'a pas été heureux. Ce qu'il faut, c'est une législation médicale dont toutes les parties soient en parfaite homogénéité; c'est une organisation médicale qui soit à la hauteur de celle des autres pays. Là, on rend pleine justice à la pharmacie qui y est en honneur, sans que les médecins puissent l'exercer. C'est qu'on y a compris qu'en encourageant les pharmaciens, qu'en excitant leur émulation, on ferait faire en même temps de nouveaux progrès à l'hygiène, à la salubrité publique, aux sciences physiques et naturelles, ainsi qu'à un grand nombre d'industries manufacturières. Ces espérances se sont réalisées; et rien n'empêche qu'elles ne se réalisent aussi en Belgique. Il ne faut qu'un encouragement *fondé sur la justice et la reconnaissance.*

« De tout temps, en effet, les laboratoires des pharmaciens ont concouru puissamment à l'avancement de la chimie, science si éminemment utile par les observations qui en sont sorties, ou parce que, véritables pépinières de chimistes, ils ont formé quelques-uns de ces sujets distingués qui sont appelés à exercer une influence sur la direction et le perfectionnement de la science.

« Il suffirait, pour s'en convaincre, de voir combien de chimistes illustres en sont sortis : les Vauquelin, les Chevallier, les Soubeiran, les Berzelius, les Liebig, les Van Mons et tant d'autres, après y avoir puisé l'amour de la science et l'habitude de l'observation. »

Mettons maintenant de côté la question des intérêts de la science, et voyons si la délivrance des médicaments par les médecins n'est pas préjudiciable à l'intérêt des malades, car c'est là surtout ce que nous devons voir.

Comme le demandait un jour M. Fallot au sein de l'Académie, « est-il bon pour le public que les médecins fournissent des médicaments à leurs malades?

« Évidemment non, ajoutait-il, car si un médecin ne parvient pas à faire comprendre à ses malades que sa visite doit être rétribuée, il devra alors, comme conséquence rigoureuse, prescrire des médicaments à chaque visite. Le médecin est donc toujours placé entre ses intérêts et sa conscience, et Dieu sait si la nature humaine du médecin est plus forte que celle des autres hommes. *Homines sunt, et nihil humani ab illis alienum puto.* »

En admettant donc le raisonnement des médecins de campagne, *que les habitants de certaines provinces sont habitués à ne payer que les médicaments pour la visite*, voici ce qui doit arriver : c'est que chaque fois qu'un médecin sera appelé auprès d'une personne riche, il prescrira des médicaments avec une profusion incroyable; si, au contraire, c'est pour un pauvre qu'il est appelé à donner ses soins, et qu'il craigne de voir ses intérêts lésés, crainte suggérée par l'idée que ce dernier ne pourra lui payer ses médicaments, non-seulement il hésitera à prescrire des médicaments un peu importants et nécessaires, mais encore il n'en prescrira pas du tout (1).

N'est-ce pas là ce qu'on pourrait appeler la *prévarication médicale?*

M. Trébuchet nous dit dans son *Traité de jurisprudence de la médecine :* « Le cumul des deux professions de médecin et de pharmacien par une même personne, présente cela d'immoral, que l'on est autorisé à penser que la personne qui ordonne les médicaments, étant celle qui les vend, est *intéressée à en exagérer le prix et la quantité*, au préjudice du

(1) La moralité chinoise veut qu'un médecin ne soit payé qu'à la condition que la famille pour laquelle il a été choisi se porte bien : alors il reçoit tant par mois. Une fois malade on ne lui paye plus rien. (*Voyage en Chine.*)

malade *dépourvu de tout moyen de contrôle*, et entraîné d'ailleurs par la confiance illimitée et naturelle qu'un malade place toujours dans l'homme de l'art dont il reçoit les avis. »

La même chose n'est plus à craindre, lorsque le médecin, ayant un peu de dignité pour la science et de respect pour lui-même, fait sa visite dans l'intérêt du malade, prescrit ses médicaments sans arrière-pensée et dans le seul but de venir en aide au malheureux qui souffre.

Sous un autre point de vue, la délivrance des médicaments par les médecins de campagne a un inconvénient bien plus grand, pour ne pas dire plus dangereux; c'est pour la promptitude des services à administrer.

Supposons un moment, et ce cas arrive souvent, que le médecin, en rentrant de sa course, harassé de fatigue, doive préparer les vingt ou trente prescriptions qu'il aurait formulées dans sa course, et *après lesquelles les malades attendent déjà depuis cinq ou six heures;* supposons, dis-je, qu'au même moment on vienne le réclamer pour un accouchement pressant, ou pour toute autre chose d'un caractère tel, qu'il soit obligé de laisser là ses préparations, pour voler au secours de celui qui l'appelle. Va-t-il consulter sa conscience pour savoir s'il est préférable de laisser souffrir quinze à vingt personnes, ou d'en laisser inévitablement mourir une?

Remarquons-le bien : dans ce cas, il est plus que jamais placé entre sa conscience et ses intérêts, car s'il abandonne ses préparations, *il perd le fruit de sa journée.*

Admettons même qu'il fasse ses préparations, va-t-il les faire telles qu'il les aurait prescrites au pharmacien? Eu égard à sa fatigue et à l'état de presse dans lequel il se trouve, cela est fort douteux, et il se contentera de délivrer quelques mélanges bien ou mal préparés.

Supposons encore qu'un médecin se trouve auprès d'une

femme en travail qu'il ne peut quitter : que fera-t-il s'il a besoin de médicaments? Il devra alors, comme le dit M. De Le Bidart de Thumaide, avoir recours *à sa femme, à sa sœur, à ses enfants, ou au besoin à sa servante!*

Au point de vue des intérêts pécuniaires des populations, tout l'avantage reste encore aux pharmaciens, et nous allons le prouver en rapportant les paroles de M. De Le Bidart :

« Nous avons déjà dit que les médecins et chirurgiens de campagne achetaient toujours leurs médicaments tout préparés chez les pharmaciens de ville : tout le monde est en aveu sur ce point.

« Or, cette préparation, le médecin doit en tenir compte, le malade doit la payer. Il doit encore payer au médecin un tantième, sans lequel celui-ci n'aurait aucun bénéfice, car la différence du prix marchand au prix de détail ne peut être bien grande; sans cela le pharmacien refuserait plutôt de vendre en gros : dans tous les cas, c'est le malade qui paye.

« Ou bien, le praticien de campagne achète des médicaments en quantité assez considérable pour obtenir une remise qui lui permette de ne pas exagérer le prix de détail. Mais alors il n'aura presque jamais de médicaments frais, et ils perdront une partie de leur efficacité.

« Dans les deux hypothèses, tout l'avantage est pour le pharmacien (et partant pour le malade) qui, ne payant pas de préparation et devant toujours avoir dans son officine, fraîchement préparés, les médicaments indiqués dans la pharmacopée, ne devra pas exiger de tantième. »

Pour démontrer une fois de plus les inconvénients et les dangers qui résultent de la délivrance des médicaments par les médecins de campagne, nous rapporterons les paroles de notre intelligent confrère, M. Gille, au moment de la discussion de notre *nouveau projet de loi* à l'Académie de médecine.

Comme nous le verrons, M. Gille met de côté la question des intérêts des médecins et des pharmaciens, pour n'envisager qu'une chose : *l'intérêt des populations rurales.*

Dans cette pensée, il combat non-seulement le système de la loi du 12 mars 1818, mais encore celui que la *commission* proposait dans la séance de l'Académie du 11 janvier 1868. En effet, dans la loi de 1818, c'est l'intérêt du praticien qui est toujours mis en avant; dans le système proposé à l'Académie, c'était toujours ce même intérêt, mais masqué. C'est ce que vont nous prouver les paroles de M. Gille :

« Le rapport de la Commission nous dit, à propos des médicaments que les médecins de campagne pourront délivrer à leurs malades : *que si ces médicaments doivent être pris chez un pharmacien, le médecin n'en est réellement que le distributeur;* et plus loin, il ajoute : *c'est toujours le pharmacien qui doit les préparer ou les apprécier et en être responsable.*

« Et pour plus de sécurité, elle propose, comme le projet du gouvernement, de faire prendre les médicaments chez un pharmacien tenant officine ouverte, d'exiger qu'ils portent l'étiquette de celui-ci et de le rendre responsable de leur bonne qualité, comme l'honorable M. Kuborn vient de vous le rappeler.

« Eh bien, Messieurs, ces mesures sont insuffisantes pour préserver nos populations rurales des dangers qui résultent de la livraison des médicaments par les médecins.

« Dieu seul peut savoir combien ce malheureux système, tel qu'il est suivi en Belgique, a fait de victimes dans notre pays; je dis Dieu seul, parce que les médecins qui ont pu en être les témoins avaient trop d'intérêt à les cacher, et cela leur était facile.

« Si nos habitants des campagnes, dont les intérêts doivent primer ceux des médecins et des pharmaciens, recevaient de la main du médecin les médicaments préparés par le pharmacien, comme la Commission nous le dit, ces campagnards auraient, sans doute, toutes les garanties désirables; mais il est bien loin d'en être ainsi.

« Sous le régime de la loi de 1818, les médecins du plat pays, qui fournissent les médicaments à leurs malades, achètent généralement chez le pharmacien les médicaments qui forment leur approvisionnement, et, avec ceux-ci, ils préparent ensuite, ou font préparer par une personne étrangère aux sciences médicales, les potions, les pilules, etc., qu'ils distribuent à leurs malades.

« C'est précisément dans ces préparations, faites au domicile du médecin, que réside le danger; je vais le prouver :

« D'abord ne perdez pas de vue que le jeune médecin, en quittant l'université avec son diplôme, n'a donné aucune espèce de garantie quant à son savoir dans la préparation des médicaments.

« Cette considération à elle seule doit engager l'autorité à exiger du médecin qui veut fournir les médicaments à ses malades, des garanties plus sérieuses que celles que la loi exige aujourd'hui.

« Ensuite, peut-on faire moins pour nos populations rurales que pour nos soldats? Peut-on faire moins que pour les animaux domestiques? Évidemment non; et pourtant c'est ce que propose le projet de loi!

« En effet, Messieurs, grâce à l'initiative de l'ancien inspecteur général du service de santé de l'armée, M. Vleminckx, l'honorable président de l'Académie, les jeunes docteurs qui entrent dans l'armée sont astreints à aller manipuler à la pharmacie de l'hôpital auquel ils sont attachés; ils font ainsi un apprentissage, et lorsque, plus tard, ils sont chargés du service pharmaceutique d'une infirmerie, ils donnent au moins à nos soldats des sécurités que ne peuvent donner à leur début les médecins de campagne.

« L'honorable M. Fallot écrivait un jour à ce sujet : « Je suis le premier convaincu de la convenance de familiariser les médecins militaires avec la connaissance et la manipulation des drogues, branche d'études trop négligée dans les universités. »

« Je le demande, cette mesure prise envers les médecins militaires n'est-elle pas la preuve que l'autorité elle-même reconnaît que nos jeunes médecins n'offrent pas des garanties suffisantes pour qu'on puisse les charger de préparer leurs prescriptions?

« Quant aux animaux domestiques, ils sont même protégés par la loi contre les dangers qui résultent de la préparation de médicaments par une personne inhabile. La loi sur l'exercice de la médecine vétérinaire exige que le vétérinaire subisse un examen de pharmacie pratique pour obtenir son diplôme; aussi, dans les études qu'il fait à l'école, l'aspirant vétérinaire est-il exercé pendant une année aux manipulations pharmaceutiques, et cependant le vétérinaire doit prendre aussi ses préparations officinales chez le pharmacien.

« Ces mesures de précaution prises à propos des médecins militaires et des médecins vétérinaires se justifient parfaitement; je puis en parler avec connaissance de cause : chargé depuis longtemps de l'enseignement pharmaceutique à l'École de médecine vétérinaire, j'ai pu apprécier ce que peuvent faire les jeunes gens qui n'ont reçu que l'enseignement théorique.

« Beaucoup d'entre vous, Messieurs, se figurent que c'est une chose extrêmement simple que de préparer des potions, des pilules, des pommades, etc.; à ceux-là je dirai : venez voir travailler mes élèves, au début, à leur dernière année d'études, et vous verrez que dans les pesées, comme quand il s'agit de verser quelques gouttes d'un liquide énergique ou de rendre homogène une masse pilulaire qui renferme une base très-active, et dans bien d'autres circonstances encore, ils font des bévues qui peuvent avoir les conséquences les plus graves.

« Comme conclusions de ce que je viens d'exposer à l'Académie, je dis qu'il faut protéger efficacement nos populations rurales contre les conséquences terribles qui peuvent résulter des bévues commises par nos médecins, inexpérimentés dans la préparation des médicaments, et qu'il faut, avant de les autoriser à fournir les médicaments, exiger d'eux des preuves de capacité, ou ne les autoriser à fournir à leurs malades que des préparations portant l'étiquette et le cachet du pharmacien qui les aura fournies; je dis le cachet, parce que l'étiquette sans le cachet n'est qu'une garantie illusoire. Pour atteindre ce but, il suffirait peut-être d'ajouter à la fin du deuxième paragraphe de l'article 12 du projet du gouvernement, que les autorités mentionnées dans ce paragraphe pourront accorder l'autorisation de fournir les médicaments, *aux conditions qu'elles jugeront nécessaires ;* ainsi, elles pourraient au moins, si elles le jugeaient convenable, exiger soit un examen devant la Commission médicale, soit toute autre garantie pour donner à nos populations des campagnes une sauvegarde à laquelle elles ont au moins autant de droit que les soldats et les animaux domestiques. »

Plus tard il ajoutait :

« Lorsque dans cette discussion j'ai émis l'opinion qu'il y avait danger pour les populations rurales à leur laisser fournir les médicaments par les médecins, je considérais ceux-ci comme ayant au moins les connaissances théoriques que possèdent les jeunes vétérinaires auxquels j'enseigne la pharmacie ; mais, en leur accordant ces connaissances, j'ai, paraît-il, été encore beaucoup trop généreux, puisque l'honorable M. Vleminckx, qui préside les jurys d'examen, est venu nous dire qu'elles sont nulles chez la plupart des jeunes médecins.

« J'ai entendu, a-t-il dit, les hommes les plus recommandables, des professeurs qui occupent dans nos universités les positions les plus brillantes, tenir à peu près ce langage : « Tel élève a passé d'admirables examens en anatomie et en « physiologie, mais il ne sait pas un mot en pharmacie. Qu'im-« porte, nous lui donnerons la plus grande distinction. » Ce mal est très-grand, et je l'ai vu se répéter toutes les fois que j'ai présidé le jury de candidature en médecine. »

« Cette déclaration si formelle a été confirmée par MM. Gluge et De Roubaix présents à la séance, deux des professeurs auxquels l'honorable président faisait allusion.

« Il est donc parfaitement établi que la plupart de nos jeunes médecins ne connaissent rien en fait de pharmacie, et à ce sujet l'honorable M. Vleminckx nous disait encore :

« Si vous admettez que dans certaines localités les méde-« cins peuvent vendre des médicaments, vous devez exiger « qu'ils aient les connaissances requises pour les préparer. »

« Mais, Messieurs, après de semblables révélations, peut-on, sans être inconséquent, sans mettre l'intérêt du médecin au-dessus de celui des malades, autoriser cet homme de l'art à préparer et à fournir des médicaments sans exiger de lui, au préalable, une garantie de capacité ? Je ne le pense pas. Tout le monde sait qu'il est dangereux de laisser préparer des médicaments par des personnes qui n'ont pas donné des garanties, et ces dangers, quoi qu'on en dise, vous savez jusqu'où ils peuvent aller !

« Depuis dix-huit ans que j'enseigne la pharmacie aux élèves vétérinaires, j'ai vu ce que peuvent faire des hommes qui ne sont pas dressés aux manipulations, et je vous assure que je ne voudrais pas attacher mon nom à un vote qui aurait pour but de faire autoriser les médecins à fournir et à préparer des médicaments, du moins dans les conditions où la plupart de ceux qui sortent de nos universités se trouvent aujourd'hui.

« On vous a dit que « les pharmaciens commettent aussi « des erreurs graves. »

« C'est là une vérité incontestable, qui s'applique non-seulement à la pharmacie, mais à toutes les professions pour lesquelles on exige des preuves de capacités et un diplôme.

« J'admets donc l'argument, mais je l'invoque précisément en faveur de la cause que je défends. En effet, Messieurs, si des hommes qui ont subi un examen pratique très-sérieux commettent des erreurs en préparant des prescriptions de médecins, à plus forte raison ceux qui n'ont fait aucun examen pratique en commettront-ils.

« J'insiste donc pour engager l'Académie à proposer au gouvernement de n'accorder, à l'avenir, l'autorisation de fournir des médicaments qu'aux conditions que les autorités consultées jugeront nécessaires. »

C'est une bien vieille plaie que celle que je traite; déjà en 1833 et 1834, les diverses facultés de médecine de Belgique furent consultées sur le point de savoir s'il y avait utilité pour l'art de laisser les médecins s'immiscer dans notre profession, et s'il n'était point dangereux de laisser les envahisseurs de nos droits paralyser nos attributions légales par leurs empiétements.

Voyons quelles furent leurs réponses :

I. UNIVERSITÉS DE L'ÉTAT.

Faculté de médecine de Liége.

« En autorisant les docteurs en médecine à faire de la pharmacie dans les communes rurales, on ruine les pharmaciens de certaines localités. La faculté pense qu'en modifiant ainsi l'article XI de la loi du 12 mars 1818, on ferait disparaître cet abus, sans compromettre la santé des habitants par défaut de moyens pharmaceutiques.

« Les docteurs en médecine n'auront pas le pouvoir, en vertu de leurs diplômes, d'exercer la chirurgie ou les accouchements cumulativement avec la médecine, si ce n'est en consultation; il leur sera néanmoins permis de fournir des médicaments à leurs malades, dans les localités où il n'existera pas de pharmacien dans un rayon de deux lieues. » (Avis du 14 mars 1834.)

II. COMMISSIONS MÉDICALES PROVINCIALES.

Commission de la province d'Anvers.

« La faculté d'exercer cumulativement et partout la médecine, la chirurgie et l'art des accouchements, devrait être accordée à tous ceux qui auraient acquis le grade de docteur dans ces trois branches; mais, en même temps, il faudrait leur interdire de fournir eux-mêmes des médicaments à leurs malades dans les lieux où un pharmacien serait établi, eussent-ils même le titre de docteurs en pharmacie.

« Joindre à cette mesure la limitation du nombre des pharmaciens, de manière qu'il y en ait un pour trois ou quatre mille âmes. Les places devenues vacantes par décès seraient données au concours. Ces concours n'auraient lieu qu'entre les pharmaciens déjà reçus. La grande concurrence qui existe dans cette branche de l'art de guérir, ne permettant pas à tous ceux qui l'exercent de se procurer une honnête existence, entraîne nécessairement de grands abus. Beaucoup d'officines, peu achalandées, sont loin de se trouver dans l'état où elles devraient être; quelques pharmaciens, peu consciencieux, se servent de drogues de peu de valeur, et par conséquent de mauvaise qualité, pour se procurer des pratiques par la modicité de leurs prix. Les conséquences d'un système aussi vicieux sont incalculables dans le mal qu'elles peuvent produire. » (Avis du 28 juin 1834.)

Commission de la Flandre occidentale.

« Les médecins et les chirurgiens ne pourraient plus fournir eux-mêmes de médicaments à leurs malades dans les endroits où un pharmacien se trouve établi.

« Cette modification que la Commission propose à la loi est fondée sur ce que chaque profession mérite une protection égale, et ensuite sur ce qu'une personne qui a fait de la pharmacie une étude exclusive, offre plus de garanties dans l'exercice de cette branche de l'art, qu'un médecin qui n'en a fait qu'une étude accessoire. » (Avis du 2 novembre 1833.)

Commission de la Flandre orientale.

« Limiter le nombre des pharmaciens dans les villes. Dans tous les cas où l'on permettrait à un docteur de fournir des médicaments à ses malades, l'autorisation serait restreinte aux localités où il n'existe point deux ou un plus grand nombre de pharmaciens, soit dans la commune, soit dans un rayon à déterminer par la Commission.

« L'officine particulière du docteur serait établie dans son domicile réel. Les prescriptions faites dans une commune ayant une pharmacie seraient nécessairement préparées chez le pharmacien. » (Avis du 11 janvier 1834.)

Commission de la province de Hainaut.

L'exercice de la pharmacie, cette branche si intéressante des sciences médicales, est une de celles où il s'est introduit le plus d'abus. Cependant il n'en est pas de plus utile et qui exige plus d'études, d'attention et de probité. Si l'on ne vient pas au secours des pharmaciens en leur accordant la vente exclusive des médicaments, bientôt on ne se donnera plus la peine d'étudier cette branche de l'art si étendue, et elle tombera dans un discrédit complet.

Pour soutenir la pharmacie, que les nouvelles théories médicales ont déjà tant restreinte, il est de toute nécessité que la législation établisse d'une manière absolue que les pharmaciens seront seuls autorisés à livrer sur la prescription d'un médecin ou d'un chirurgien, dûment signée et lisiblement écrite à l'encre, toute substance quelconque qui se donne ordinairement dans l'intention de guérir les malades. » (Avis du 28 janvier 1834.)

Commission de la province de Liége.

« Il ne devrait jamais être permis aux docteurs et aux chirurgiens de distribuer des médicaments, à moins qu'ils ne se trouvent éloignés d'une lieue de toute pharmacie. Du reste, l'autorisation donnée à ces praticiens de tenir des médicaments entraîne et entraînera toujours la ruine des pharmaciens. » (Avis du 28 décembre 1833.)

Commission de la province de Limbourg.

« Interdire aux chirurgiens la vente des médicaments dans les communes où il existe un pharmacien, et dans celles éloignées de moins de cinq milles de tout endroit où il s'en trouve un. » (Avis du 16 novembre 1833.)

Commission de la province de Luxembourg.

« L'exercice simultané de la médecine et de la pharmacie présente des inconvénients très-graves. L'intérêt des malades exige que la pratique des deux professions soit séparée.

« Si les médecins vendent des médicaments, on voit parfois des pharmaciens exercer la médecine. C'est malheureusement à quoi se trouvent réduits la plupart des pharmaciens établis dans les communes rurales fort éloignées de la résidence d'un médecin. Les pharmaciens sont les empiriques les plus dangereux; autorisés par la loi à débiter des drogues, ils prescrivent, eux-mêmes, la médication qui convient le mieux à leurs intérêts. La loi est cependant formelle à cet égard, mais chacun sait qu'il est facile de l'éluder. La Commission pense qu'il faut ajouter à la loi la disposition suivante : A l'avenir, aucun pharmacien ne pourra s'établir qu'à un quart de myriamètre au plus de la résidence du médecin.

« La limitation du nombre des pharmaciens est demandée en France comme en Belgique; elle existe en Prusse et en Autriche. Cette mesure est l'unique moyen d'avoir des officines bien fournies. La Commission estime qu'il suffirait d'avoir une pharmacie pour 5,000 habitants. » (Avis du 1er mai 1834.)

Commission de la province de Namur.

« L'article XI de la loi du 12 mars 1818 accorde aux docteurs établis dans les communes rurales la faculté de délivrer des médicaments à leurs malades. Outre l'incompatibilité des deux professions, la faveur accordée aux médecins est toute au détriment des pharmaciens et surtout du public, qui doit bien être compté pour quelque chose. La justice exige que l'homme qui a fait de longues études et de grands sacrifices pour acquérir un état utile à ses concitoyens, soit protégé par la loi. La loi, au lieu de le dépouiller, doit lui assurer une existence honnête. Si les pharmaciens étaient sacrifiés à l'intérêt public, cette loi impérieuse et toujours tyrannique, il ne nous resterait qu'à gémir en silence sur les victimes de la cupidité de quelques médecins. Mais le public est intéressé à ce qu'une protection spéciale soit accordée aux pharmaciens et nous allons le prouver.

« Le pharmacien ne peut exercer clandestinement sa profession; une enseigne quelconque lui est nécessaire pour annoncer qu'il débite des drogues. Or la Commission ne peut ignorer l'existence de l'officine, sur laquelle elle exerce une surveillance incessante. Le médecin qui débite des médicaments tient, au contraire, son officine cachée, et il la soustrait ainsi à l'inspection de la seule autorité qui puisse en constater la bonne ou mauvaise tenue.

« Le pharmacien, sédentaire par état, donne tout son temps à ses préparations et aux soins que sa pharmacie exige. Le médecin, nomade par sa position, si nous pouvons nous exprimer ainsi, ne peut tenir son officine dans un état convenable. Le pharmacien sera nécessairement bien assorti, tant pour éviter la censure de la Commission médicale que pour satisfaire aux exigences des médecins et soutenir la concurrence avec ses confrères.

« Le médecin aura moins d'ordre, moins de soin de son assortiment, parce que les mêmes raisons n'existent pas pour lui. Enfin, le médecin, placé entre son devoir et ses intérêts, n'hésitera jamais : ainsi, il ne s'approvisionnera pas convenablement, soit pour ne pas s'exposer à la détérioration de ses drogues, soit afin de ne pas perdre l'intérêt d'un capital.

« Quand ses médicaments seront gâtés ou détériorés, il ne les sacrifiera pas et les prescrira tels qu'il les trouvera. Il ne s'approvisionnera pas de substances de première qualité, l'élévation des prix diminuerait les bénéfices. Si quelque médicament qui lui manque devient nécessaire, il le remplacera par un autre, trouvant facilement une raison pour mettre sa conscience en repos. Enfin il prescrira beaucoup pour se débarrasser de ses drogues, et à un prix tellement élevé que, n'exigeant rien pour son avis ou pour sa visite, et se donnant ainsi un air de générosité vis-à-vis des bonnes gens dont il exploite la confiance, il fera d'énormes bénéfices.

« Et puis, qui préparera, qui délivrera les médicaments pendant les absences si fréquentes du médecin? Un domestique. Qui examinera les drogues délivrées? Personne. Le malade n'aura donc aucune espèce de garantie contre les erreurs possibles et la mauvaise foi de son livrancier.

« Par ces motifs, la Commission juge que l'art. XI de la loi du 12 mars 1818 doit être modifié, et que la défense à faire aux médecins de vendre des médicaments doit être exprimée comme il suit : La vente des médicaments est interdite aux médecins sous quelque prétexte que ce soit.

« Une mesure dont nous nous promettrions le plus heureux effet serait l'abolition du libre exercice de la profession de pharmacien, et la fixation du nombre des officines dans chaque arrondissement ou district. Cette proposition peut, au premier abord, sembler malsonnante, inconstitutionnelle, attentatoire aux droits dont les citoyens doivent jouir; mais un examen calme et impartial prouve que cette mesure ne serait entachée d'aucun de ces vices et qu'on en obtiendrait les plus heureux résultats. » (Avis du 20 janvier 1834.)

III. COMMISSIONS MÉDICALES LOCALES.

Commission de Bruxelles.

« Afin de rendre l'exercice de la pharmacie uniforme dans toutes les parties du royaume, on devrait établir par les soins des Commissions médicales provinciales, des officines dans toutes les communes rurales où elles seraient jugées nécessaires. Les pharmaciens qui viendraient se fixer dans ces communes, auraient la fourniture des médicaments destinés aux pauvres, et ils recevraient, en outre, un traitement à charge de la commune, de la province et de l'État. » (Avis du 29 avril 1834.)

Commission de Vilvorde.

La loi du 12 mars 1818, donne aux docteurs en médecine la faculté de vendre des médicaments à leurs malades, partout où il n'existe pas de Commission médicale locale. Cette disposition nous paraît injuste, parce que les pharmaciens sont loin d'être favorisés à l'égal des autres hommes de l'art. Ne conviendrait-il point de spécifier que les médecins et les chirurgiens ne pourront pas débiter de médicaments dans les localités où il y aurait une officine ouverte? (Avis du 25 novembre 1833.)

Plus tard, dans ses séances du 28 février, des 1er et 28 mars et du 26 juin 1842, l'Académie royale de médecine décidait que *toutes les branches de l'art de guérir*, CELLE DE LA PHARMACIE EXCEPTÉE, pourraient être exercées cumulativement.

Devant toutes ces décisions des corps savants, il est surprenant qu'aucune modification n'ait été apportée depuis longtemps à la loi qui nous régit. Car si la médecine et la pharmacie concourent au même but, la santé, il faut qu'elles se respectent dans leurs attributions réciproques. La moralité veut qu'au milieu de la plus cordiale entente, elles vivent en séparant complétement leurs intérêts et en s'honorant d'une mutuelle estime. Cette estime sera d'autant plus sérieuse et durable que la séparation sera plus complète.

L'indépendance des deux professions vis-à-vis l'une de l'autre mettra à néant ces complaisances, ces prétentions réciproques qui font souffrir l'homme de cœur (1).

Mais il y a d'autres empiétements dont la pharmacie est victime, et qui sont cause qu'elle est tombée dans un si grand état d'aberration.

(1) Genevoix.

Des ÉPICIERS vendent journellement des substances médicamenteuses du domaine de la pharmacie, quelques-uns même débitent des *remèdes secrets.*

Des CONFISEURS en gros envahissent notre domaine en vendant des *pastilles vermifuges d'ipécacuana*, *d'althéa*, des *sirops antiscorbutiques.*

Les DISTILLATEURS vendent des *eaux vulnéraires*, l'*élixir de longue vie.*

Les COMMUNAUTÉS RELIGIEUSES, persuadées que le temporel ne peut se séparer du spirituel et, comme le dit M. Léon Eschol, que la science vient toute seule aux moines et aux abbesses, se drapent, dit M. Genevoix, du manteau de la charité, avec la bienfaisance pour prétexte et le dévouement pour enseigne, pour annoncer et vendre leurs *eaux des carmes*, les *liqueurs des bénédictins*, etc., etc. C'est ainsi, dit le même auteur, que ces vierges ignorantes, dévouées au Seigneur, font, en dehors des revenus fonciers, des allocations municipales, de la charité privée, font, dis-je, une ressource facile, continuelle, productive : LA PHARMACIE; et, sans hésitation, elles glanent l'épi du pauvre sur les champs non moissonnés de notre domaine (1).

Les PRÊTE-NOMS se multiplient au centre de la capitale,

(1) En France :

1° Avant la révolution, il était formellement interdit aux hôpitaux de vendre des médicaments ;

2° Depuis la révolution, l'administration a, en 1802, en 1840, en 1841, en 1860 et 1861, interdit ce trafic;

3° La jurisprudence, en thèse générale, défend aux personnes non munies d'un diplôme, de posséder une pharmacie en la faisant gérer par un pharmacien ;

4° La Cour de cassation ne fait d'exception en faveur des hôpitaux que parce que leur gestion est soumise au contrôle de l'administration supérieure, qui peut leur interdire la vente des médicaments au dehors.

sous les yeux *presque tutélaires* des commissions médicales!...

D'où viennent tous ces abus?

Cela tient à ce que les instructions du 31 mai sont nulles, pour défaut de publication et absence de sanction pénale (1), et que par là nous sommes en quelque sorte le jouet des décisions arbitraires des tribunaux. Ainsi, les tribunaux de première instance, se faisant forts de la nullité de ces instructions, renvoient ou rejettent les préventions. Les Cours d'appel, au contraire, dans un but de sage prévision, appliquent les pénalités aux infractions à ces arrêtés, comme s'ils étaient de légalité absolue. Je dis que c'est une sage prévision, car, s'il en était autrement, la décision apporterait encore plus de désordres. En effet, nous serions sans réglementation sur l'exercice des diverses branches de l'art de guérir, et chaque praticien ferait son métier en reculant un peu les bornes de ses attributions; en un mot, un diplôme servirait à deux ou trois professions à la fois.

C'est, du reste, ce qui arrive chaque jour : nous ne devons pas aller dans le plat pays pour rencontrer des médecins délivrant des médicaments à leurs malades, nous en rencontrons bien de çà et de là un qui, dans les grandes villes, colporte ses pilules et ses potions en poche. D'un autre côté, nous manquerions de vérité à ne pas dire que les pharmaciens, sans rendre visite aux malades, trouvent cependant, dans leur art, l'occasion de traiter bien souvent des maladies.

Mais à qui la faute? A la loi elle-même, dont l'art. 17 autorise les pharmaciens à vendre et à offrir en vente des médicaments composés sous quelque dénomination que ce soit.

Si nous regardons comme nulles les instructions du 31 mai,

(1) Voir pages 162 et 183.

nous pouvons préparer et vendre tous les médicaments qui nous sont demandés, sans qu'il soit besoin de prescription de médecin, pourvu que nous en connaissions la formule (1), qu'ils soient composés ou non; ce droit dérive de notre diplôme (2), pourvu toutefois qu'ils ne s'agisse pas de remèdes secrets ou de substances vénéneuses ou soporifiques.

Mais, au contraire, si nous admettons la légalité de ces instructions, alors l'art. 2 de celle qui nous concerne nous défend formellement de *faire des recipe*, ou de faire prendre de notre autorité des médicaments aux malades. En un mot, si l'art. 17 de la loi générale nous a autorisés à préparer des remèdes composés, elle y a mis une condition, qui est de nous conformer à l'art. 2 de l'instruction pour les apothicaires, qui veut que nous ne les préparions que d'après les prescriptions faites par les docteurs en médecine.

Laquelle des deux opinions faut-il suivre? Ainsi ballottés, nous tergiversons dans nos devoirs et nous ne savons comment tenir notre ligne de conduite.

Les commissions médicales avaient ici un devoir à remplir, c'était celui de s'adresser à l'administration supérieure, du ressort de laquelle elles dépendent, afin, d'une part, de démontrer les abus qu'entraînerait l'annulation des instructions du 31 mai, et d'autre part de prouver la nécessité qu'il y avait de fixer l'opinion des tribunaux. Nous n'aurions point vu alors les uns, enhardis par l'impunité, s'enrichir à l'aide d'un trafic contraire à ce qui leur avait été permis, et cela aux dépens des autres, dont l'honnêteté et la circonspection leur avaient imposé le devoir de respecter le texte de la loi, et qui, pour ce motif de scrupuleuse probité, n'ont fait que végéter!

(1) Anvers, 1855.

(2) Bruxelles, 6 janvier 1855. *Pasicr.* 1855, 2-91.

DE LA VENTE DES MÉDICAMENTS PAR LES DROGUISTES.

Une profession qui, en raison de son affinité avec la pharmacie, commet presque impunément le plus d'abus, est la *droguerie*.

D'abord la loi ne définit nullement la profession de droguiste. Il est vrai qu'elle semble dire que *ce sont des marchands en gros de matières non susceptibles d'usages médicaux journaliers*. Mais que devons-nous entendre par ces mots de *vente en gros* et de *vente en détail?*

Cette question a souvent embarrassé les plus savants jurisconsultes.

Selon M. Sauveur, la loi du 12 mars 1818 entend par vente en détail non pas la vente par *parcelles* ou au *poids médicinal*, dans le sens de l'art. 33 de la loi du 21 germinal, mais *celle qui est faite directement au consommateur*, abstraction faite de la quantité ou du poids des substances vendues. C'est, dit-il, dans ce sens que la loi hollandaise du 12 mai 1819 sur les patentes a défini le commerce en détail, c'est-à-dire le débit fait aux particuliers, à la pièce, à l'aune, à la livre, etc., en opposition avec le commerce en gros, c'est-à-dire la vente faite aux commerçants et revendeurs. Ce qui nous confirme, ajoute-t-il, dans cette opinion, c'est que la défense qui est imposée aux droguistes de vendre *certaines substances au poids usuel* fait l'objet d'une disposition spéciale, et que les instructions énumèrent d'une manière limitative celles desdites substances qui ne peuvent être débitées en dessous d'un certain poids ou d'une certaine quantité.

Cette opinion est aujourd'hui la seule admissible depuis qu'on a mis en vigueur les poids décimaux dans les pharmacies; car le droguiste ne peut plus objecter qu'il vend au poids décimal et le pharmacien au poids médicinal. Partant de cette idée, le droguiste, et c'est l'esprit des anciennes lois, n'est qu'un marchand en gros de substances naturelles simples susceptibles d'usages *pharmaceutiques* ou *industriels.* C'est du reste dans ce sens que la cour d'Orléans jugea l'affaire de M. Mauprivez, droguiste (1).

(1) « En 1861, l'école de pharmacie constata que M. Mauprivez, droguiste, non reçu pharmacien, fabriquait et vendait des tablettes de calomel, de soufre, d'ipécacuana et de bismuth. Un procès en police correctionnelle lui fut immédiatement intenté, au cours duquel MM. Blondiau, Roche et Colas, pharmaciens de Paris, fabriquant spécialement des pastilles médicinales, intervinrent comme parties civiles. Malgré une expertise confiée à M. Reveil, la huitième chambre et, en appel, la chambre de police correctionnelle acquittèrent M. Mauprivez, en se fondant : 1° sur ce que *les préparations auxquelles il se livrait pour la composition de ses tablettes constituaient une simple opération chimique; 2° sur ce que les tablettes ainsi formées étaient des drogues simples et non des compositions pharmaceutiques.*

« La Cour de cassation, le 3 avril 1862, cassa cet arrêt : « Attendu que « la distinction établie entre les opérations chimiques et les opérations pharmaceutiques implique contradiction dans les termes, à moins d'exclure la « chimie de la pharmacie; qu'elle applique d'ailleurs aux procédés employés « pour la préparation ou la composition des médicaments une distinction qui « n'est pas dans la loi, et qui est d'autant moins admissible que ce que le « législateur a eu en vue, c'est de ne pas laisser au commerce libre les produits destinés à servir de médicaments, quels que soient d'ailleurs les procédés à l'aide desquels on les a obtenus. »

« L'affaire ayant été renvoyée devant la Cour d'Orléans, Me Campenon, avocat de la *Société de prévoyance des pharmaciens de Paris,* demanda l'infirmation du jugement de la 8e chambre, en montrant l'importance des questions qu'il soulève. « Il ne s'agit pas des pastilles saisies, de tel ou tel médicament, dit-il, il s'agit d'un principe! Il s'agit de savoir si la préparation des remèdes officinaux est dans le domaine public, si le diplôme de pharmacien, nécessaire pour débiter des médicaments, n'est plus nécessaire pour préparer ces mêmes médicaments, si enfin on peut établir une distinction entre les opérations chimiques et les préparations pharmaceutiques, quand le résultat est le même : *produire un médicament,* et quand le but est le même : *guérir les malades!* L'article 33 de la loi de germinal an II interdit aux droguistes la *préparation*

On comprend, du reste, que le législateur a voulu interdire, et cela dans l'intérêt de la santé publique, le débit des médicaments par des personnes qui n'offrent pas de garanties, et ceci est d'autant plus vrai que ces garanties il les a recherchées et exigées des pharmaciens, hommes de science auxquels il a accordé la préparation et la vente des médicaments *sous leur responsabilité*.

Mais tout ceci est-il observé? Les droguistes font de la pharmacie au vu et au su de tout le monde. Il y a quelques années, il y avait des pharmaciens-droguistes, aujourd'hui il

et la *composition* des remèdes pharmaceutiques et même la vente des drogues simples *au poids médicinal*.

« Or, que fait M. Mauprivez? Il fabrique, pour les revendre aux pharmaciens, des pastilles qui, d'après le Codex, doivent renfermer une quantité déterminée de calomel, d'ipéca ou de soufre; c'est bien là vendre au poids médicinal, et quand même, pour composer ces pastilles, il n'y aurait pas lieu à des préparations; quand même elles constitueraient un corps simple, cela seul suffirait pour établir la culpabilité de M. Mauprivez. Mais n'est-il pas évident que laver le soufre, piler l'ipéca, réduire le bismuth en sous-nitrate, former par sublimation le protochlorure de mercure, doser les produits ainsi obtenus, les mêler à une quantité précise de sucre et de mucilage, composer ainsi des tablettes inscrites au Codex et douées de vertus thérapeutiques, c'est faire à la fois des préparations et des compositions pharmaceutiques?

« Sur tous ces points la jurisprudence est faite. La Cour de cassation considère le fait de réduire en poudre l'écorce de quinquina comme une préparation pharmaceutique (9 septembre 1813). La Cour de Bordeaux a déclaré (7 juillet 1841) que l'ipéca en poudre et le jalap pulvérisé sont également des préparations pharmaceutiques dont la vente est interdite aux droguistes. Quant au *poids médicinal*, la Cour suprême l'a défini : *la dose dans laquelle un médicament doit être employé* (26 juin 1825).

« Quant à la définition donnée par le tribunal des opérations auxquelles se livre M. Mauprivez, elle ne peut se défendre : toute opération pharmaceutique est forcément chimique, et la pharmacie n'a pas la prétention d'être une science si indépendante des autres. La chimie étudie les lois des corps,

n'y a plus que des *droguistes-pharmaciens*. On ne tient plus compte si c'est ou non au consommateur, si c'est ou non à la livre médicinale que l'on débite ou vend pastilles, sirops, élixirs, onguents, emplâtres, poudres, potions même, tout peut s'obtenir ! Cela a pris une telle tournure de laisser-aller, que nous voyons des médecins envoyer chercher ce dont leurs malades ont besoin directement chez le droguiste !

Voilà, ô législateur, comment on a respecté les dispositions les plus sages de votre esprit !

Mais ce n'est pas seulement la divergence d'opinion qui fait

les compose et les décompose ; la pharmacie applique ces lois à la thérapeutique : c'est la chimie appliquée à l'art de guérir.

« M. Mauprivez, a donc violé la loi, et il n'est que droguiste. Il ne peut vendre que des substances simples en gros. Si l'on avait saisi chez lui du soufre, de l'ipéca, tels que ces deux produits existent dans le commerce, on ne le poursuivrait pas ; mais il a fait subir à des produits naturels une modification qui est attribuée par la loi à la pharmacie exclusivement : de là les poursuites, de là ce long procès qui intéresse au plus haut point tous les pharmaciens, de là enfin la nécessité d'une condamnation sévère.

« Me Grandmanche, avocat de M. Mauprivez, a soutenu qu'en ajoutant du sucre, de la quinine, substances sans vertus thérapeutiques, à des substances simples comme l'ipéca et le soufre, son client n'était pas sorti des attributions du droguiste, qui peut librement vendre toutes les substances simples. Le droguiste a bien le droit de purifier des substances de ce genre ; car que vendrait-il ? la nature ne produit pas de drogues. Il a ajouté que M. Mauprivez ne vendait point au *détail*, ne livrait rien aux *malades*, et que par poids décimal, la loi a entendu le débit dans les quantités et pour l'usage thérapeutique. Enfin, quel danger court la société ? M. Mauprivez fabrique pour des pharmaciens. C'est donc sous le couvert d'un diplôme que tous ses produits sont livrés au commerce.

« La Cour d'Orléans n'a pas admis ce système, que la Cour de cassation avait du reste repoussé. Elle s'est rangée à l'opinion de la Cour suprême en adoptant les principes que celle-ci avait posés dans l'arrêt relaté plus haut, et a confirmé le jugement de la 8e chambre, en condamnant M. Mauprivez à l'amende et à des dommages-intérêts vis-à-vis des parties civiles. »

BOUCHARDAT, *Répertoire de pharmacie*, 1863.

que cette loi véreuse est depuis si longtemps ravalée et qui, en permettant tacitement ces ventes, ces débits sans pudeur, sont la cause de la décadence de notre art; c'est encore son texte bien explicite.

Cherchant toujours l'intérêt de la santé publique, le législateur interdit, à l'art. 16 de la loi générale, toute vente de substances vénéneuses ou soporifiques, si ce n'est *sur une ordonnance écrite et signée d'un praticien ou d'une personne connue.* La même obligation nous a été renouvelée à l'art. 7 de l'*instruction pour les apothicaires*. L'art. 6 de la même instruction nous prescrit de conserver en lieu sûr et fermé à clef les poisons violents; pareille recommandation est faite aux droguistes aux art. 8 et 9 de l'instruction qui les concerne.

D'un autre côté, la loi, tout en continuant à défendre aux pharmaciens le débit *en détail* de ces substances dangereuses, permet aux droguistes, par ses dispositions du 13 mai 1818, de délivrer librement :

L'euphorbium, la scamonée, la stramoine, l'opium, la jusquiame, la noix vomique, la coloquinte, l'aconit, la belladone, la ciguë, la sabine, PAR 90 GRAMMES A LA FOIS; *la cantharide,* PAR 45 GRAMMES; *l'arsenic blanc, l'arsenic noir, le sublimé corrosif, l'oxyde rouge de mercure,* PAR 120 GRAMMES.

Par conséquent, plus dangereuse est la substance, plus il est facile de s'en procurer de grandes quantités!

DE LA PRESCRIPTION ET DE LA VENTE DES REMÈDES SECRETS ET DES SPÉCIALITÉS DE PRODUITS PHARMACEUTIQUES.

Nous avons vu, sous l'empire des lois françaises, que le gouvernement, afin d'empêcher le charlatanisme d'imposer un tribut à la crédulité ou d'occasionner des accidents funestes en débitant des drogues sans vertu ou nuisibles à la santé, fit enlever, par le décret impérial du 18 août 1810, les autorisations qui avaient été accordées par la loi du 21 germinal an XI et par le décret du 25 prairial an XIII pour la vente des remèdes secrets.

Ce décret du 18 août avait été nécessité par le désordre qui s'était établi dans le domaine de l'art de guérir, désordre causé par ces hordes d'empiriques qui assiégeaient les places publiques.

Dès lors, les remèdes nouveaux furent soumis à l'examen d'une commission spéciale composée de professeurs chargés d'en apprécier l'importance et de fixer l'indemnité qu'il convenait de payer à l'inventeur, après quoi la formule était rendue publique.

Plus tard, une ordonnance de police du 21 juin 1828 régla tout ce qui avait rapport aux remèdes secrets.

Cette disposition du gouvernement français était des plus logiques; car pour qu'un pharmacien soit responsable d'un médicament qui sort de chez lui, il faut au moins qu'il l'ait préparé lui-même ou fait préparer sous sa responsabilité : c'était ce qu'exigeait la loi.

En rendant publique la formule des nouveaux médicaments, on propageait les progrès de la science et on facilitait ainsi l'obtention de ces produits dans toutes les pharmacies.

En indemnisant les inventeurs, le gouvernement excitait l'émulation des hommes dévoués à la science.

Eh bien, le croirait-on, ces sages mesures furent omises dans la loi du 12 mars 1818, qui ne parle pas des remèdes secrets.

C'est devant cette lacune que, jusqu'en 1848, les cours judiciaires de Belgique regardèrent l'art. 36 de la loi du 21 germinal comme étant encore en vigueur dans le pays.

Ces décisions s'appuyaient sur ce que la loi du 12 mars n'offrant que quelques dispositions générales susceptibles d'être complétées, elle n'abrogeait donc pas les prescriptions antérieures avec lesquelles elle pouvait se concilier, et qu'elle ne contenait aucune disposition exclusive de la prohibition des remèdes secrets, et que ces lois étaient conciliables.

Mais en 1854, la jurisprudence belge modifia ses opinions en abrogeant l'art. 36 de la loi du 21 germinal. Elle s'appuyait cette fois sur ce que, avant la réunion de la Belgique à la Hollande, chacun des pays avait une législation séparée, et sur ce que, après la réunion, le gouvernement uni institua deux commissions chargées en termes exprès de revoir toutes les lois et ordonnances relatives à l'art de guérir dans le nouveau royaume, et l'autre chargée de rédiger une nouvelle pharmacopée commune à tous.

On ne prit pas garde au texte de l'arrêt, on ne vit que l'abrogation de la loi de germinal, et les commissions médicales jugèrent bon de permettre la vente des remèdes secrets sans restriction, attendu que la loi du 12 mars 1818 n'en faisait aucune mention.

Dès lors la fourberie et le mensonge engendrèrent bientôt des produits médicinaux à effets merveilleux, et la Belgique est aujourd'hui inondée de produits étrangers.

Cependant l'arrêt de la cour de cassation du 28 avril 1855, en levant la défense faite aux pharmaciens de vendre des remèdes secrets, portait que c'était à la condition qu'ils se conformassent aux instructions contenues dans les règlements pour les apothicaires du 31 mai 1818, aux termes desquels il leur est enjoint, d'un côté, de préparer eux-mêmes ou de faire préparer sous leur surveillance les compositions chimiques ou pharmaceutiques, et d'un autre côté, de se garder de donner une préparation pour une autre, quand même il n'en résulterait aucun inconvénient (1).

(1) *Belg. jud.*, 1866, 1583.

Du moment que la cour de cassation, en abrogeant l'art. 36 de la loi du 21 germinal, nous imposait les arrêtés du 31 mai 1818, il n'était plus question de songer à la vente des remèdes secrets, et il est difficile de comprendre comment il a pu se faire qu'ils aient été tolérés si longtemps, lorsqu'il ressort du texte de la loi que les médecins eux-mêmes ne peuvent les prescrire.

En effet, l'art. 12 de l'*instruction pour les docteurs* leur impose l'obligation de veiller à la bonne qualité et préparation des médicaments fournis à leurs malades par les pharmaciens.

Les art. 13 et 14 prescrivent aux docteurs en médecine *d'écrire lisiblement à l'encre les médicaments et les quantités, et de désigner le dispensaire ou la pharmacopée qui comprend les médicaments qu'ils prescriraient autres que ceux que l'on trouve dans la pharmacopée reconnue par le gouvernement.*

Ces mêmes instructions ont été renouvelées à l'art. 4 de l'arrêté du 28 décembre 1859 sur l'introduction de la nouvelle pharmacopée, où il est dit : *S'ils* (*les médecins*) *désirent que le remède soit autrement préparé, ils en donnent la formule dans l'ordonnance ou bien ils indiquent la pharmacopée où elle se trouve.*

Par conséquent, si les docteurs en médecine doivent écrire leurs *recipe* ou nous indiquer les ouvrages d'après les formules desquels nous devons préparer les médicaments qu'ils prescrivent à leurs malades, il ne peut être question de remèdes secrets, mais bien de remèdes connus.

Mais ce qui va nous servir de corollaire à ceci, ce sont les *instructions pour les apothicaires*. Ainsi l'art. 2 nous défend de faire des *recipe* et de faire prendre de notre autorité des médicaments aux malades. En un mot, on nous défend de nous immiscer dans la médecine.

En admettant la légalité de la vente des remèdes secrets par les pharmaciens, cet article n'a plus de raison d'être, car le médecin devient superflu. En effet, à l'aide de l'annonce qui accompagne toujours le remède, le malade trouvera tous les renseignements désirables, ce prospectus d'accompagnement indiquant parfaitement toutes les vertus du spécifique ainsi que toutes les méthodes de s'en servir. De cette façon, sans s'en douter, le pharmacien exerce la médecine, il peut même l'exercer avec la plus grande publicité, l'ANNONCE ! Mais voyez quelle médecine dangereuse, il ne connaît pas à quel mal il a affaire et il délivre un remède qu'il ne connaît pas !

Je demande maintenant quel mal plus grand on trouve, quel danger plus sérieux une personne court à recevoir d'un pharmacien un médicament composé par lui-même et dont il connaît par conséquent la composition, l'usage et le mode d'emploi? Cependant cela nous est défendu comme constituant un délit à l'exercice de l'art de guérir.

D'après ce système, nous pouvons vendre des médicaments préparés par d'autres, mais nous devons refuser ceux préparés par nous-mêmes. Voilà au moins un nouveau brevet qu'on nous accorde, l'INCAPACITÉ !

Ceci est si vrai que, tandis que nos produits pharmaceutiques belges sont soumis aux plus grandes formalités pour entrer en France (1), les mêmes produits d'origine française, au contraire, peuvent librement entrer en Belgique.

Mais cette hypothèse est en contradiction flagrante avec l'art. 4 de l'instruction pour les apothicaires, portant : *Les apothicaires prépareront* EUX-MÊMES *ou feront préparer sous*

(1) Circulaire du préfet de police du 22 septembre 1824, ordonnance de police de France du 21 juin 1828 et loi du 27 mars 1817. D'après cette loi, les médicaments composés *autorisés* payent vingt pour cent à l'entrée du royaume ; les autres sont prohibés.

leur SURVEILLANCE *et* RESPONSABILITÉ *les* ORDONNANCES *des docteurs en médecine, les prescriptions chirurgicales des chirurgiens et les* COMPOSITIONS CHIMIQUES *et* PHARMACEUTIQUES ; *ils se garderont surtout de donner une préparation pour une autre, quand même il n'en résulterait aucun inconvénient.*

Voilà donc un article qui nous prescrit de *préparer nous-mêmes* ou de faire préparer sous *notre surveillance et responsabilité*, non-seulement les *prescriptions* des docteurs en médecine, mais encore toutes les compositions *chimiques* et *pharmaceutiques*. Comment pourrions-nous préparer un médicament, et comment pourrions-nous le faire préparer sous notre responsabilité si nous n'en connaissions pas la formule ou si le médecin ne nous la donnait pas?

Il ressort évidemment de tout ceci que le législateur a fait reposer la sécurité publique sur la responsabilité des médecins et des pharmaciens.

En effet, le médecin est responsable de la vie de son malade, le pharmacien est responsable de ses médicaments, et sa responsabilité n'est que partiellement couverte (et nous verrons après pourquoi) par la recette du médecin, que l'art. 13 de l'instruction pour les apothicaires leur prescrit de conserver dix ans. Le médecin doit se couvrir par la certitude de l'exacte préparation des médicaments qu'il a prescrits.

Supposons maintenant, devant ces dispositions, qu'un médecin prescrive des remèdes secrets. Comment va-t-il pouvoir acquérir la certitude que ces préparations dorées, argentées, etc., venant de l'étranger et préparées Dieu sait par qui et comment, remplissent les conditions de bonnes qualité et préparation exigées par la loi?

Le médecin ne connaît pas ces produits, attendu qu'ils sont secrets. Est-ce le cachet de l'inventeur revêtant l'enveloppe du produit qui va lui donner cette garantie? Mais on sait que dans les fabriques de cette nature il y a vingt ou trente cachets servant à autant de personnes inaptes à la pharmacie et qui cependant préparent ces produits. Est-ce ainsi que la loi l'entend lorsqu'elle prescrit que les médicaments seront préparés sous la *surveillance* et *responsabilité* du pharmacien?

Supposons, d'un autre côté, qu'un empoisonnement arrive à l'aide d'un de ces produits mal préparé. Le premier acte du médecin sera d'en déverser la cause sur le pharmacien; mais sur lequel? Sera-ce sur celui qui l'aura préparé ou sur celui qui l'aura vendu? Évidemment ce sera sur celui qui l'aura vendu, car je doute que l'étranger pût être justiciable en Belgique dans ces conditions. Il est de toute évidence, d'après l'esprit de la loi, que celui qui l'aurait vendu serait responsable, et d'autant plus qu'il ne l'aurait pas préparé lui-même selon qu'il lui aurait été prescrit, ensuite parce qu'il aurait délivré un produit tel qu'il aurait occasionné la mort. Le pharmacien belge, dans ce cas, aurait beau prétexter, nous semble-t-il, que telle a été la prescription du médecin, il resterait responsable au point de vue de garantie que la loi a cherché. La preuve en ceci est si claire que l'article 10 de l'instruction pour les apothicaires dit : « Si un apothicaire *découvrait* ou *soupçonnait* qu'un docteur en médecine, etc., se fût *trompé* dans sa prescription par une seule faute d'écriture ou autrement, *il sera tenu* de se rendre auprès du docteur en médecine pour en apprendre les instructions, sans pouvoir changer de son propre mouvement l'erreur qu'il aurait soupçonnée. »

La même recommandation nous est faite, page 369 de notre *Pharmacopée*, à la suite du tableau des doses *maxima* des médicaments héroïques, où il est dit : « Dans le cas où les médicaments compris dans le tableau précédent auraient été prescrits par le médecin, pour l'usage intérieur, à des doses plus fortes que celles qui y sont indiquées, le pharmacien ne devra délivrer la dose prescrite que lorsque le médecin l'aura soulignée ou fait suivre du signe !. Si cette précaution avait été omise, le pharmacien devra, pour prévenir toute erreur, demander une nouvelle indication au médecin, et en attendant que celui-ci ait prononcé, il ne donnera que la dose désignée au tableau en remplacement de celle qui avait été prescrite. »

Il en est de même pour *les spécialités de produits chimiques*. Que nous les achetions à l'étranger ou non, nous en sommes responsables. La *Pharmacopée* nous le dit en toutes lettres à la page O de sa préface : « Les pharmaciens ayant renoncé à préparer eux-mêmes *certains médicaments composés*, parce qu'ils se les procurent à des prix plus avantageux dans les fabriques de produits chimiques, il nous a paru que nous pouvions décrire sommairement les procédés de préparation de la plupart de ces produits, *sauf à indiquer, avec les soins nécessaires, les moyens de s'assurer de leur pureté ou de leur bonne préparation*. Nous avons attaché une grande importance à l'indication des caractères distinctifs des médicaments et des moyens propres à déceler leurs falsifications. *Cette marche nous a été dictée tant par l'intérêt des pharmaciens et des médecins que par l'utilité de donner à la société les garanties qu'elle est en droit d'avoir sous ce rapport.* »

Mais le médecin a-t-il le droit de prescrire ces sortes de produits chimiques, en exigeant, comme preuve de bonne qualité, le cachet du spécialiste? Évidemment non, car il nous ferait violer l'art. 4 de nos instructions en même temps que celle contenue dans la pharmacopée, qui nous prescrit d'analyser les produits chimiques pour nous assurer de leur pureté, *afin de donner à la société les garanties* dont elle parle.

Après ceci, voyez quelle homogénéité de compréhension de la loi il y a dans les diverses commissions médicales provinciales.

Dans certaines provinces, les commissions médicales, sortant de leur rôle *habituel* (passif), font poursuivre et condamner les pharmaciens pour la vente des remèdes secrets. Dans d'autres provinces, au contraire, non-seulement les pharmaciens les annoncent et les vendent impunément, mais encore les membres des commissions médicales les prescrivent et les vendent !

Il y a certainement dans tout ceci, non-seulement une question d'intérêt professionnel, mais encore une question de principes qu'il est urgent de résoudre, conformément aux règles de l'équité, de la justice et de l'égalité devant la loi.

Mais il y a encore la question de la sécurité publique que nous devons voir dans ces sortes de remèdes. Ainsi nous avons vu de ces médicaments annonçant renfermer du *quinquina rouge*, par exemple, et que l'analyse prouvait qu'ils n'en contenaient *aucune trace ;* d'autres indiquant qu'ils avaient pour base du *calomel*, lorsque, au contraire, ils renfermaient du *sublimé corrosif !* Quelle garantie pour la société !

DE LA CESSION DES BREVETS D'INVENTION DE REMÈDES (1).

La loi du 21 germinal n'accorde qu'aux pharmaciens le droit de préparer et de vendre des médicaments, et celle du 19 ventôse an XI stipule que les médecins et les officiers de santé auront seuls le droit d'en prescrire ; d'un autre côté, la loi du 25 mai 1794 sur les brevets d'invention établit : 1° que

(1) La loi du 28 mars 1817 de France, dans son article premier, déclare, au paragraphe relatif aux médicaments composés, que « ceux dont l'école de pharmacie reconnaîtra la nécessité ou l'utilité et dont elle déterminera le prix commun, payeront à l'entrée du royaume la valeur de vingt pour cent. Tous les autres, qu'ils soient tarifés ou non, sont prohibés. »

(*Pandectes pharmaceutiques.*)

tout concessionnaire d'un brevet a le droit privatif de composer, vendre, débiter et faire vendre et débiter par des commettants les produits de son invention ; 2° que tout brevet est accordé sans examen préalable, le gouvernement, par le brevet, n'entendant garantir en aucune manière ni la priorité, ni le mérite, ni le succès de l'inventeur. Or, disait l'Académie de médecine, en 1829, en réponse au ministre du commerce, ces obligations sont contradictoires. S'il a été sage d'imposer à la préparation, à la vente et à la prescription des médicaments les restrictions imposées par les lois des 21 germinal et 19 ventôse an XI, il est impossible d'accorder pour des médicaments des brevets d'invention, en vertu desquels les concessionnaires de ces brevets pourraient les vendre et faire vendre à leur gré et sans qu'il ait été fait un examen préalable qui garantisse au moins leur innocuité.

D'ailleurs l'art. 9 de la loi du 25 mai 1791 déclare que tout cessionnaire d'un brevet obtenu pour un objet que les tribunaux auraient jugé contraire aux lois du royaume ou à la sûreté publique sera déchu de son brevet sans indemnité. Or un brevet pour médicaments sans examen est contraire au décret du 25 prairial an XIII et à l'ordonnance royale du 20 décembre 1820 ; il est donc de plein droit frappé de déchéance. C'est ce qui a été jugé, en 1832, par le tribunal de police correctionnelle de la Seine. Or les lois des 7 janvier et 25 mai ne sont pas les seules qui aient été rendues sur les brevets, disait le ministre de l'intérieur, M. Becquey, dans sa circulaire du 1er juillet 1817. Il en existe une autre, sous la date du 20 septembre 1792, qui défend d'accorder des titres de cette espèce pour des objets autres que ceux relatifs aux arts. Des demandes de brevets pour des opérations financières et commerciales ont donné lieu à cette défense. Le décret du 18 août 1810 défend également de délivrer des brevets pour les objets qui rentrent dans la classe des *remèdes secrets*.

DES PRÊTE-NOMS.

Prêter son nom ou plutôt son titre, pour une personne reçue pharmacien, c'est concéder les droits acquis par des études spéciales constatées par des examens publics et par l'obtention d'un diplôme. En général, ceux qui transmettent ainsi leur titre à des personnes ou tout à fait étrangères à la pharmacie ou exerçant une profession qui a des points de contact avec cette science, sont des jeunes gens nouvellement reçus, dépourvus des moyens de s'établir à leur propre compte, ou bien encore des pharmaciens autrefois établis, mais ruinés, ou abandonnant la carrière qu'ils ont parcourue.

La loi du 21 germinal an XI ne contient aucune disposition qui prohibe explicitement ou implicitement la gestion d'une pharmacie par un pharmacien *prête-nom*. La loi du 12 mars 1818 n'en parle pas davantage.

Mais il est de principe que lorsqu'une législation nouvelle ou même une suite de législations n'a pas prévu les cas qui se présentent, il faut recourir aux lois antérieures. C'est ce qui a eu lieu en France où la question des prête-noms a été plusieurs fois soulevée et que nous trouvons consignée dans les *Pandectes pharmaceutiques*.

Vu l'omission des prête-noms dans la loi du 21 germinal an XI, les jurisconsultes français ont eu recours à l'art. 2 de la déclaration royale du 25 avril 1777, portant : « Lesdits privilégiés, titulaires de charges, et qui à ce titre sont réunis, ne pourront se qualifier de maîtres en pharmacie, et avoir laboratoire et officine à Paris que tant qu'ils posséderont et *exerceront personnellement leurs charges*, toute *location ou cession de privilége* étant et demeurant interdite à l'avenir, sous quelque prétexte et à quelque titre que ce soit. »

L'art. 19 des lettres patentes du 10 février 1780 porte en

outre : « Aucun des maîtres composant le collége de pharmacie ne pourra, sous quelque prétexte que ce soit, avoir de société ouverte qu'avec les maîtres de ladite profession. »

Il appert donc de ceci que la location d'un diplôme est prohibée : donc les prête-noms ne peuvent exercer, s'il est prouvé qu'ils ne sont que prête-noms.

Les jurisconsultes français s'appuient encore sur l'art. 25 de la loi du 1er brumaire, qui déclare les *patentes personnelles*, et l'art. 37 de la même loi qui confère à l'autorité le droit de faire exhiber la patente; puis, combinant ce qui précède avec l'art. 25 de la loi du 21 germinal an XI, qui, dans son premier alinéa, déclare que *nul ne pourra obtenir de patente* pour exercer la profession de pharmacien, ouvrir une officine de pharmacie, s'il n'a été reçu suivant les formes voulues jusqu'à l'époque de la publication de la loi du 21 germinal, ou s'il ne l'est dans une des écoles de pharmacie ou par l'un des jurys, et ils font la conclusion que tout propriétaire d'une pharmacie doit avoir la patente en son nom ; qu'il est tenu de la présenter à la réquisition de l'autorité; enfin que la résidence du pharmacien responsable est obligatoire, car sans cela la garantie serait illusoire, et cette garantie, le législateur a tout fait pour la créer. Les différentes décisions judiciaires abondent également dans ce sens (1).

(1) Un arrêt de la Cour de cassation, du 10 juillet 1835, démontre l'obligation de la résidence du pharmacien.

Le sieur B..., pharmacien, était remplacé dans son officine. Quant à lui, il était marié, résidait et exerçait ses droits civiques dans une autre ville. L'élève, nommé S..., fut poursuivi, mais relaxé par le motif que le sieur B..., pharmacien titulaire, ne faisait que des absences plus ou moins fréquentes. Pourvoi fut formé contre cette décision par le sieur R..., pharmacien et partie civile, et la Cour, d'après le rapport de M. le conseiller Rives et la plaidoirie de Me Chauveau, avocat de la partie civile, a cassé le jugement

Les auteurs des *Pandectes pharmaceutiques* ajoutent que la législation actuelle est loin de fournir des armes assez puissantes contre les prête-noms; en effet, on se mettra à l'abri des poursuites en prenant la patente et le bail en son nom, au besoin même le véritable propriétaire fera avec son prête-nom un acte de société fictif. Comment alors découvrir la fraude?

Ces sortes de pharmaciens hybrides ne laissent pas cependant que d'exposer la société entière, car le pharmacien répondant, non-seulement se fait payer, mais il pose encore, le plus souvent, une condition de liberté qui est celle de ne pas devoir être obligé de cohabiter avec son associé. De cette façon, peu soucieux de ses devoirs, il laisse entre des mains inexpérimentées la santé publique. En supposant même que le prête-nom prenne à cœur le soin de l'officine qu'il gère, ne va-t-il pas souvent trouver sa liberté d'action entravée par les intérêts mis en jeu de son associé? En un mot, ce dernier

attaqué, en se fondant sur ce que la résidence était l'une des obligations les plus impérieuses des pharmaciens.

A Rouen, le ministère public a eu recours, en partie du moins, au moyen que le conseil d'État avait indiqué pour empêcher la double gestion; il a mis en cause l'élève en pharmacie, et au lieu de mettre en dehors le pharmacien porteur de diplôme, il l'a attaqué comme complice, fournissant les moyens d'éluder la loi du 21 germinal. M. L...., élève en pharmacie, s'était d'ailleurs présenté comme véritable propriétaire de l'officine ouverte : les deux inculpés, M. L... et le pharmacien considéré comme prête-nom, furent condamnés par le tribunal correctionnel, le 26 septembre 1836. Confirmé en appel, le 22 octobre 1836. (*Pandectes pharmaceutiques.*)

La convention par laquelle un pharmacien vend son fonds à un individu non encore admis à exercer cette profession, sous la condition que, pendant un certain temps et jusqu'à ce que l'acquéreur puisse être reçu pharmacien, le fonds vendu continuera d'être exploité sous le nom du vendeur, mais sans sa participation, est nulle, comme contraire à l'ordre public. (*Id.*)

ASSOCIATION ENTRE UN PHARMACIEN ET UN ÉTRANGER. — En 1852,

l'autorisera-t-il à acheter, préparer, ou même repréparer tel médicament que son devoir et la loi lui indiqueraient? Le pharmacien ne se verra-t-il pas souvent obligé de trahir les devoirs de sa conscience pour plaire à son associé qui le paye et qui ne voit que ses intérêts et non ceux de la société qui lui a livré sa confiance?

C'est en présence de la lacune qu'offre la loi du 12 mars 1818, quant aux prête-noms, et en ayant présent à l'esprit le danger public, que le corps pharmaceutique belge, s'étant adressé à M. le ministre de l'intérieur pour lui démontrer les abus de ces sortes d'associations fictives, reçut de ce haut fonctionnaire la réponse suivante, par l'entremise des gouverneurs de province.

Bruxelles, 14 novembre 1858.

« Monsieur le gouverneur,

« On m'a soumis la question de savoir si une pharmacie peut être légalement gérée par un pharmacien qui, soit qu'il

M. Rebillon, pharmacien, s'était associé M. Gautherin, étudiant en médecine, pour l'exploitation de son fonds. M. Gautherin avait versé 12,000 fr. M. Rebillon, possesseur du diplôme, était seul gérant, et les profits étaient partagés par moitié. Au bout de quelques années d'association, M. Gautherin est mort, et l'associé survivant a voulu liciter avec les héritiers. Mais mademoiselle Gautherin, seule héritière de son frère, a répondu à la demande de licitation par une action en nullité de la société et en restitution des sommes versées par M. Gautherin.

Me A. Gervais a soutenu cette demande. Il invoque les règlements antérieurs à 1789, qui interdisaient formellement l'association ; la loi de germinal an XI, loin de les abolir, a entendu les confirmer. Les arrêts de la Cour de cassation de 1859 et 1860 ont décidé avec raison que la loi de l'an XI avait entendu étendre et non diminuer les garanties de la santé publique. Il y a lieu d'assimiler absolument les associations de cette nature à celles qui se forment pour l'exploitation d'une charge d'agent de change.

Me Bétotaud maintient au contraire que la distinction du titre et de la

n'habite pas la localité où la pharmacie est établie, soit qu'il doive ses soins à une autre officine, se trouve dans l'impossibilité de surveiller par lui-même la préparation et le débit des médicaments.

« D'après les dispositions en vigueur sur l'exercice de la pharmacie, j'estime, Monsieur le gouverneur, que cette question doit être résolue négativement.

« En effet, l'art. 17 de la loi du 12 mars 1818 porte qu'aucun médicament composé, sous quelque dénomination que ce soit, ne peut être vendu ni offert en vente que par des personnes qui y sont autorisées, à peine d'une amende de 12 florins. D'un autre côté, les art. 18 et 19 de la même loi comminent des peines contre toutes personnes qui exercent une branche quelconque de l'art de guérir pour laquelle elles

clientèle, repoussée par la jurisprudence pour les offices, parce que les offices sont chose qui n'a rien de commercial, ne peut être mise en question lorsqu'il s'agit d'une pharmacie, où le fonds de commerce a une existence distincte et palpable. La loi de germinal an XI est la seule qui régisse aujourd'hui la pharmacie; elle a aboli tous les règlements antérieurs. L'intérêt public exige des garanties, mais ces garanties existent quand le titulaire du diplôme est seul, comme dans l'espèce, à la tête de la pharmacie.

Mais le tribunal, conformément aux conclusions de M. l'avocat impérial Laplagne-Barris, a statué en ces termes :

« Attendu qu'aux termes de la loi du 21 germinal an XI, nul ne peut ouvrir une pharmacie s'il n'est porteur d'un diplôme; qu'il résulte de cette prohibition combinée avec les termes des articles 26 et 30 de la même loi, et avec les articles 1, 2 et 6 de la déclaration du 25 avril 1777, et aussi avec tous les décrets et dispositions qui ont réglé la matière, que l'exploitation d'une pharmacie ne peut être l'objet d'une association commerciale;

« Que, en effet, s'il en était autrement, les garanties prescrites par la loi dans l'intérêt de la santé publique cesseraient d'exister; que le titulaire breveté perdrait son indépendance, et qu'il pourrait être à la merci de l'esprit de lucre et de la cupidité de ses associés ;

« Déclare nulle et de nul effet l'association ayant existé entre Rebillon et

ne sont point autorisées, ou qui l'exercent d'une manière qui n'est pas conforme à leur autorisation.

« Or, les pharmaciens légalement diplômés ont seuls qualité, aux termes de la loi en vigueur, pour exercer la pharmacie. Ils ne peuvent point abandonner à d'autres la gestion de leur officine.

« Le débit des poisons et des substances médicamenteuses a été soumis à des conditions exceptionnelles, dans l'intérêt de la santé publique. Si un pharmacien pouvait exercer par délégation, la société serait exposée à tous les dangers contre lesquels le législateur a voulu la garantir.

« A cet égard, l'art. 4 de l'instruction pour les pharmaciens, approuvée par arrêté royal du 31 mai 1818, est encore plus explicite que la loi même. Il statue que les pharmaciens doivent préparer ou faire préparer sous leur surveillance et

Gautherin, et ordonne la restitution des 12,000 francs versés par Gautherin, avec intérêts de 6 pour cent du jour de la demande. »

(BOUCHARDAT, *Répertoire de pharmacie*, 1862.)

VENTE D'UNE PHARMACIE A UN ÉLÈVE NON DIPLÔMÉ. — La vente faite par un pharmacien de son officine à un individu non pourvu d'un diplôme de pharmacien est-elle valable? Le tribunal de commerce de la Seine a répondu par la négative dans une affaire dont voici l'exposé ainsi que le jugement rendu à son occasion :

Le 20 mars dernier, M. Leret, pharmacien, a vendu son officine à M. Bouzou, élève en pharmacie non pourvu de diplôme.

M. Bouzou a formé devant le tribunal de commerce contre M. Leret, une demande en nullité de la vente et en restitution des sommes par lui versées à valoir sur le prix de cette vente, en se fondant sur ce que, n'étant pas reçu pharmacien, il ne pouvait exploiter par lui-même l'établissement.

De son côté, M. Leret a formé contre M. Bouzou une demande en payement de deux termes échus du prix de la vente.

Sur les plaidoiries de Me Delaloge, agréé de M. Leret, et de Me Fréville, agréé de M. Bouzou, le tribunal a statué en ces termes :

« Sur la demande de Bouzou contre Leret sur la nullité de la cession :

responsabilité les ordonnances des médecins, les prescriptions chirurgicales et les compositions chimiques et pharmaceutiques.

« Il est vrai que cette même instruction autorise le concours d'élèves pharmaciens; mais, conséquente avec la loi qu'elle avait à réglementer, elle n'a permis cette coopération

« Attendu qu'il est interdit à tout individu non pourvu d'un diplôme de pharmacien d'exploiter une pharmacie; que s'il est vrai que, par conventions intervenues entre les parties le 20 mars 1861, et enregistrées le 20 septembre 1861, Leret, pharmacien en exercice, ait vendu son établissement de pharmacie à Bouzou, élève en pharmacie, il est constant pour le tribunal que ce dernier, lors des conventions, n'était pas pourvu du diplôme qui lui était indispensable pour les exécuter;

« Qu'aujourd'hui encore ce diplôme n'a pas été obtenu par lui, et qu'il se trouve incapable d'exécuter les conventions dont cette incapacité, qui a pu être prévue par les deux parties, entraîne la nullité;

« Sur la demande en restitution des sommes versées à compte sur le prix du fonds :

« Attendu qu'il est établi qu'une somme de 2,050 francs, avec les intérêts y afférents, a été versée par Bouzou à Leret;

« Qu'il y a lieu d'en ordonner la restitution en raison de la nullité de la cession prononcée;

« Sur les demandes de Leret contre Bouzou, les 21 septembre et 18 octobre dernier, en payement de deux sommes, d'ensemble 1,670 fr. 50 c.;

« Attendu que ces deux sommes représentent le montant de deux échéances qui seraient dues par Bouzou pour le prix du fonds dont s'agit; que dès lors il résulte de ce qui précède qu'il n'y a lieu de faire droit à la demande;

« Par ces motifs,

« Déclare nulles les conventions du 20 mars 1861; condamne Leret, par toutes voies de droit et par corps, à restituer à Bouzou la somme de 2,050 fr., avec les intérêts y afférents;

« Déclare Leret mal fondé en sa demande en payement de 1,670 fr. 50 c. l'en déboute et le condamne aux dépens. »

(Bouchardat, *Répertoire de pharmacie*, 1860.)

que sous le contrôle permanent de maîtres diplômés, lesquels, selon l'art. 15, demeurent responsables de toutes les contraventions et abus qui se commettent dans leur officine.

« *Il importe peu, après cela, que la pharmacie appartienne à un associé ou à un mandant de celui qui la gère avec qualité légale ; il ne peut en résulter aucun inconvénient pour la santé publique.*

« Ce que la loi interdit, c'est l'exploitation d'une pharmacie par des personnes non autorisées, avec le concours d'un pharmacien prête-nom.

« Or, je suis informé que les pharmacies établies près de certains hôpitaux ou hospices se trouvent dans ces conditions. Elles sont desservies par des personnes non diplômées, sous la responsabilité de pharmaciens qui n'habitent pas la même localité où elles se trouvent établies, ou qui exploitent pour leur propre compte une officine à laquelle ils prêtent tous leurs soins.

« La responsabilité que les pharmaciens prête-noms assument est complétement illusoire au point de vue des garanties exigées par la loi, en ce qui concerne la préparation et le débit des médicaments. Elle n'a d'autre effet que de couvrir d'une apparence de légalité des arrangements destinés à éluder les plus sages dispositions de la loi, et, dès lors, elle ne saurait justifier le fait que je signale.

« Ce fait constitue évidemment une infraction à la loi, et j'estime, Monsieur le gouverneur, *qu'il est du devoir des commissions médicales* d'en provoquer la répression.

« Je vous prie de communiquer la présente circulaire à la commission médicale de votre province.

« *Le ministre de l'intérieur,*

« CH. ROGIER. »

Cependant, nous appuyant sur la jurisprudence française si souvent invoquée en Belgique, nous trouvons que les cours de cassation ont décidé que :

1° *Nul ne peut ouvrir une officine de pharmacien s'il n'est à la fois* PROPRIÉTAIRE DU FONDS *et muni d'un diplôme de pharmacien.*

2° *Qu'il faut que la* PROPRIÉTÉ *et la* GÉRANCE *d'une officine reposent sur la même* TÊTE.

Encore une fois, il y a là un vide qu'il est urgent de voir remplir. Il est d'autant plus urgent que depuis quelque temps, même devant la circulaire ministérielle, les commissions médicales provinciales laissent ces associations établir des pharmacies au centre même de Bruxelles avec le plus grand sans-gêne possible.

DE LA CONCURRENCE.

Mais si nous avons vu les différentes causes vraies qui ont fait tomber la pharmacie dans l'état d'aberration où elle se trouve, si nous avons vu que la loi ne nous accordait un privilége d'une main que pour mieux nous l'enlever de l'autre, si nous avons vu enfin que le *libre exercice de la pharmacie* est accordé à tout le monde, excepté au *pharmacien diplômé*, il nous reste un mal bien grand, et celui-ci est dans la famille : je veux parler de la concurrence. En effet, la concurrence tant honnie du phalanstère, ne peut nulle part produire de plus désastreux résultats que chez les pharmaciens.

Appliquée aux professions mercantiles, elle fait vivre; mais à notre art, elle devient une calamité, et presque toujours un danger pour la vie des malades, et c'était pour prévenir ce danger que les anciens règlements de la vieille Belgique faisaient tarifer les notes des pharmaciens. En effet, les substances médicamenteuses sont d'une consommation limitée par le besoin, consommation que la concurrence et l'excès de la production ne parviennent pas à augmenter.

Partant de là, les bénéfices étant trop divisés, un grand nombre de pharmaciens ne trouvent plus dans l'exercice de leur art des moyens honnêtes et suffisants d'existence.

N'est-il pas à craindre alors que, poussés par la nécessité, ils n'aient recours à des expédients contraires à leurs devoirs et à la dignité de leur profession?

C'est évidemment là un moyen que plusieurs emploient pour se faire une clientèle, et c'est surtout dans la fourniture des médicaments *à forfait* que ces moyens doivent s'employer. Et, comme le disait fort bien M. Broeckx à l'Académie, en 1840, le public, si mauvais juge en pareille matière, se laisse prendre à cet appât grossier, et accorde souvent sa confiance à un homme qui en est indigne, mais qui, *per fas et per nefas*, à force d'intrigue, parvient à se mettre en évidence.

A l'instar des grenouilles de la fable, depuis près de quarante ans, les différents corps de médecine et de pharmacie du royaume gémissent, pétitionnent et font des vœux pour qu'enfin une bonne loi sur la matière vienne mettre un terme aux abus sans nombre qui se commettent.

L'Académie royale de médecine elle-même en a été saisie, des projets et des contre-projets de loi ont paru pour y porter remède, sans avoir abouti à une réalisation.

Ce but toujours poursuivi, jamais atteint, est donc une chimère? Il semble que nous tournions dans un cercle vicieux de doléances, de récriminations, d'appels à la justice, de poursuites; car rien n'a changé et l'aisance professionnelle ne s'est ni agrandie ni généralisée.

CHAPITRE V.

LA PHARMACIE EN BELGIQUE SOUS LE RÈGNE DE LÉOPOLD Ier. — MODIFICATIONS APPORTÉES A L'ENSEIGNEMENT SUPÉRIEUR DE LA PHARMACIE DEPUIS 1830 JUSQU'EN 1861. — LOIS ET ARRÊTÉS CONCERNANT LA PHARMACIE DEPUIS 1850 JUSQU'EN 1861.

Le 23 septembre 1830, une révolution violente éclata en Belgique, et le 24 novembre, la maison d'Orange-Nassau fut déchue de ses droits souverains sur le pays.

« A travers deux siècles et demi, trois révolutions s'étaient donné la main.

« Ces trois révolutions eurent des destinées différentes.

« La révolution du XVIe siècle a restitué à la Belgique ses libertés intérieures, sans lui donner l'indépendance.

« La révolution de 1788, succombant sous ses propres excès, a jeté la Belgique exténuée aux pieds de la France républicaine.

« La révolution de 1830 a donné à la Belgique l'indépendance et une dynastie nationale en perfectionnant le gouvernement représentatif (1). »

La révolution belge ne doit pas être considérée comme un fait particulier : elle n'était pas seulement l'acte d'un peuple né libre pour rester libre en secouant le joug étranger, d'un peuple désabusé des faux semblants de tous les avantages d'une réunion qui n'était autre chose qu'une absorption ; mais c'était encore une amélioration de l'état social, c'était un progrès de la civilisation.

Aussi, un des premiers actes du gouvernement provisoire

(1) Nothomb, *Essai sur la révolution belge.*

fut-il de rendre à l'enseignement supérieur toute la liberté qui lui avait été, en grande partie, enlevée sous le gouvernement hollandais.

Le 12 octobre 1830 parut l'arrêté suivant :

« Les arrêtés qui ont mis des entraves à la liberté de l'enseignement sont abrogés.

« Les universités, les colléges, les encouragements donnés à l'enseignement élémentaire sont maintenus jusqu'à ce que le Congrès national ait statué sur la matière.

« L'époque de l'ouverture des établissements d'instruction publique sera prochainement annoncée. »

Les universités de l'État furent maintenues jusque après la décision du Congrès national, et un arrêté du 16 décembre 1830, émanant aussi du gouvernement provisoire, en décréta l'organisation momentanée et maintint à chacune d'elles une faculté de médecine. Cet arrêté, sans distinction du pays ou de l'établissement où les études avaient été puisées, autorisait tous les Belges à subir leurs examens devant les facultés compétentes.

Une circulaire de l'administration générale de l'instruction publique, en date du 2 juillet 1833, autorisa encore les élèves qui n'avaient pas fréquenté les cours universitaires, à subir devant la faculté un examen spécial sur chacune des branches d'enseignement dont la connaissance était requise pour l'obtention des diplômes.

En attendant, les règlements académiques du 25 septembre 1816, concernant le mode à suivre pour l'instruction donnée dans les universités de l'État, et pour les examens et les réceptions par les diverses facultés, restèrent en vigueur.

Le 7 février 1831, la constitution fut promulguée et son art. 17 sanctionna l'arrêté du gouvernement provisoire concernant la liberté d'enseignement; il portait :

« L'enseignement est libre, toute mesure préventive est interdite, la répression des délits n'est réglée que par la loi.

« L'instruction publique donnée aux frais de l'État est également libre. »

Enfin, le 2 octobre 1831 parut un des premiers arrêtés, émanant directement du prince que notre pays avait su si bien se choisir.

Sixième enfant de François de Saxe-Cobourg, Léopold, premier roi des Belges, naquit le 16 décembre 1790. Sa naissance fut donc marquée par la proclamation du droit des peuples, la révolution française. Rempli des connaissances les plus hautes, il porta toute son attention à faire rehausser le niveau des études supérieures dans son royaume.

L'arrêté royal du 2 octobre 1831 fixait au 24 du même mois la réouverture des universités de Gand, de Liége et de Louvain, fermées depuis la révolution.

En 1834, deux nouvelles universités libres furent ouvertes, l'une à Malines, par le corps épiscopal, en vertu d'un bref du pape Grégoire XVI, l'autre à Bruxelles, sous les auspices d'une association particulière à la tête de laquelle se trouvait un homme d'un mérite tel, que c'est grâce à ses efforts que l'université libre est aujourd'hui ce qu'elle est : cet homme était M. Verhaegen.

Le 27 septembre 1835 parut la loi réorganisatrice de l'enseignement supérieur. Cette loi ne reconnaissait que deux universités de l'État, l'une à Liége, l'autre à Gand. Le 15 octobre de la même année, un arrêté du corps épiscopal érigea l'université de Louvain en université libre en remplacement de celle de Malines.

La loi du 27 septembre 1835 confia à des jurys spéciaux le droit d'examiner les aspirants aux grades universitaires et de leur délivrer des diplômes.

Toutes les dispositions de cette loi tendaient à la réglementation de l'enseignement supérieur donné aux frais de l'État, en même temps que la collation des diplômes, ainsi que la réglementation de l'exercice de certaines professions.

Elle réglait d'abord l'enseignement supérieur, dont aucune condition d'âge ni de capacité n'était exigée de la part des élèves pour la fréquentation des cours.

Elle énumérait ensuite les matières qui devaient être enseignées dans les différentes facultés. Les seuls diplômes académiques décernés par les jurys spéciaux établis par cette loi, étaient ceux de docteur en médecine, en chirurgie et en accouchement.

Cette loi ne modifiait aucune disposition de la loi de 1818 pour la réception des pharmaciens, ni de celle réglant la police et la discipline médicales.

Chaque jury était composé de sept membres, dont deux désignés annuellement par le corps législatif, deux par le sénat et trois par le gouvernement.

Il y était adjoint un nombre égal de membres suppléants choisis selon les mêmes formes.

Cette loi apportait deux innovations à celle de 1816; c'était d'abord la suppression du grade de *doctor chirurgiæ* qui fut remplacé par le grade unique de *docteur en médecine, en chirurgie et en accouchement;* et la suppression du grade de *docteur en pharmacie.*

Le motif qu'on fit valoir pour la suppression du doctorat en pharmacie fut que ce grade était fort peu sollicité depuis son institution, et du reste le diplôme de pharmacien délivré par les commissions médicales donnait aux titulaires les mêmes droits qu'aux docteurs en pharmacie. De plus, on fit encore valoir que les pharmaciens qui désiraient obtenir un titre scientifique, pouvaient solliciter celui de *docteur en sciences naturelles* introduit dans la loi.

La première de ces objections était évidemment erronée, car le titre de docteur en pharmacie ne se demandait, pour la plupart du temps, c'est vrai, que par les docteurs en médecine, car ce titre leur donnait la prérogative de cumuler la médecine et la pharmacie dans tout le royaume, et cette même prérogative était accordée aux pharmaciens qui avaient pris le diplôme de docteur en pharmacie, droit que n'avaient pas les pharmaciens diplômés par les commissions médicales (1).

Le 15 juillet 1849 parut une loi nouvelle, rapportant celle de 1835. Toutefois, cette loi du 15 juillet n'était que provisoire et elle devait être revisée au bout de trois ans. Elle avait deux buts : d'abord, de relever les études académiques de l'abaissement où elles étaient tombées par la trop grande simplification des examens et la réduction du nombre des matières dont la connaissance était exigée des récipiendaires; ensuite, de réorganiser les jurys, afin de donner à l'élément professoral une part d'autorité plus grande dans les examens.

Pour le corps pharmaceutique, elle apportait la plus grande et la plus belle innovation : c'était, cette fois, la réception régulière des pharmaciens devant les jurys.

L'art. 15 de la loi du 15 juillet 1849 autorisa les élèves pharmaciens, inscrits en cette qualité par les commissions médicales provinciales, à subir, jusqu'au 1er janvier 1851, les examens de pharmacien devant les jurys, conformément aux dispositions contenues dans la loi du 12 mars 1818.

L'arrêté du 8 septembre 1849 vint ensuite régulariser ces dispositions en divisant les examens de pharmacien en deux épreuves. La première comprenait *le latin, la botanique descriptive, l'histoire des drogues et des médicaments, leurs altérations et leurs falsifications*. La seconde épreuve comprenait

(1) Voir page 137.

la chimie, la pharmacie théorique et pratique et, en outre, *deux préparations pharmaceutiques et une ou deux opérations chimiques*.

Lors de la discussion de la loi du 27 septembre 1835, quelques membres de la Chambre avaient exprimé le désir de voir maintenir le doctorat en pharmacie. Ce même désir fut renouvelé en 1842 au sein de l'Académie de médecine.

En remettant aux jurys le soin de délivrer le diplôme de pharmacien, on a voulu au moins satisfaire en partie à ces réclamations pour notre art, dont la connaissance exige des études sérieuses. Cependant la loi de 1849 ne rétablit pas le grade de docteur en pharmacie et on se basa sur *ce que le domaine des connaissances nécessaires aux pharmaciens* n'est pas plus étendu, relativement, *que celui des notaires;* que leurs études sont moins longues et moins compliquées que celles que l'on exige des docteurs en médecine, et que le but de ceux qui demandaient la restauration du doctorat en pharmacie étant de s'ouvrir une carrière professionnelle qui, dans les universités, n'est accessible qu'à ceux qui ont reçu le diplôme de docteur dans la branche qu'ils désirent enseigner, ce but pouvait toujours être atteint par les pharmaciens, en prenant le titre de docteur en sciences naturelles, ou en obtenant une *dispense du gouvernement*.

Comme nous le démontre l'exposé des motifs, la loi de 1849 n'a apporté aucune modification au cumul des professions médicales et pharmaceutiques, en même temps qu'elle ne décidait pas de l'âge auquel les pharmaciens pouvaient être admis à l'exercice de l'art. Du reste, les modifications apportées à la loi de 1835 par celle de 1849 n'avaient pour but que de chercher à rehausser le niveau des études supérieures, et ce fut, cette fois, sur la pharmacie que l'attention du gouvernement fut appelée. Ainsi, au mois de mars 1850, l'Académie royale de médecine fut chargée de la révision de la *pharmacopée belgique de* 1821 : ce travail était aussi nécessité depuis longtemps par les progrès toujours croissants des sciences chimiques et pharmaceutiques.

Quant aux commissions médicales provinciales et locales, établies en vertu de la loi hollandaise, aucune modification n'y fut apportée de la part de notre gouvernement.

On laissa subsister une commission provinciale dans chacune des différentes provinces, et le nombre des membres qui devaient composer chacune d'elles, fut mis en rapport avec l'importance de la population.

La Commission médicale provinciale de Brabant fut composée de onze membres, celles des deux Flandres, du Hainaut, de Liége et du Luxembourg, de dix, celles d'Anvers et du Limbourg, de sept.

Il fut ensuite établi treize commissions médicales locales, à Alost, Anvers, Bruxelles, Courtrai, Dinant, Lierre, Louvain, Malines, Namur, Saint-Nicolas, Termonde, Tournai et Verviers.

C'était surtout pour l'institution des commissions médicales locales que la loi de 1849 aurait dû apporter les modifications si souvent demandées à la loi de 1818. Comme nous l'avons vu dans nos *réflexions critiques*, aujourd'hui même, aujourd'hui surtout, nous ne savons plus si nous avons le droit de demander l'établissement des commissions locales; et par cela nous ignorons où sont situées les villes dites *du plat pays*, et par conséquent quelles sont les villes où, en raison du nombre des médecins, il leur est défendu de délivrer des médicaments. Nous trouvons deux exemples frappants de cet état de choses.

Ainsi la commission médicale locale de Vilvorde fut supprimée, par décision judiciaire du 8 novembre 1850, pour le motif pur et simple que la commune de Vilvorde *n'est pas une ville, aux termes de la loi*, et pour ce motif on a méconnu la légalité de l'institution de la commission locale.

Devant cette décision, je me demande pourquoi une décision judiciaire n'est pas venue démontrer que Tournai, où le bon plaisir d'une administration communale est venu supprimer la commission médicale locale, était bien *une ville, et une grande ville, aux termes de la loi.*

Un arrêté du 31 décembre 1850 réduisit à deux les sessions annuelles des commissions médicales provinciales qui, antérieurement, étaient de quatre. Ce même arrêté confiait au gouverneur de la province le soin de régler l'époque et la durée des sessions ordinaires, ainsi que des sessions extraordinaires, et d'instituer auprès de chaque commission provinciale, un *comité central* chargé, dans l'intervalle des sessions, de l'examen des *affaires urgentes* et de *celles pour lesquelles il ne serait pas jugé nécessaire de consulter la commission entière.*

L'art. 127 de la constitution ayant rapporté le serment exigé antérieurement par l'art. 33 de la loi de 1818, et l'art. 2 du congrès national du 20 juillet 1831 exigeant de tous fonctionnaires publics, avant d'entrer en fonctions, le serment de *fidélité au roi*, *obéissance à la constitution et aux lois du peuple belge*, c'est cette dernière formule qui est imposée aux membres des commissions médicales, avant d'entrer en fonctions.

Le 4 mars 1851 parut une loi spéciale dispensant du grade de candidat en pharmacie ceux des élèves qui auraient satisfait à la première des deux épreuves prévues par l'arrêté royal du 8 septembre 1849 et les admettant à l'examen de pharmacien.

Cet arrêté apportait, comme modification, que l'histoire des drogues et des médicaments serait remplacée par la chimie inorganique et organique, par la raison que déjà ils avaient été interrogés dans le cours de la première épreuve qu'ils avaient subie, conformément à l'arrêté royal du 8 septembre 1849, sur la première des deux matières précitées, tandis qu'ils ne l'avaient pas été sur la chimie.

Sous le régime de la loi de 1849, la composition du jury, pour l'examen de pharmacien, était excellente. La cinquième section de médecine était, aux termes de l'art. 65, spécialement réservée à la pharmacie. Ce jury était formé de deux professeurs de pharmacologie, deux de chimie, et de deux pharmaciens pris en dehors du corps enseignant pour y représenter le stage ou la pratique. Ces deux derniers étaient nommés en vertu de l'art. 40 de la loi, qui autorisait le gouvernement à procéder à la formation des jurys chargés des examens et à prendre les mesures réglementaires que leur organisation nécessitait. Aujourd'hui encore, c'est en vertu d'une disposition des arrêtés royaux, qui nomment annuellement les membres des jurys académiques, que le ministre de l'intérieur est chargé de désigner deux pharmaciens pour être adjoints aux jurys de pharmacie.

Une telle composition était une marche franche vers la formation d'une *école supérieure et spéciale* (1). Nous verrons

(1) Voici un règlement qui fut fait en 1841 par l'université libre de Bruxelles, en vue de relever les études pharmaceutiques. Il est à regretter que ce règlement ne soit pas mis en pratique :

UNIVERSITÉ DE BRUXELLES.

FONDATION D'UNE ÉCOLE SPÉCIALE DE PHARMACIE.

(Extrait du procès-verbal de la séance du 31 janvier 1842.)

§ 1er. *Organisation de l'École.*

ART. 1er. Il est établi près de la faculté de médecine de l'université de Bruxelles, une école spéciale de pharmacie.

ART. 2. Cette école sera composée de cinq à sept professeurs, pris autant

bientôt que ce bon système (et nous n'en comprenons pas le motif) fut abandonné, et que de six dont se composaient les

que possible parmi les professeurs de la faculté des sciences et de celle de médecine ; il peut y avoir aussi deux professeurs honoraires.

ART. 3. Il pourra y avoir en outre deux agrégés non rétribués, lesquels remplaceront les professeurs en cas d'empêchement et pourront être autorisés, s'il y a lieu, par le conseil, à ouvrir un cours supplémentaire.

ART. 4. L'école sera, à tous égards, soumise au régime et aux règlements de l'université. Elle nommera, dans son sein, tous les ans, le deuxième mardi d'octobre, un président et un secrétaire.

ART. 5. Toutefois cette école formera une section de la faculté de médecine à laquelle elle se réunira en assemblée générale : 1° tous les six mois pour la confection générale du programme qui portera pour titre : *Programme de la faculté de médecine et de l'école spéciale de pharmacie;* 2° chaque fois que, dans l'intérêt de la science ou du service, la réunion sera provoquée par le conseil d'administration de l'université.

ART. 6. En cas de réunion générale, l'assemblée sera présidée par le président de la faculté de médecine ; le secrétaire de cette faculté tiendra les procès-verbaux.

§ 2. *Enseignement.*

ART. 7. Les divers cours de l'école de pharmacie sont distribués en trois années d'études.

ART. 8. On enseignera, la première année : la physique, la chimie, la botanique et la minéralogie ; les étudiants seront admis à suivre le cours de mathématiques élémentaires à la faculté des sciences ; la deuxième année : la chimie, l'histoire naturelle médicale, la pharmacie théorique et pratique ; la troisième année : la toxicologie et les analyses, et, sous le titre d'école pratique, les manipulations chimiques et pharmaceutiques à faire par les élèves *eux-mêmes* sous la direction de leurs professeurs.

ART. 9. Les cours seront faits de manière que les étudiants puissent, avec succès, subir les examens actuels pour la pharmacie et répondre aux exigences de la loi à intervenir sur cette matière.

ART. 10. Quoique les cours soient distribués en trois années, les étudiants d'une année sont admis à suivre les cours des autres années, si le président

membres chargés de l'examen de pharmacien comme représentant chaque partie enseignée, ils sont aujourd'hui réduits

de l'école juge qu'ils peuvent le faire avec avantage pour leur instruction.

§ 3. *Conditions d'admission.*

ART. 11. Pour être admis à l'école de pharmacie, les étudiants devront : 1° avoir au moins l'âge de seize ans ; 2° justifier d'une conduite irréprochable ; 3° prouver qu'ils ont des connaissances suffisantes pour suivre avec fruit les cours de l'école de pharmacie ; 4° se faire inscrire au secrétariat de l'université.

ART. 12. La rétribution à payer par les élèves en pharmacie, pour tous les cours, est de 100 francs par an, plus 15 francs pour droit d'inscription. Cette somme est payable intégralement au moment de l'inscription.

Cependant le conseil d'administration se réserve, selon les circonstances, d'accorder la faculté de payer la rétribution par semestre et de faire remise, s'il y a lieu, en tout ou en partie, des rétributions universitaires.

ART. 13. Les étudiants qui auront payé deux années consécutivement à l'école de pharmacie la rétribution ci-dessus, seront ensuite admis moyennant un simple droit d'inscription de 15 francs.

ART. 14. Les dépenses de l'école de pharmacie et les rétributions à payer par les étudiants feront partie du budget des dépenses et des recettes de l'université, comme dans toutes les autres parties de l'enseignement universitaire. Les règlements financiers actuels sont applicables à l'école de pharmacie.

§ 4. *Dispositions transitoires.*

ART. 15. L'école de pharmacie commencera ses cours le 1er mars prochain.

ART. 16. Les professeurs de l'école de pharmacie se réuniront incessamment pour nommer le président de l'école et le secrétaire, et pour dresser le programme des cours du second semestre de l'année académique 1841-1842.

ART. 17. Le présent arrêté sera rendu public et adressé à M. le ministre de l'intérieur, à la régence de Bruxelles, à M. le gouverneur de la province et à l'Académie de médecine.

ART. 18. Le règlement du 14 juillet 1841, sur la collection des grades

à quatre (1). Les professeurs de chimie en ont été écartés, comme si c'était la partie la moins utile de notre art.

Cette même loi du 4 mars 1851 dispensait encore les élèves, auxquels elle s'appliquait, du stage officinal requis des candidats en pharmacie ou en sciences naturelles qui sollicitaient le diplôme de pharmacien.

Le 12 avril 1852 fut publiée une loi spéciale donnant au roi la latitude d'accorder des dispenses à des praticiens ne possédant pas les titres requis pour avoir le droit d'exercer l'une des branches de l'art de guérir dans notre pays.

La loi du 14 mars 1855 vint supprimer les examens requis à l'obtention du grade d'*élève universitaire* établi par la loi du 15 juillet 1849. C'était le coup le plus funeste qu'il fût possible de porter tant aux humanités qu'aux études supérieures, et on eut bientôt à le regretter.

Un arrêté royal du 1er octobre de la même année abrogea

académiques, est applicable à l'école de pharmacie, sauf les modifications qui seront jugées nécessaires à cet effet.

Pour copie conforme,
Le secrétaire de l'université.
CH. N. OULIF.

(1) Le jury d'examen combiné du 1er août 1851 était composé de MM. les professeurs de pharmacologie Hauchamps, de Bruxelles, et Hensmans, de Gand, et de MM. les professeurs de chimie Koené, de Bruxelles, et Mareska, de Gand. L'arrêté portait que deux pharmaciens y seraient adjoints.

En 1857, le 8 juillet (*Monit.* 2597), le jury central était formé comme suit :

Président, M. Fallot; suppléant, M. Sauveur.

MM. Hauchamps, Peters-Vaust (de Liége), Depaire, Lanneau, Leroy, Hensmans et Piron.

Le jury combiné de la même année n'était plus composé que de MM. Hauchamps, de Bruxelles, et Hensmans, de Gand ; l'arrêté portait que deux pharmaciens y seraient adjoints. On voit qu'à partir de 1857 les professeurs de chimie furent éliminés.

celui du 30 novembre 1817, qui conservait aux anciens poids médicaux leurs anciens noms et modes de subdivision, pour y substituer, dans le pesage des substances médicamenteuses, le *système décimal*, ET CELA DANS UN BUT D'UNIFORMITÉ, VU LE PEU D'INCONVÉNIENTS.

Que par cet arrêté le gouvernement ait recherché l'uniformité, soit; mais il y avait un très-grand danger à modifier l'ancien système. En effet, celui qui est dans la pratique de la pharmacie sait combien sont peu soigneux les médecins dans leurs prescriptions, et qu'en adoptant le système des fractions décimales, il suffit de l'omission d'une virgule ou d'un zéro même pour décupler les quantités prescrites. A l'aide de nos anciens termes hiéroglyphiques, il n'y avait pas moyen de se tromper, et, de plus, le public, qui a toujours intérêt à ignorer les quantités des substances qui lui sont prescrites, n'y voyait rien.

Le 1er mai 1857 parut une loi rapportant le titre III de celle de 1849. Elle confirmait au gouvernement le droit de procéder à la formation des jurys d'examen, à la condition toutefois d'observer les règles générales qui avaient été suivies pour son exécution selon les arrêtés royaux du 10 août 1849 et du 24 juillet 1850. Elle enlevait encore l'obligation imposée antérieurement aux praticiens de subir un examen nouveau, lorsqu'ils allaient s'établir dans une province autre que celle où ils avaient été primitivement autorisés à exercer; elle portait :

« Les chirurgiens, les officiers de santé, les accoucheurs et les pharmaciens autorisés à exercer dans la circonscription d'une province peuvent pratiquer dans toute l'étendue du royaume, en se conformant à leurs titres. »

Ceci était logique, attendu que, vu les changements apportés à cette législation par la loi organique sur l'enseignement supérieur, les commissions médicales n'avaient plus qualité pour faire subir les examens.

Cependant le gouvernement ayant été consulté sur le point de savoir si un pharmacien de la province du Hainaut voulant aller s'établir dans celle de Brabant, et la commission médicale du lieu où il voulait établir son domicile refusant de viser son diplôme, était tenu de subir un examen devant le jury, avait répondu affirmativement.

Il y avait dans une telle décision une présomption de deux incapacités, l'une pour le jury qui avait accordé le diplôme, l'autre pour le pharmacien qui l'avait reçu. Déjà sous le régime de la loi de 1818 il y avait injustice, attendu que la loi étant la même pour tout le royaume, il ne devait pas y avoir de différence dans le programme et les règlements relatifs de province à province. Mais l'injustice était bien plus grande dans ce dernier cas, puisque les programmes des examens devant les jurys devaient être les mêmes pour tout le royaume. Du reste, comme le fait observer M. Jules Sauveur, dans son *Histoire de la législation médicale belge*, astreindre à un nouvel examen devant les jurys, alors qu'ils étaient diplômés depuis plusieurs années, c'était empêcher les pharmaciens, pour la plupart du moins, de jamais pouvoir changer de province.

Or la loi de 1857, par son art. 53, permit aux praticiens reçus devant les jurys d'aller s'établir dans toutes les provinces, sans avoir à subir d'examen nouveau.

C'est dans cette loi que nous rencontrons les vices d'organisation dont nous avons parlé ailleurs, sur la formation des jurys d'examen. Ainsi la loi de 1857, contrairement à celle de 1849, subdivise les jurys universitaires de médecine en quatre sections, et elle fait subir l'examen de pharmacien devant la première section, composée *de cinq médecins et d'un phar-*

macien! Cette fois on avait oublié la pharmacie et on ne lui avait plus accordé une section spéciale.

Ce système subsista jusqu'au 12 mars 1861, date à laquelle parut un arrêté royal réformant le vice de la loi et rendant une cinquième section aux jurys de médecine, et réservant cette cinquième section à la pharmacie.

Toutefois on continua à laisser les professeurs de chimie en dehors des jurys, et les élèves continuèrent à être interrogés souvent par des étrangers à la science moderne!

Cette loi renouvela en quelque sorte l'arrêté du 28 avril 1821, en enjoignant aux pharmaciens d'avoir en tout temps, dans leurs officines, un certain nombre de médicaments de bonne qualité et préparés selon les règles de la *Pharmacopée*. Elle leur ordonnait encore de rendre accessibles leurs officines aux délégués des commissions médicales chargés de les visiter. Elle substitua des pénalités nouvelles à celles qui étaient prévues par la loi de 1821, en réprimant non-seulement les contraventions à ses propres articles, mais encore les infractions aux arrêtés d'exécution à intervenir. Cette loi n'a donc que *partiellement* abrogé celle de 1821.

L'art. 14 de la loi de 1857 accordait aussi aux candidats en sciences naturelles, tout en exigeant d'eux la preuve du stage, la faculté de solliciter le diplôme de pharmacien.

Son art. 57 permettait aux élèves-pharmaciens, inscrits en cette qualité avant le 30 juillet 1849, de réclamer les bénéfices de l'art. 2 de la loi du 4 mars 1851; car le législateur, en enlevant aux commissions médicales, pour l'attribuer aux jurys, le droit de réception des pharmaciens, et en instituant le grade de candidat en pharmacie, avait reconnu la nécessité de sauvegarder les intérêts des personnes dont leurs études pharmaceutiques avaient été commencées dans le but d'obtenir le diplôme, selon qu'il avait été établi par les lois du régime antérieur.

En vertu de la loi de 1857, l'examen du candidat en pharmacie comprend :

1° Les éléments de physique;

2° La botanique descriptive et la physiologie végétale;

3° La chimie inorganique et organique;

4° Les éléments de minéralogie.

Pour être admis à l'examen de pharmacien, il faut :

1° Être candidat en pharmacie;

2° Justifier de deux années de stage, au moyen de certificats délivrés par les patrons et approuvés par une des commissions médicales provinciales, à partir de l'époque où ce grade de candidat a été décerné.

L'examen de pharmacien établi par l'art. 14 de cette loi comprend :

1° L'histoire des drogues et des médicaments, leurs altérations et falsifications, les doses *maxima* auxquelles on peut les administrer, la pharmacie théorique et pratique;

2° Un examen pratique comprenant : deux préparations pharmaceutiques, deux opérations chimiques, une opération toxicologique et une propre à découvrir la falsification des médicaments.

L'examen oral dure une heure et demie.

L'examen pratique est de trois jours au plus.

Les candidats en sciences naturelles ont le même examen; mais ils ont de plus à subir un nouvel examen sur la chimie inorganique et organique, lorsqu'ils sollicitent le diplôme de pharmacien.

Les pharmaciens reçus par les jurys, conformément aux lois du 15 juillet 1849 et du 1er mai 1857, sont les mêmes que ceux reçus par les commissions médicales, selon la loi du 12 mars 1818, avec cette différence qu'ils peuvent, en vertu de leur titre, à l'instar des anciens docteurs en pharmacie reçus par les universités des provinces méridionales du royaume des Pays-Bas, exercer leur profession dans toutes les parties du royaume (1).

Les pharmaciens étrangers, reçus en vertu de l'art. 37 de la loi de 1857, sont soumis, en ce qui concerne leur profession, aux mêmes règles que les praticiens belges porteurs du même diplôme. La loi règle encore leur mode de réception et d'admission.

Les pharmaciens reçus antérieurement à la loi de 1857 obtinrent l'autorisation d'exercer leur art sans modification, avec la faculté d'aller s'établir d'une commune rurale dans une ville, sans devoir subir d'examen nouveau devant les jurys. Ainsi, une circulaire ministérielle du 20 février 1851 (2) établit qu'aucune différence n'ayant jamais été introduite dans le programme des examens auxquels étaient soumises les personnes qui voulaient exercer la pharmacie, soit dans les villes, soit dans le plat pays, le remplacement d'un diplôme de pharmacien de campagne par un diplôme de pharmacien de ville peut se faire par la commission médicale compétente, et ne doit être subordonné à une condition autre, à charge du requérant, que celle de payer la différence que les tarifs en vigueur établissent entre les frais de réception des pharmaciens de ville et des pharmaciens de campagne (3).

Il ne fallait donc pas que les anciens pharmaciens, reçus sous la loi de 1818, dussent se soumettre à toutes les formalités prévues par la loi de 1857 pour avoir le droit d'aller s'établir dans une grande ville.

Sous le gouvernement hollandais, avant de pouvoir pratiquer la pharmacie, les praticiens devaient :

(1) Instruction minist. du 28 janvier 1850. *Bulletin*, t. IV, p. 24.

(2) *Bulletin du ministère de l'intérieur*, t. V, page 60, SAUVEUR.

(3) SAUVEUR, *Histoire de la législation médicale*.

1° Se munir d'une patente et en acquitter le droit;

2° Prêter le serment requis aux termes de l'art. 19 de l'*instruction pour les apothicaires;*

3° Soumettre leur diplôme au visa des commissions médicales.

L'art. 127 de la constitution belge disposant « *qu'aucun serment ne peut être imposé qu'en vertu d'une loi qui en détermine la formule,* » et l'art. 138 ajoutant « *qu'à compter du jour où la constitution sera exécutoire, toutes les lois, décrets et arrêtés, règlements et autres actes qui y sont contraires sont abrogés,* » ces deux articles ont rapporté le serment exigé par l'arrêté du 31 mai 1818 pour tous les praticiens. C'est donc en vertu des deux articles précités de la constitution que le serment, exigé par l'arrêté du 31 mai 1818 pour tous les praticiens, ne peut plus l'être aujourd'hui de la part des personnes qui se livrent à l'exercice de la pharmacie ou des autres branches de l'art de guérir, à moins d'une loi nouvelle et spéciale.

La loi du 1er mai, tout en autorisant les pharmaciens à pouvoir exercer dans toute l'étendue du royaume, ne les a cependant pas dispensés, dans le cas où ils iraient s'établir d'une province dans une autre, de l'obligation qui leur a été imposée par l'art. 18 de l'arrêté du 31 mai, et de soumettre, dans ce cas, leur diplôme à un visa nouveau, car la police médicale n'ayant pas été modifiée par la loi du 1er mai 1857, puisqu'elle n'avait pour objet que de rehausser l'instruction supérieure, et le visa rentrant dans le cadre des mesures de police, subsiste encore aujourd'hui.

Cependant, dit M. Sauveur, cette question, soumise au tribunal de Mons en 1838, fut résolue négativement. Pour cela, on invoqua l'art. 65 de la loi du 27 septembre 1835, et on prétendit que le diplôme donnait à son détenteur le droit le plus absolu de s'en servir sans formalité préalable.

Le visa des diplômes est donc resté dans les conditions du régime antérieur, c'est-à-dire qu'il est réglé par l'art. 23 de l'arrêté du 31 mai 1818. Le montant de la taxe a été fixé par les arrêtés ministériels du 17 octobre et du 9 novembre 1818, arrêtés qui rendaient applicables aux provinces belges les anciens tarifs hollandais.

Les droits de patente à payer par les praticiens sont aussi restés soumis aux dispositions des lois du 21 mai 1819 et du 6 avril 1823 et à celles du 22 janvier 1849, qui ne modifient en rien les principes généraux sur la matière.

Nous le voyons, les principes de la législation de 1818 sur ce point sont toujours en vigueur, et le resteront aussi longtemps qu'aucune modification ne sera apportée à la loi réglant la police et la discipline médicales.

Comme nous allons le voir, la loi du 9 juillet 1858, tout en cherchant à régulariser l'exercice des diverses professions médicales, n'a apporté aucune innovation quant à la discipline.

Ainsi, elle détermine d'abord les mesures jugées nécessaires pour la rédaction et la publication d'une *nouvelle pharmacopée*, mais elle ne renferme que quelques mesures secondaires au point de vue de la police médicale.

Elle rend ensuite applicables les dispositions de la loi du 17 mars 1856, destinées à réprimer les falsifications des substances alimentaires à la sophistication des substances médicamenteuses; car, comme on l'a fait observer dans le rapport présenté à la section centrale, « la falsification est plus dangereuse en matière pharmaceutique qu'en matière commerciale ordinaire; il importe à la santé publique que les médicaments ne subissent pas une altération pouvant donner lieu aux plus graves inconvénients. Il n'existe aucun motif sérieux qui doive empêcher le législateur de sanctionner par des pénalités efficaces, des prescriptions, dont l'importance, dans l'intérêt général, ne saurait être contestée; il est essentiel de prévenir immédiatement des faits dangereux qui sont de nature à léser les plus graves intérêts. »

L'art 14 de la loi du 1er octobre 1855 nous a encore été rendu applicable par l'article 5 de celle de 1858, en ce qui concerne les poids et les mesures. Il portait : « Les lieux où se font habituellement, soit des perceptions à charge des particuliers, soit des transactions pour lesquelles on emploie des poids et mesures, sont soumis à la visite pendant tout le temps qu'ils sont ouverts au public. Sont également soumis à cette visite, après le lever du soleil et avant le coucher du soleil, les lieux affectés à la même destination, dont l'accès n'est pas ouvert au public. Toutefois, les commis des accises et les vérificateurs ne peuvent y pénétrer, si ce n'est en présence, soit d'un commissaire de police, soit d'un membre de l'administration communale, et le procès-verbal sera, le cas échéant, signé par celui en présence de qui il aura été fait. »

Toutes ces dispositions sont parfaitement applicables à la pharmacie.

D'après la loi du 9 juillet 1858, l'intervention des commissaires de police n'est plus requise pour la visite des officines. Du reste cette intervention était inutile, attendu que les délégués des commissions médicales agissent en vertu d'un mandat de surveillance établi par la loi ; ils peuvent *rechercher les contraventions et les constater* au moyen de *procès-verbaux* qui font foi en justice jusqu'à preuve du contraire. Ils sont donc de véritables officiers de police administrative.

C'est dans la loi de 1858 qu'il faut rechercher les seules modifications nouvelles à celle du 12 mars 1818. Ainsi, cette loi, relative à l'introduction de la nouvelle pharmacopée officielle, a rendu applicables aux médicaments, les lois générales sur l'usage des poids et balances, et, comme nous l'avons vu plus haut, sur la répression des falsifications, ainsi que des arrêtés royaux du 28 décembre 1859 et du 4 juillet 1860, rendus en exécution de la loi précitée.

Du reste, ce n'est en quelque sorte que la reproduction textuelle de certains articles des arrêtés du 21 octobre 1819 et du 28 avril 1821. Cependant nous rencontrons dans la loi de 1858 quelques dispositions spéciales relatives aux ordonnances des médecins, et qui ne se trouvaient pas inscrites dans la loi du 12 mars.

Ainsi, dans le but de prévenir toute erreur dans la préparation des *recipe*, les médecins doivent se conformer exclusivement dans leurs ordonnances aux dénominations des poids décimaux métriques, adoptés par la loi du 1er octobre 1855. Ils doivent indiquer exclusivement en *grammes* et *subdivisions du gramme* les quantités des substances qu'ils prescrivent. Pour plus de précaution, ils doivent éviter d'employer la virgule ou le point destiné à séparer les unités des fractions décimales. Ils doivent en outre, dans leurs prescriptions, employer *les dénominations de la pharmacopée officielle*, pour désigner les substances *décrites dans ce recueil*, et s'ils désirent que les remèdes soient autrement préparés, *ils en donnent la formule, ou bien ils indiquent la pharmacopée où elle se trouve.*

Aux termes de l'article 4 de l'arrêté royal du 28 avril 1821, les pharmaciens établis au siége d'une commission médicale locale, étaient obligés de posséder tous les médicaments énoncés par la *pharmacopée belgique*, tandis que les autres ne devaient avoir qu'un certain nombre de médicaments indiqués dans une liste dressée par la commission médicale provinciale et approuvée par les États députés.

L'art. 2 de cette même loi prescrivait en outre que tous les médicaments officinaux devaient être de bonne qualité et tous préparés selon les règles tracées par le Codex en vigueur.

D'une part, le législateur de 1858 n'a pas cru devoir maintenir cette charge onéreuse qui précédemment était imposée aux pharmaciens de ville, par la loi de 1818, et il laissa à la prudence des commissions médicales, le soin de prescrire, selon les localités et selon la nature des professions médicales, le nombre des médicaments obligatoires dans les différentes officines, et en statuant que « les pharmaciens sont tenus d'avoir en tous temps, dans leur officine, et en quantités requises, les médicaments indiqués dans la liste dressée par les commissions médicales provinciales et approuvées par le ministre de l'intérieur. »

Les différents arrêtés ministériels rendus en exécution de cette disposition stipulent que « les substances et préparations médicinales devront constamment se trouver dans les pharmacies et autres dépôts de médicaments, en quantités nécessaires pour pourvoir, au moins *pendant huit jours*, aux besoins ordinaires de ces officines, et en tous cas pour que les agents chargés de la surveillance puissent s'assurer de leur bonne qualité. »

D'un autre côté, le législateur dispose que *tout médicament sans distinction soit de bonne qualité et exempt de falsification et en bon état de conservation* et de plus, que tout médicament préparé selon les règles de la pharmacopée, qu'il soit ou non mentionné dans les listes officielles, soit préparé et conservé selon les prescriptions du Codex.

L'utilité de cette disposition a été démontrée dans l'exposé des motifs de la loi.

« Il est important, y est-il dit, que les médicaments indiqués au Codex, soient préparés selon les indications de la pharmacopée, car à quoi servirait l'introduction d'un *Code pharmaceutique*, si le médecin praticien ne trouvait pas dans la loi même la garantie que les médicaments qu'il prescrit sans indication spéciale seront toujours de bonne qualité et préparés d'une manière uniforme et convenable. »

Comme nous l'avons dit dans une autre partie de cet ouvrage, c'est dans les dispositions de l'arrêté sur l'introduction de la nouvelle pharmacopée qu'il faut chercher la défense faite aux pharmaciens de vendre des remèdes secrets. La circulaire de M. le ministre de l'intérieur, en date du 19 décembre 1851 (1) prouve encore que cette défense est formelle.

(1) Circulaire du 19 décembre 1851, de M. le ministre de l'intérieur, relative à la vente des remèdes secrets.

Monsieur le gouverneur,

La commission médicale de votre province m'a consulté sur la portée des termes de l'article 44 de la loi du 11 juin 1850 sur la médecine vétérinaire.

Cet article est ainsi conçu : « Les dispositions légales concernant les remèdes secrets pour la médecine humaine sont applicables aux remèdes secrets pour la médecine vétérinaire. »

Il résulte évidemment de la généralité des termes de cet article, qu'il a en vue toutes les dispositions légales sur les remèdes secrets en vigueur au moment de sa promulgation, de même que celles qui pourraient être introduites, à l'avenir, dans la législation.

Les dispositions actuellement en vigueur sont les suivantes :

La loi du 21 germinal an XI (art. 32 et 36) qui prohibe expressément l'annonce et la vente de tous remèdes secrets.

Celle du 29 pluviôse an XIII, interprétative de l'article 36 de la loi précitée et qui frappe l'annonce d'un remède secret d'une amende de 25 à 600 francs, et, en outre, en cas de récidive, d'une détention de trois jours au moins, de dix au plus.

L'article 19 de la loi du 12 mars 1818, qui punit la vente des remèdes secrets, pour la première fois, d'une amende de 25 flor., et de 50 flor. pour la seconde, et qui, en cas de récidive, prononce contre le délinquant la suppression de sa patente pour un temps à fixer par le juge d'après les circonstances, et qui ne pourra être moins de six semaines ni excéder une année. (Cour d'appel de Bruxelles, 7 novembre 1840 et 7 juillet 1847.)

Enfin, le décret du 18 août 1810, qui oblige tout inventeur ou propriétaire

Jugeant encore l'insuffisance des dispositions antérieures, qui se bornaient à interdire aux praticiens de se soustraire aux investigations des délégués de la commission médicale, le législateur a encore exigé des personnes autorisées à la délivrance des médicaments, de rendre, en *tout temps*, leur officine ou dépôt accessible aux personnes chargées de les visiter. Ils ne peuvent même s'opposer à ce que les médicaments trouvés gâtés, ou n'ayant pas été préparés *de la manière déterminée* soient immédiatement enlevés.

Le 28 décembre 1859 parut un nouvel arrêté réglant l'exécution de la loi du 9 janvier 1858, concernant l'introduction de la nouvelle pharmacopée et l'approuvant.

Cet arrêté complète l'abrogation de la loi du 28 avril 1821 pour ce qui regarde la préparation des médicaments officinaux. Cet arrêté ajoute encore des obligations nouvelles à celles imposées aux hommes de l'art, par les instructions du 31 mai 1818.

Toutefois, son art. 8 ne rapporte qu'implicitement l'art. 39 de l'arrêté royal du 31 mai 1818, sur la surveillance des diverses branches de l'art de guérir; il laisse encore aux seules *commissions médicales provinciales*, à l'exclusion des commissions locales, le droit de procéder à la visite des officines. Il dispose que « les officines, les magasins, dépôts ou laboratoires des pharmaciens, et en général de tous ceux qui vendent ou délivrent des médicaments, seront visités par les délégués

de remèdes ou compositions dont ils ont seuls la recette et qu'ils voudraient débiter, à soumettre cette recette au ministre de l'intérieur, qui la communiquera à l'examen de la commission spéciale dont il s'agit à l'art. 2 de la loi.

Je vous prie, M. le gouverneur, de communiquer cette réponse à la commission médicale de votre province.

Le ministre de l'intérieur,
CH. ROGIER.

des commissions médicales provinciales, au moins une fois l'an, à des époques indéterminées et sans avis préalable. »

L'habitude contractée antérieurement par les commissions médicales locales, de visiter les officines dans les localités où ces commissions étaient établies, amena une véritable perturbation dans la surveillance des professions médicales. En effet, les commissions provinciales s'étaient toujours reposées sur la vigilance des commissions locales qui, disons-le, remplissaient parfaitement les devoirs imposés par leur mandat.

L'article 10 de la loi du 12 mars 1818, réservant au chef de l'État le pouvoir d'accorder à des praticiens renommés, sans distinction entre les indigènes et les étrangers, la faculté d'exercer la médecine ou la pharmacie, en vertu d'un diplôme obtenu à l'étranger, sans exiger d'examen nouveau, fut aussi modifié par les lois de 1835, 1849 et 1859. La loi actuelle porte : « Le gouvernement peut accorder des dispenses aux étrangers munis d'un diplôme de licencié, de docteur ou de pharmacien, *sur un avis conforme du jury d'examen.* »

L'obligation de l'avis des jurys d'examen, pour obtenir la dispense royale, est encore démontrée à l'article 36 de la loi de 1857.

Avant les modifications apportées par ces différentes lois, *les étrangers de naissance seuls* pouvaient profiter du bénéfice dont il s'agit, et cela à l'aide d'une renommée *vraie ou fausse.* Aujourd'hui cette renommée n'est plus une condition ; il faut à la dispense royale elle-même l'avis favorable des jurys d'examen, qui est une garantie plus grande et plus sérieuse, et qui sauvegarde en même temps la dispense royale.

On voit aussi que les dispositions ci-contre ne sont applicables qu'aux étrangers de naissance, mais non *aux Belges diplômés hors du pays ;* excepté toutefois les nationaux qui avaient subi leur examen à l'université de Bologne aux frais de l'institution du Bruxellois Jacobs, établie près de cette université.

Cependant le § 2 de l'article 37 de la loi du 1er mai 1857 dispose que le gouvernement peut, sur un avis conforme des jurys d'examen, accorder des dispenses « aux Belges ayant obtenu le diplôme de pharmacien à l'étranger, et qui auront *justifié de l'impossibilité* où ils se sont trouvés *de faire leurs études en Belgique.* »

Cette disposition, *pour des motifs de force majeure*, où un Belge serait empêché de suivre les cours de nos universités et de se faire recevoir par nos jurys, ne devait équitablement avoir pour conséquence de le priver d'user, dans sa patrie, d'une faculté que nos lois accordent aux étrangers. Toutefois, ces dispenses ont été nécessitées, paraît-il, dans le cas où des découvertes importantes pourraient être faites éventuellement par des personnes non qualifiées dans le domaine des sciences médicales, et afin d'empêcher que ces découvertes, lorsque leur utilité était bien démontrée, ne fussent perdues pour l'humanité.

Le rapport de la section centrale, sur le projet de loi publié le 15 juillet 1849, prouve que ces dispositions peuvent être invoquées pour l'exercice de la pharmacie, quoique, dit M. Sauveur, le contraire semble résulter du texte de la loi; ce rapport dit : « La section centrale a prévu le cas, rare sans doute, mais qui s'est déjà présenté, où un *remède ignoré*, et que les faits ont proclamé efficace d'une manière incontestable, aurait été découvert par un praticien dépourvu de science médicale; elle a pensé que ce serait nuire à la société que de rendre impossible l'application d'un tel remède, en en rendant trop absolue l'application par des personnes qualifiées. »

L'arrêté du 4 juillet 1860 régla l'application du système décimal métrique des poids et mesures à la prescription et aux débits de médicaments. Ce dernier arrêté termine les modifications apportées à la loi de 1821.

La loi du 27 mars 1861 vint rétablir l'examen d'élève universitaire. Elle dispose que nul ne sera admis à l'examen de candidat en pharmacie, s'il n'a obtenu le titre de *gradué en lettres*, ou s'il n'a subi avec succès un examen qui en tient lieu.

En résumé, tout ce qui concerne les examens et les réceptions des personnes qui se destinent à exercer l'art de guérir, et tout ce qui a pour objet la surveillance des différentes branches de l'art de guérir et par conséquent de la pharmacie, est réglé par la loi du 1er mai 1857 et par celle du 9 juillet 1858, par les arrêtés royaux du 28 décembre 1859 et du 4 juillet 1860 et par l'arrêté spécial du 31 décembre 1850, ainsi que par la loi du 12 mars 1818 et les arrêtés du 31 mai de la même année réglant les attributions de notre art.

La loi du 9 juillet 1858 a implicitement abrogé celle du 12 juillet 1821, attendu qu'elle statue sur les mêmes points et qu'elle sanctionne des pénalités distinctes à chacune des obligations ou prohibitions qu'elle prononce, sauf toutefois à l'application des peines établies par l'art. 5 de la loi de 1821.

ARRÊTÉ ROYAL DU 6 AVRIL 1843, DÉTERMINANT LE MODE DE NOMINATION DES PRÉSIDENTS ET SECRÉTAIRES DES COMMISSIONS MÉDICALES PROVINCIALES.

Léopold, etc.

Revu l'article 2 de l'arrêté royal du 31 mai 1818, et l'article 6 de l'arrêté royal du 11 septembre de la même année, desquels il résulte que le président de la commission médicale établie dans chaque province est nommé par le roi, quand il doit être *permanent*, et par le ministre de l'intérieur, quand ce président ne doit être que *temporaire* ;

Art. 1er. Le président temporaire ou permanent de toute commission médicale provinciale sera désormais nommé par nous, ainsi que le secrétaire.

Art. 2. Notre ministre de l'intérieur est chargé de l'exécution du présent arrêté.

Donné à Bruxelles, le 6 avril 1843.

ARRÊTÉ ROYAL DU 2 JUIN 1846, FIXANT LA RÉTRIBUTION A PAYER AUX COMMISSIONS MÉDICALES PROVINCIALES POUR LE VISA DES DIPLÔMES OU CERTIFICATS CONFÉRANT LE DROIT D'EXERCER UNE BRANCHE DE L'ART DE GUÉRIR.

Léopold, etc.

Vu l'art. 3 de la loi du 12 mars 1818, portant :

« Nous réglerons ultérieurement le nombre et l'organisation des commissions médicales provinciales, le mode d'après lequel elles exerceront leurs attributions, leurs rapports tant avec l'administration générale qu'avec les administrations provinciales et communales, *la manière de couvrir leurs frais et avances*, et généralement tout ce qui est relatif à cet objet; »

Vu les art. 20, 21 et 22 de l'arrêté royal du 31 mai 1818, pris pour l'exécution de ladite loi, en vertu desquels toutes les personnes habiles à exercer l'une des branches de l'art de guérir doivent faire viser leur diplôme par la commission médicale provinciale dans le ressort de laquelle ils veulent s'établir;

Vu l'art. 23 du même arrêté, ainsi conçu :

« Ladite commission percevra, pour le visa des diplômes de doctorat et autres certificats mentionnés dans les articles précédents, une modique rétribution, dont le montant sera ultérieurement déterminé; »

Considérant que le tarif actuellement suivi a été déterminé par une simple disposition ministérielle en date du 19 novembre 1818, non insérée au *Journal officiel*;

Attendu, d'ailleurs, que quelques articles de ce tarif paraissent susceptibles d'être modifiés pour être mis en rapport le plus direct avec les termes de l'art. 23 précité;

Art. 1er. Les rétributions à payer pour le visa des diplômes ou certificats conférant le droit d'exercer une branche de l'art de guérir, sont fixées comme suit :

Pour le visa du diplôme des docteurs en médecine, des docteurs en chirurgie et des docteurs en accouchements, vingt francs	20 fr.

Pour le visa des certificats délivrés sous l'empire de la loi du 12 mars 1818, savoir :

Aux chirurgiens, aux accoucheurs et aux pharmaciens admis pour les villes, quinze francs	15 fr.
Aux chirurgiens, aux accoucheurs et aux pharmaciens admis pour les campagnes, douze francs	12 »
Aux oculistes, aux dentistes et aux droguistes, vingt francs	20 »
Aux sages-femmes admises pour les villes, six francs	6 »
Aux sages-femmes admises pour les campagnes, quatre francs	4 »

Toutefois, quand le même praticien soumettra au visa plusieurs diplômes ou certificats, la rétribution sera réduite de moitié pour le second et pour le troisième visa;

Art. 2. Tout praticien qui quittera une province pour s'établir dans une autre ne payera, pour le nouveau visa de son diplôme ou certificat, que la moitié de la rétribution fixée dans le tarif qui précède.

Art. 3. Notre ministre de l'intérieur est chargé de l'exécution du présent arrêté.

Donné à Bruxelles, le 2 juin 1846.

CIRCULAIRE MINISTÉRIELLE DU 8 SEPTEMBRE 1846, CONCERNANT LA TAXE A ALLOUER AUX MÉDECINS, PHARMACIENS, ETC., LESQUELS SONT APPELÉS DEVANT LES COURS ET TRIBUNAUX A RAISON DES DÉCLARATIONS, VISITES ET RAPPORTS FAITS ANTÉRIEUREMENT PAR EUX.

A messieurs le président de la haute cour militaire, les premiers présidents des cours d'appel, les présidents des tribunaux de première instance, les juges de paix, les officiers du ministère public près des cours et tribunaux, l'auditeur général près la haute cour militaire, les auditeurs militaires, les officiers de gendarmerie et les commissaires de police.

Plusieurs magistrats ont perdu de vue les instructions que mes prédécesseurs ont données sur l'application des art. 25 et 26 du décret du 18 juin 1811, et 2 du décret du 7 avril 1813, en ce qui concerne la taxe à allouer aux médecins, chirurgiens, sages-femmes, experts, artistes vétérinaires et interprètes, lorsqu'ils sont appelés soit devant les cours et tribunaux, soit devant le juge d'instruction, *à raison des déclarations, visites et rapports* faits antérieurement par eux. Il arrive fréquemment que l'homme de l'art, après avoir remis son rapport à l'autorité judiciaire qui l'a requis, soit de nouveau cité à l'audience ou devant le juge, non-seulement pour répéter oralement et sous la foi du serment le contenu de sa déclaration écrite, mais aussi pour suppléer à l'insuffisance de son rapport, ou pour donner des renseignements ultérieurs sur les points qui y sont traités; il peut aussi être assigné pour fournir sur l'état d'un homme blessé, sur la nature et sur les suites des blessures, une déclaration que lui seul peut faire à raison de ses connaissances spéciales.

Dans ces cas et autres semblables, les hommes de l'art doivent recevoir les taxes des témoins ordinaires, parce qu'ils ont été assignés en cette qualité, et que, comme tels, leurs noms ont été notifiés aux accusés. L'art. 25 du décret de 1811, qu'il faut appliquer en ces cas, semble être porté exprès pour prévenir les abus auxquels auraient pu donner lieu les dispositions des art. 17, 91 et 96 de ce même décret.

La dénomination d'*experts* que, dans les circonstances prérappelées, on donne parfois aux hommes de l'art, ne saurait changer le caractère de ceux-ci et ne permet pas de leur allouer la taxe réservée aux véritables experts.

Telles sont les dispositions rigoureuses de la loi, dont le gouvernement ne peut tolérer la violation. Bien qu'elles laissent peut-être à désirer, elles doivent être observées aussi longtemps que les tarifs criminels qui les prescrivent ne sont pas revisés. Je ne pourrai donc avoir égard aux réclamations qui m'ont été faites à ce sujet que lors de la révision de ces décrets, qui, je l'espère, aura lieu prochainement.

Le ministre de la justice,
J. D'ANETHAN.

CIRCULAIRE MINISTÉRIELLE DU 18 NOVEMBRE 1846, CONCERNANT LES PAYEMENTS DES HONORAIRES ET VACATIONS DES MÉDECINS, ETC., APPELÉS DEVANT LA JUSTICE.

A messieurs le président de la haute cour militaire, les premiers présidents des cours d'appel, les présidents des tribunaux de première instance, les juges d'instruction, les juges de paix, les officiers du ministère public près des cours et tribunaux, l'auditeur général près la haute cour militaire, les auditeurs militaires, les officiers de gendarmerie et les commissaires de police.

Les honoraires et vacations des médecins, chirurgiens, officiers de santé, sages-femmes, experts, artistes vétérinaires, interprètes et traducteurs, étant réputés *frais urgents* aux termes de l'arrêté royal du 28 décembre 1835, doivent être payés par les receveurs de l'enregistrement *sur simple taxe et mandat du juge mis au bas des réquisitoires ou avertissements*, et sans *visa* du gouverneur. Mais dans le cas où ces frais font l'objet d'états ou mémoires, il suffit que ces états ou mémoires soient dressés en simple expédition (sur papier timbré, lorsque le montant excède 10 fr.), et appuyés des réquisitoires de l'autorité requérante.

Pour que le gouvernement provincial, mon département et la cour des comptes soient mis en état de vérifier complétement les dépenses de cette nature, il importe que les simples taxes, aussi bien que les états et mémoires, contiennent les renseignements suivants, savoir :

Pour les médecins, chirurgiens, officiers de santé, sages-femmes et artistes vétérinaires :

1° La date des opérations;

2° L'espèce de crime ou délit;

3° La nature des opérations;

4° La distance parcourue;

5° Les jours de séjour;

6° L'indication des articles des tarifs criminels qui allouent les honoraires.

Et pour les experts, pharmaciens, interprètes et traducteurs :

1° La date des vacations;

2° L'espèce de crime, délit ou contravention;

3° La nature des opérations;

4° Les vacations de jour et de nuit, avec indication de l'heure à laquelle elles ont commencé et de celle à laquelle elles ont fini;

5° La distance parcourue;

6° Les jours de séjour;

7° L'indication des articles des décrets des 18 juin 1811 et 7 avril 1813 qui allouent la dépense.

Quant aux frais accessoires résultant des fournitures faites ou des réactifs employés pour les opérations, il devra être joint à la taxe, à l'état ou au mémoire une note détaillée des fournitures ou réactifs dûment quittancée par le vendeur.

Il importe également que les réquisitoires à délivrer par les *magistrats et officiers de police judiciaire* détaillent, autant que possible, les points que les hommes de l'art ont à constater, et n'autorisent pas ceux-ci à faire d'autres opérations que celles qui sont suffisantes pour éclairer la justice. Cependant, comme il y a des cas où les fonctionnaires ne peuvent préciser d'avance, dans le réquisitoire, les opérations qui doivent être faites; qu'il est possible, par exemple, qu'une *opération plus difficile que la simple visite et le premier pansement* (art. 17 du décret de 1811), et non prévue d'abord, devienne nécessaire, il convient que le médecin indique sommairement, sur le réquisitoire même, en quoi cette nouvelle opération a consisté, et que le juge taxateur, sur le vu du rapport détaillé, certifie l'exactitude de cette annotation.

Je saisis cette occasion, messieurs, de vous prier de nouveau de veiller à la stricte observation de la disposition de l'art. 35 du décret du 18 juin 1811, qui n'alloue aux médecins et autres gens de l'art d'autres taxes que celles auxquelles ont droit les témoins ordinaires, toutes les fois qu'ils sont assignés devant les magistrats *à raison de déclarations, visites ou rapports* faits précédemment. Cet article ne trouve plus son application lorsque les hommes de l'art se livrent à de *nouvelles* opérations suivies d'un *nouveau* rapport, que l'instruction ou les débats ont rendus nécessaires; ou lorsque, sans avoir été consultés dans l'instruction préparatoire d'une affaire criminelle, ils sont appelés à l'audience pour émettre leur opinion soit sur la nature et les suites réelles ou éventuelles de blessures, soit sur des matières soumises à l'analyse dans des cas d'empoisonnement, par exemple, soit sur un rapport antérieur fait par un de leurs confrères, soit en général pour donner leur avis sur une question de médecine légale. C'est dans ce sens que doit être entendue ma circulaire du 8 septembre 1846, 4me division, 2me bureau, n° 13380, qui n'avait pour but que d'énumérer les différents renseignements qui pouvaient être demandés aux gens de l'art à raison de leurs déclarations antérieures.

Veuillez, messieurs, tenir la main à l'exécution de la présente circulaire en attendant la révision des tarifs criminels.

Le ministre de la justice,
Baron J. D'ANETHAN.

DÉCISION MINISTÉRIELLE DU 20 JANVIER 1847, CONCERNANT LE MODE DE PAYEMENT DES RÉTRIBUTIONS POUR EXAMENS ET VISAS DE DIPLÔMES DEVANT LES COMMISSIONS MÉDICALES PROVINCIALES.

A l'avenir, les inscriptions pour les examens qui sont dans les attributions des commissions médicales provinciales, et l'obtention du *visa* des diplômes ou certificats conférant le droit d'exercer dans le royaume une des branches de l'art de guérir, seront subordonnées à la remise par les intéressés aux présidents de ces colléges d'une quittance constatant les versements faits, des deux chefs précités, à la caisse du receveur de l'enregistrement chargé de la recette des produits divers, dans les villes où siégent les commissions médicales provinciales.

LOI DU 25 MAI 1847, QUI AUTORISE LE GOUVERNEMENT A DISPENSER DES BOURSIERS BELGES DE L'UNIVERSITÉ DE BOLOGNE, D'UNE PARTIE DES EXAMENS UNIVERSITAIRES.

Léopold, etc.

Les chambres ont adopté et nous sanctionnons ce qui suit :

ARTICLE UNIQUE. L'art. 66 de la loi du 27 septembre 1835 (*Bulletin officiel*, n° 652), qui autorise le gouvernement à accorder des dispenses aux étrangers munis d'un diplôme de licencié ou de docteur, sur un avis conforme du jury d'examen, est rendu applicable aux Belges qui auront obtenu l'un ou l'autre de ces diplômes à l'université de Bologne (Italie), où ils auront fait leurs études aux frais de la fondation Jacobs, instituée près de cette université.

Toutefois ils auront à subir devant le jury du doctorat un examen spécial sur les matières prescrites par ladite loi et qui ne font point partie de l'enseignement à l'université de Bologne.

Promulguons la présente loi, ordonnons qu'elle soit revêtue du sceau de l'État et publiée par la voie du *Moniteur*.

Donné à Wiesbaden, le 25 mai 1847.

CIRCULAIRE MINISTÉRIELLE DU 28 JANVIER 1850 RÉGLANT LA RÉCEPTION DES PHARMACIENS PAR LES JURYS.

Monsieur le gouverneur,

Aux termes de l'art. 18 de l'arrêté du 31 mai 1818, rendu pour l'exécution de la loi du 12 mars de la même année, les commissions médicales provinciales peuvent faire subir un nouvel examen aux hommes de l'art reçus par ces colléges et qui veulent s'établir dans une province autre que celle où ils ont été diplômés.

Les changements que la loi du 15 juillet dernier a apportés à la législation médicale, rendent le retrait de cette mesure nécessaire, non-seulement pour les pharmaciens, mais encore pour les chirurgiens et pour les accoucheurs, dont la position est absolument la même.

Je vous prie, Monsieur le gouverneur, d'entendre la commission médicale de votre province, sur les dispositions que, dans l'intérêt de la police médicale, il peut y avoir lieu de prendre pour remplacer celles dont il s'agit.

L'exécution de la nouvelle loi sur l'enseignement supérieur soulève une autre question : c'est celle de savoir si les pharmaciens reçus par le jury peuvent s'établir sur tous les points du royaume.

Cette question doit être résolue par l'affirmative, mais sous la réserve que les pharmaciens qui n'ont payé les frais d'examen qu'en vue de s'établir dans une commune rurale devront acquitter, s'ils veulent se fixer dans une ville, la différence qui existe entre le prix de réception du pharmacien de ville et du pharmacien de campagne. Il en serait de même pour les pharmaciens du Limbourg et du Luxembourg, reçus pour la ville ou pour la campagne, et qui demanderaient à pouvoir aller exercer dans une des sept autres provinces où les frais de réception sont plus élevés.

Je désire également, Monsieur le gouverneur, avoir sur ce point l'avis de la commission médicale provinciale.

Bruxelles, le 28 janvier 1850.

Le ministre de l'intérieur,
(Signé) Ch. Rogier.

—

ARRÊTÉ ROYAL DU 31 DÉCEMBRE 1850 RÉGLANT LES DÉPENSES RÉSULTANT DU SERVICE DES COMMISSIONS MÉDICALES PROVINCIALES.

Léopold, etc.

Considérant qu'en attendant la révision générale des dispositions qui régissent l'exercice des différentes branches de l'art de guérir, il importe de régulariser les dépenses résultant du service des commissions médicales provinciales;

Vu les observations présentées à ce sujet par la cour des comptes;

Considérant que la répartition de l'indemnité attribuée aux membres des commissions médicales, pour droit de présence aux séances de ces colléges, s'opère en vertu de dispositions anciennes qui ne peuvent plus être considérées comme ayant une existence légale en Belgique; qu'en outre elle offre des anomalies qu'il est nécessaire de faire disparaître, et qu'il y a lieu, dans cet état de choses, d'établir d'une manière uniforme et régulière le montant de l'indemnité à accorder, à l'avenir, pour droit de présence;

Considérant que l'indemnité attachée aux fonctions de président et de secrétaire des commissions médicales provinciales soulève également des objections au point de vue de la légalité;

Considérant, d'un autre côté, que les membres des commissions médicales provinciales sont actuellement assimilés aux fonctionnaires publics salariés, pour le règlement de leurs frais de route et de séjour, en cas de déplacements nécessités par les besoins du service, qu'il est juste cependant de tenir compte des sacrifices plus grands auxquels sont astreints les membres des commissions médicales du chef de l'accomplissement des missions dont ils peuvent être chargés dans l'intérêt de la santé publique;

Considérant qu'il est indispensable de renfermer les dépenses relatives au service des commissions médicales, dans les limites du crédit alloué pour ces dépenses au budget du département de l'intérieur, et qu'à cet effet il convient de diminuer le nombre annuel des réunions générales de ces colléges;

Vu la loi du 12 mars 1818, concernant l'exercice des différentes branches de l'art de guérir, et l'arrêté royal du 31 mai de la même année, pris en exécution de cette loi;

Vu l'art. 9 de l'arrêté royal du 31 mars 1833, d'après lequel les membres des commissions médicales provinciales « ne peuvent déclarer des frais de séjour pour la journée pendant laquelle aura lieu le voyage que lorsque la distance parcourue ne dépassera pas quatre lieues, tant pour aller que pour revenir, et lorsqu'il sera constaté qu'il y a eu séjour au moins pendant douze heures; »

Vu les dispositions ministérielles du 12 septembre 1806 et du 24 décembre 1810, qui déterminent l'indemnité allouée aux présidents et aux secrétaires des commissions médicales provinciales, « en considération du travail plus considérable dont ils sont chargés, ainsi que la part des droits d'examen et de visa de diplômes à partager entre tous les membres, à titre de droit de présence; »

Vu la circulaire adressée aux gouverneurs par notre ministre de l'intérieur, le 10 novembre 1849, au sujet des mesures à prendre à l'effet de régler le montant des indemnités à allouer aux membres des commissions médicales, pour droit de présence et pour vacation en cas de déplacement;

Vu les avis émis sur les propositions contenues dans cette circulaire, par lesdites commissions et par les députations permanentes des conseils provinciaux;

Sur le rapport de notre ministre de l'intérieur:

Nous avons arrêté et arrêtons :

Art. 1er. A partir du 1er janvier 1851, le produit des droits d'examen et de visa de diplômes cessera de servir de base à la fixation de l'indemnité accordée aux membres des commissions médicales provinciales pour droit de présence aux séances de ces colléges. Cette indemnité sera remplacée par un jeton de présence de la valeur de dix francs.

Art. 2. Outre le jeton de présence, auquel ils auront droit comme les autres membres, les présidents et les secrétaires desdites commissions recevront une indemnité annuelle fixée, pour les premiers à 200 fr. et pour les seconds à 300 fr.

Art. 3. Par modification à l'art. 9 de notre arrêté du 31 mars 1833, les membres des commissions médicales provinciales chargés de missions qui exigent un déplacement, auront droit, indépendamment des frais de route que l'art. 4 de cet arrêté leur accorde, à une indemnité de 12 fr. par jour, à titre de vacation, quelles que soient la durée de l'absence et la distance parcourue. Cette indemnité de vacation remplacera l'indemnité de séjour allouée aux membres des commissions médicales provinciales dans les cas prévus par l'art. 9 de notre arrêté précité.

Art. 4. La disposition de l'article précédent est applicable aux médecins qui ne sont pas membres des commissions médicales provinciales et auxquels une mission est confiée dans des cas particuliers, soit par le gouvernement, soit par l'autorité provinciale.

Art. 5. Les membres des commissions médicales provinciales qui ne résident pas au lieu de réunion de la commission dont ils font partie ou du comité central institué par l'art. 8 du présent arrêté, recevront, pour les déplacements nécessités par les réunions, l'indemnité de frais de route fixée par notre arrêté du 31 mars 1833 ; mais ils n'auront pas droit, du chef de ces mêmes déplacements, à l'indemnité de vacation mentionnée à l'art. 3.

Art. 6. En cas de voyage par chemin de fer, les frais de route déterminés par cet arrêté seront réduits de moitié.

Art. 7. Le nombre des sessions annuelles des commissions médicales provinciales, fixé à quatre par l'arrêté royal du 31 mai 1818, est réduit à deux. L'époque et la durée des sessions seront réglées par le gouverneur de la province, sur la proposition motivée du comité central mentionné ci-après.

Il en sera de même pour les réunions extraordinaires que des circonstances particulières pourront rendre nécessaires.

Art. 8. Il est formé dans chaque commission médicale provinciale un comité central, composé du président, du secrétaire et d'un membre de la commission, désigné annuellement par le gouverneur sur la présentation du collége.

Ce membre sera choisi de préférence parmi les membres résidant au chef-lieu ou dans le voisinage du chef-lieu de la province. Il jouira d'une indemnité annuelle de cent francs.

Art. 9. Le comité central s'occupe, dans l'intervalle des sessions de la commission, de l'examen des affaires urgentes, et de celles pour lesquelles il n'est pas jugé nécessaire de consulter la commission entière.

Toutefois, le comité consulte par écrit les membres de la commission sur les affaires importantes qui sont soumises à son avis.

Art. 10. Le président réunit le comité central aussi souvent que les besoins du service le commandent. Il peut, toutes les fois qu'il y a nécessité, adjoindre au comité, pour l'examen des questions pharmaceutiques, un pharmacien membre de la commission médicale provinciale.

Art. 11. Les réunions du comité central ne donnent pas droit au jeton de présence établi par l'art. 1er. Ce jeton n'est accordé qu'au pharmacien adjoint au comité, dans le cas prévu par l'art. 10.

Art. 12. Les dispositions antérieures, contraires à celles qui précèdent, sont rapportées.

Art. 13. Notre ministre de l'intérieur est chargé de l'exécution du présent arrêté.

Donné à Bruxelles, le 31 décembre 1850.

(Signé) Léopold.

Par le roi :

Le ministre de l'intérieur,

(Signé) Ch. Rogier.

CIRCULAIRE MINISTÉRIELLE DU 20 FÉVRIER 1851, CONCERNANT LES EXAMENS A FAIRE SUBIR AUX PHARMACIENS ALLANT S'ÉTABLIR DANS UNE PROVINCE AUTRE QUE CELLE DANS LAQUELLE ILS ONT ÉTÉ DIPLÔMÉS.

Bruxelles, le 20 février 1851.

Monsieur le gouverneur,

L'art. 18 de l'arrêté royal du 31 mai 1818, relatif à l'exécution de la loi du 12 mars de la même année, sur l'exercice des différentes branches de l'art de guérir, autorise les commissions médicales provinciales à faire subir un nouvel examen aux pharmaciens qui veulent s'établir dans une province autre que celle où ils ont été diplômés.

La question a été examinée de savoir si cette disposition peut encore recevoir son application en présence des changements que la loi du 15 juillet 1849 organique de l'enseignement supérieur, a apportés à la législation médicale.

Cette question, Monsieur le gouverneur, doit être résolue négativement. Les commissions médicales n'ont plus qualité pour faire subir l'examen prévu par l'art. 18 de l'arrêté royal du 31 mai 1818. Néanmoins, le pharmacien reçu sous l'empire de la législation de 1818 et qui veut se fixer dans une province autre que celle pour laquelle il a été admis, est tenu de faire viser son diplôme par la commission médicale de la province où il se rend. La commission peut accorder ou refuser le visa. Seulement, dans ce dernier cas, comme il y aurait présomption d'incapacité, il y aurait lieu de renvoyer le praticien devant le jury spécial institué par la loi de 1849.

L'exécution de cette loi soulève une autre question, celle de savoir quelle marche il convient de suivre à l'égard des pharmaciens de campagne qui veulent obtenir un diplôme avec lequel il leur soit permis d'exercer leur art dans une ville. Les commissions médicales peuvent-elles être autorisées à changer le diplôme sans qu'au préalable le requérant ait été soumis à un nouvel examen?

Cette question doit être résolue par l'affirmative. Aucune différence n'ayant jamais été introduite dans le programme des examens auxquels étaient soumis les pharmaciens de ces deux catégories, le remplacement d'un diplôme de pharmacien de campagne par un diplôme de pharmacien de ville ne doit être subordonné à aucune autre condition à charge du requérant que celle de payer la différence que les tarifs en vigueur établissaient entre les frais de réception des pharmaciens de ville et des pharmaciens de campagne. La même condition devrait être imposée aux pharmaciens du Limbourg et du Luxembourg, reçus pour la ville et pour la campagne, et qui soumettraient leur diplôme au visa de la commission médicale de l'une des sept autres provinces où les frais de réception étaient plus élevés.

Je vous prie, Monsieur le gouverneur, de vouloir bien

donner des instructions dans ce sens à la commission médicale de votre province, en l'engageant à s'y conformer.

Le ministre de l'intérieur,
(Signé) Ch. Rogier.

—

LOI DU 17 MARS 1856 RÉPRIMANT LA FALSIFICATION DES DENRÉES ALIMENTAIRES (1).

Art. 1er. Ceux qui auront falsifié ou fait falsifier soit des comestibles ou des boissons, soit des denrées ou substances alimentaires quelconques, destinés à être vendus ou débités, seront punis d'un emprisonnement de huit jours à un an et d'une amende de 50 francs à 1 000 francs, ou de l'une de ces deux peines seulement.

Art. 2. Sera puni des peines portées par l'article précédent :

1° Celui qui vendra, débitera ou exposera en vente des comestibles, boissons, denrées ou substances alimentaires quelconques, sachant qu'ils sont falsifiés ;

2° Celui qui, soit par des placards affichés, soit par des écrits imprimés ou non, publiés, vendus ou distribués, aura méchamment donné des instructions propres à faciliter ou à propager les procédés de falsification desdits comestibles ou boissons, denrées ou substances alimentaires.

Art. 3. Sera puni d'un emprisonnement de huit jours à six mois et d'une amende de 26 à 500 francs, ou de l'une de ces deux peines seulement :

Celui qui aura dans son magasin, dans sa boutique ou en tout autre lieu, des comestibles, boissons, denrées ou substances alimentaires destinés à être vendus ou débités, sachant qu'ils sont falsifiés.

(1) Cette loi s'applique à la falsification des produits pharmaceutiques.

ART. 4. Dans les cas prévus par les articles 1 et 2 de la présente loi, 318 du Code pénal et 4 de la loi du 19 mai 1829, lorsque le coupable sera condamné à un emprisonnement de plus de six mois, la patente lui sera en même temps retirée, et il ne pourra en obtenir une autre pendant la durée de l'emprisonnement.

Le tribunal pourra toujours ordonner que le jugement soit affiché dans les lieux qu'il désignera, et inséré en entier ou par extrait dans les journaux qu'il indiquera; le tout aux frais du condamné.

ART. 5. Les dispositions qui précèdent seront appliquées sans préjudice de peines plus fortes, prévues par le Code pénal ou par des lois spéciales.

ART. 6. Ceux qui auront, sans l'intention criminelle prévue par l'article 2, vendu, débité ou exposé en vente des comestibles, boissons, denrées ou substances alimentaires falsifiés, seront punis conformément aux articles 475 et 476 du Code pénal.

En cas de récidive, la peine d'emprisonnement, pendant cinq jours au plus, pourra être prononcée.

ART. 7. En condamnant à l'amende, les cours et tribunaux ordonneront qu'à défaut de payement dans le délai de deux mois, à dater du jugement, s'il est contradictoire, et de sa signification, s'il est par défaut, cette amende soit remplacée par un emprisonnement correctionnel qui ne pourra excéder le terme d'un an, dans les cas prévus par les articles 1, 2, 3 et 10, ou par un emprisonnement de simple police qui ne pourra excéder le terme de sept jours, dans les cas mentionnés dans l'article précédent.

Le condamné peut toujours se libérer de cet emprisonnement en payant l'amende.

ART. 8. En ce qui concerne la condamnation aux frais prononcée au profit de l'État, la durée de la contrainte par corps sera déterminée par le jugement ou l'arrêt, sans qu'elle puisse être au-dessous de huit jours, ni excéder un an, ou un mois, suivant que l'infraction est un délit ou une contravention.

Néanmoins, les condamnés qui justifieront de leur insolvabilité suivant le mode prescrit par le Code d'instruction criminelle, seront mis en liberté après avoir subi sept jours de contrainte, quand les frais n'excéderont pas vingt-cinq francs.

La contrainte par corps n'est ni exercée ni maintenue contre les condamnés qui ont atteint leur soixante et dixième année.

Art. 9. Les comestibles, boissons, denrées ou substances alimentaires falsifiés, qui seront trouvés en la possession du coupable, seront saisis et confisqués.

S'ils peuvent servir à un usage alimentaire, ils seront mis à la disposition du bureau de bienfaisance de la commune où le délit a été commis; sinon, il en sera ordonné la destruction ou la diffusion.

Art. 10. Dans les cas prévus par les articles 318 du Code pénal et 4 de la loi du 19 mai 1829, la peine d'emprisonnement sera de huit jours à deux ans, et l'amende de 50 à 1 000 francs.

Ces peines pourront être appliquées cumulativement ou séparément.

Art. 11. Lorsqu'il existe des circonstances atténuantes en faveur du prévenu, les peines d'emprisonnement et d'amende, prononcées par les articles 1, 2, 3 et 10 de la présente loi, pourront être réduites respectivement au-dessous de huit jours et au-dessous de 26 francs, sans qu'elles puissent en aucun cas être inférieures à celles de simple police.

—

LOI DU 1er MAI 1857 SUR LES JURYS D'EXAMEN POUR LA COLLATION DES GRADES ACADÉMIQUES.

TITRE PREMIER. — *Des grades académiques et des jurys d'examen.*

CHAPITRE PREMIER. — *Des grades.*

Art. 1er. Il y a pour la philosophie et les lettres, les sciences, le droit et la médecine, deux grades : celui de candidat et celui de docteur.

Il y a de plus un grade de docteur en sciences politiques et administratives, un grade de candidat en pharmacie, de pharmacien, et de candidat notaire.

Art. 2. Nul n'est admis à l'examen de candidat en philosophie et lettres, de candidat en sciences, de candidat en pharmacie, ou de candidat notaire, s'il ne justifie par certificats qu'il a suivi un cours d'humanités jusqu'à la rhétorique inclusivement, ou s'il n'a subi l'épreuve préparatoire, aux termes de l'article 6 de la présente loi.

Les candidats en philosophie et lettres, ou en sciences, aspirant au grade de candidat notaire, sont dispensés de l'épreuve prescrite par le présent article.

Art. 3. Nul n'est admis :

A l'examen de candidat en droit, s'il n'a reçu le titre de candidat en philosophie et lettres ;

A l'examen de candidat en médecine, s'il n'a reçu le titre de candidat en sciences naturelles ;

A l'examen de docteur dans une science, s'il n'a déjà été reçu candidat dans la même science.

En outre, nul n'est admis au grade de docteur en médecine, s'il ne prouve qu'il a fréquenté avec assiduité et succès pendant deux ans au moins, la clinique interne, externe et des accouchements.

Art. 4. Nul n'est admis à l'examen de pharmacien, s'il ne justifie, au moyen de certificats approuvés par une des commissions médicales provinciales, de deux années de stage officinal, à partir de l'époque à laquelle il a obtenu le grade de candidat en pharmacie.

CHAPITRE II. — *Des examens.*

Art. 5. Toute personne peut se présenter aux examens et obtenir des grades, sans distinction du lieu où elle a étudié et de la manière dont elle a fait ses études.

Art. 6 (1). L'épreuve préparatoire pour l'examen de candidat en philosophie et lettres comprend :

Une traduction en latin ;

Une traduction de la même langue en français ;

Une composition française, flamande ou allemande, au choix du récipiendaire ;

Les principes de rhétorique ;

La solution de deux problèmes d'algèbre appartenant aux équations du second degré ;

La démonstration de deux théorèmes de géométrie appartenant à la géométrie à trois dimensions.

L'épreuve préparatoire pour l'examen de candidat en sciences comprend les mêmes matières ; elle comprend en outre :

La théorie des progressions et des logarithmes ;

La trigonométrie rectiligne ;

Les notions élémentaires de physique.

(1) Modifié par la loi du 27 mars 1861.

L'épreuve préparatoire pour l'examen de candidat en pharmacie comprend :

Le latin ;

Le français, le flamand ou l'allemand, au choix du récipiendaire;

L'arithmétique;

L'algèbre jusqu'aux équations du second degré inclusivement;

Les éléments de géométrie.

L'épreuve préparatoire pour l'examen de candidat notaire comprend :

Le latin;

Le français, le flamand ou l'allemand, au choix du récipiendaire;

L'arithmétique;

L'algèbre, jusqu'aux équations du second degré inclusivement;

La géométrie plane.

Art. 7. Les aspirants aux grades académiques doivent, préalablement aux examens, justifier par certificats d'avoir fréquenté les cours déterminés par la présente.

Art. 10. Les matières d'examen pour la candidature en sciences naturelles sont :

Les éléments de chimie inorganique et organique ;

La physique expérimentale, les éléments de botanique et la physiologie des plantes.

Les matières à certificats sont :

La zoologie et la minéralogie;

La psychologie.

Les matières d'examen pour la candidature en sciences physiques et mathématiques sont :

La haute algèbre;

La géométrie analytique complète;

La géométrie descriptive;

Le calcul différentiel et le calcul intégral, jusqu'aux quadratures inclusivement;

La physique expérimentale.

Matières à certificats :

La statique élémentaire;

Les éléments de chimie inorganique et la minéralogie;

La psychologie.

ART. 11. L'examen pour le doctorat en sciences naturelles comprend :

1° Un examen approfondi sur la chimie organique, si le récipiendaire se destine aux sciences physiologiques, et sur la chimie inorganique, s'il se destine aux sciences géologiques;

2° Un examen approfondi sur l'une des trois catégories suivantes, à son choix :

L'anatomie et la physiologie comparées;

L'anatomie et la physiologie végétales; la géographie des plantes et les familles naturelles;

La minéralogie et la géologie;

3° L'astronomie physique.

Les récipiendaires subissent un examen ordinaire sur les deux catégories du numéro 2 qui ne font point l'objet de l'examen approfondi.

Le diplôme mentionne les matières qui ont fait l'objet de l'examen approfondi. Le récipiendaire peut, s'il le désire, subir un examen approfondi sur les deux branches de la chimie; il en est fait mention dans le diplôme.

ART. 12. L'examen pour le grade de docteur en sciences physiques et mathématiques comprend :

1° Un examen approfondi sur l'analyse et la mécanique analytique;

2° Un examen approfondi sur l'une des matières suivantes, au choix du récipiendaire :

La physique mathématique ;

L'astronomie ;

Le calcul des probabilités.

Les récipiendaires subissent un examen ordinaire sur les matières du numéro 2 qui ne font point l'objet de l'examen approfondi.

Le diplôme mentionne les matières qui ont fait l'objet de l'examen approfondi.

Art. 13. Les matières d'examen en médecine, en chirurgie et en accouchements sont :

1° Pour celui de candidat :

L'anatomie humaine (générale et descriptive) ;

Les démonstrations anatomiques ;

La physiologie humaine ;

La pharmacologie, y compris les éléments de pharmacie.

Matière à certificat :

Les éléments d'anatomie comparée.

2° Pour le premier examen du doctorat :

La thérapeutique générale, y compris la pharmaco-dynamique ;

La pathologie et la thérapeutique spéciales des maladies internes.

Les matières à certificats sont :

La pathologie générale,

L'anatomie pathologique.

3° Pour le deuxième examen du doctorat :

La pathologie chirurgicale ;

La théorie des accouchements.

Les matières à certificats sont :

L'hygiène publique et privée et la médecine légale.

4° Pour le troisième examen du doctorat :

La clinique interne, la clinique externe, la pratique des accouchements et des opérations chirurgicales.

Art. 14. L'examen de candidat en pharmacie comprend :

Les éléments de physique ;

La botanique descriptive et la physiologie végétale ;

La chimie inorganique et organique, en rapport avec les sciences médicales ;

Les éléments de minéralogie.

L'examen de pharmacien comprend :

L'histoire des drogues et des médicaments, leurs altérations et falsifications, les doses maxima auxquelles on peut les administrer, la pharmacie théorique et pratique.

Il comprend, en outre, deux préparations pharmaceutiques, deux opérations chimiques, une opération toxicologique et une opération propre à découvrir la falsification des médicaments (1).

Le jury peut se dispenser de passer aux épreuves sur les procédés chimiques, pharmaceutiques et toxicologiques, s'il juge, après la première partie de l'examen, qu'il y a lieu de prononcer l'ajournement ou le rejet du candidat.

Les candidats en sciences naturelles peuvent devenir pharmaciens en subissant seulement le dernier examen, dans lequel on comprend, pour ce cas spécial, la chimie inorganique et organique. Ils produisent, comme les candidats en pharmacie, le certificat de stage officinal (2).

(1) La moitié de la durée de l'examen de candidat en pharmacie est attribuée à la chimie inorganique et organique.

La durée de l'examen pratique des pharmaciens est de trois jours au plus.

Les opérations de l'examen pratique des pharmaciens sont surveillées par deux membres du jury désignés à tour de rôle par le président.

(2) Les pharmaciens reçus conformément aux dispositions de la présente

Art. 17. Les examens se font oralement.

Néanmoins le récipiendaire, en prenant inscription, peut demander à être examiné par écrit et oralement.

Art. 18. Les élèves sont examinés par séries, s'il y a lieu, et suivant l'ordre de priorité déterminé par un tirage au sort.

Le gouvernement prend les mesures réglementaires pour les examens par écrit prévus par l'article précédent.

Art. 19. L'examen oral dure une heure, pour un seul récipiendaire, pour tous les grades de la faculté de droit, pour la candidature en sciences naturelles et pour le grade de candidat notaire (la rédaction des actes non comprise).

Les autres examens durent une heure et demie, pour un seul récipiendaire, à l'exception de ceux de doctorat en philosophie et lettres et en sciences, dont la durée est de deux heures.

S'il y a deux ou trois récipiendaires, la durée de l'examen sera augmentée dans les mêmes proportions, sans cependant dépasser trois heures.

L'examen de doctorat en philosophie et lettres et de doctorat en sciences ne pourra avoir lieu simultanément pour plus de deux récipiendaires.

La durée des examens sommaires, dont il est parlé dans la présente loi, sera de dix minutes par récipiendaire, pour chaque matière.

Le gouvernement détermine, en outre, le temps nécessaire aux épreuves pratiques prescrites par la loi, et à la rédaction des actes par les candidats notaires.

La durée et la forme des épreuves préparatoires prévues par la présente loi sont fixées par le gouvernement.

loi peuvent obtenir le grade de docteur en sciences naturelles en subissant l'examen requis pour ce grade.

Ils sont dispensés de tout autre examen pour ce grade.

Art. 20. Tout examen oral est public; il est annoncé dans le *Moniteur*. Le récipiendaire n'est pas tenu de comparaître, s'il n'a été prévenu en personne ou par la voie du *Moniteur*.

Art. 21. Après chaque examen oral, le jury délibère sur l'admission et le rang des récipiendaires. Il est dressé procès-verbal du résultat de la délibération. Ce procès-verbal mentionne le mérite de l'examen ; il en est donné immédiatement lecture aux récipiendaires et au public (1).

CHAPITRE III. — *Des jurys d'examen.*

Art. 22. Des jurys font les examens et délivrent les diplômes pour les grades.

Art. 23. Il y a annuellement deux sessions des jurys : l'une commence le mardi de la semaine de Pâques, l'autre le deuxième mardi du mois de juillet. La durée des sessions est déterminée par le nombre des récipiendaires.

La session de Pâques est exclusivement réservée aux derniers examens de docteur dans chaque faculté, et à l'examen des candidats notaires et des pharmaciens.

(1) Les récipiendaires qui ont refusé sans motif légitime admis par le jury, de subir l'examen oral au jour fixé, sont assimilés aux récipiendaires *refusés*.

Les récipiendaires empêchés par une indisposition grave bien constatée et annoncée en temps utile, sont assimilés aux *ajournés*.

Les certificats de médecin que les récipiendaires enverront au jury seront légalisés par les administrations communales. Ces pièces seront adressées au président assez à temps pour que le jury puisse au besoin examiner un autre récipiendaire au jour fixé pour l'examen du récipiendaire empêché.

Tout certificat qui n'a pas été adressé au jury en temps utile est considéré comme non avenu.

Le jury apprécie la valeur des motifs allégués et celle des certificats produits par les récipiendaires.

Art. 24. Le gouvernement procède à la formation des jurys chargés des examens, en se conformant aux règles générales qui ont été suivies pour l'exécution de l'article 40 de la loi du 15 juillet 1849; il prend les mesures réglementaires que leur organisation nécessite.

Il compose chaque jury d'examen de telle sorte, que les professeurs de l'enseignement dirigé ou subsidié par l'État et ceux de l'enseignement privé y soient appelés en nombre égal (1).

Le président du jury est choisi en dehors du corps enseignant.

Art. 25. Le président du jury veille à l'exécution de la loi et à la régularité de l'examen. Il a la police de la séance. Il accorde la parole aux divers examinateurs.

Art. 26. Les diplômes de candidat ou de docteur sont délivrés, au nom du roi, suivant la formule qui sera prescrite par le gouvernement.

Ils sont signés, ainsi que les procès-verbaux des séances, par tous les membres du jury, et contiennent la mention que la réception a eu lieu d'une manière satisfaisante, avec distinction, ou avec la plus grande distinction.

Art. 27. Les présidents des jurys reçoivent par jour, pour indemnité de vacation, 25 francs, et les autres membres 18 francs, lorsqu'il y a au moins six heures d'examen, en exécution des articles 19 et 30 de la présente loi. Les indemnités sont réduites respectivement à 20 et à 15 francs pour quatre heures d'examen, et au delà, jusqu'à six heures exclusivement, à 16 et à 12 francs pour moins de quatre heures.

(1) Toute personne peut se présenter aux examens et obtenir des grades sans distinction du lieu où elle a étudié et de la manière dont elle a fait ses études.

Une indemnité spéciale de 5 francs est attribuée aux secrétaires par jour de séance.

Les présidents et les membres qui ne résident pas au siége du jury reçoivent en outre des frais de route et de séjour fixés comme suit : 1 franc par lieue de 5 kilomètres sur les chemins de fer; 2 francs sur les routes ordinaires; 12 francs par nuit de séjour.

Art. 28. Nul ne peut, en qualité de membre d'un jury, prendre part à l'examen d'un parent ou allié, jusques et y compris le quatrième degré, sous peine de nullité.

CHAPITRE IV. — *Des certificats.*

Art. 29. Les certificats des études moyennes constatent spécialement l'étude des matières sur lesquelles, à leur défaut, l'épreuve préparatoire doit être subie.

Ces certificats doivent être produits, et à leur défaut, l'épreuve préparatoire doit être subie un an au moins avant tout examen de candidature.

Les certificats dont il est fait mention dans la présente loi indiquent les noms, prénoms, demeure et qualités de ceux qui les délivrent ; ils sont délivrés par le maître qui a donné les leçons. S'il s'agit d'un établissement d'enseignement moyen, ils sont délivrés exclusivement par le chef; s'il s'agit d'un établissement d'enseignement supérieur, ils sont délivrés par le professeur du cours et visés par le chef.

Les certificats autres que ceux qui sont délivrés ou visés par un chef d'établissement seront légalisés par l'autorité locale.

Le programme de l'enseignement est en outre communiqué au jury.

Les époques de la remise et de l'examen des certificats sont déterminées par les règlements.

Art. 30. Si les certificats ne sont pas en règle, ou ne paraissent pas présenter un caractère suffisant de sincérité, le jury peut fixer un délai pour fournir les justifications ; il fixe aussi l'époque de l'épreuve préparatoire ou de l'examen, s'il y a lieu.

S'il s'agit d'un cours de l'enseignement supérieur, le récipiendaire dont le certificat n'a pas été admis, peut se soumettre à passer devant le même jury, et du consentement de celui-ci, un examen sommaire sur la matière du cours dont la fréquentation n'a pas été établie.

Dans tous les cas, le récipiendaire peut remplacer la preuve de la fréquentation d'un cours par un examen sommaire sur la matière de ce cours, sauf à en donner avis préalable au gouvernement dans le délai qui sera ultérieurement fixé. Le gouvernement organisera pour ces examens les jurys qu'il jugera nécessaires, et se conformera à cet effet aux règles établies par la présente loi pour la formation des autres jurys.

Art. 31. Les cours de logique, de philosophie morale, de statique élémentaire, de physiologie comparée, de médecine légale et d'encyclopédie de droit, comprennent au moins trente heures de leçons, ou trois heures par semaine, pendant un quart de l'année scolaire ; celui d'introduction historique au cours de droit civil, avec l'exposé des principes généraux du Code civil, comprend au moins cent vingt heures ou trois heures par semaine, pendant l'année scolaire.

Tous les autres cours dont la fréquentation doit être constatée, comprennent au moins soixante heures de leçons, ou trois heures par semaine, pendant la moitié de l'année scolaire.

CHAPITRE V. — *Des inscriptions et des frais d'examen.*

Art. 32. Les époques et la forme des inscriptions pour les examens, l'ordre dans lequel on y est admis, sont déterminés par les règlements.

Art. 33. Les frais des examens sont réglés comme il suit :

Pour chacune des épreuves préparatoires . . . . Fr.	30
Pour la candidature en philosophie et lettres . . .	50
Pour le doctorat en philosophie et lettres	50
Pour le grade de candidat en droit	100
Pour le premier examen de docteur en droit . . .	100
Pour le second examen de docteur en droit . . .	150
Pour l'examen de docteur en sciences politiques et administratives	100
Pour le grade de candidat en sciences	50
Pour le doctorat en sciences	50
Pour le grade de candidat en médecine	80
Pour le premier examen de docteur en médecine. .	80
Pour le second	80
Pour le troisième	80
Pour l'examen de candidat notaire	100
Pour l'examen de candidat en pharmacie	50
Pour l'examen de pharmacien	50

Dans le cas du cinquième paragraphe de l'article 19, les frais sont fixés à 10 francs par matière, et les indemnités du jury sont fixées par le gouvernement.

Art. 34. Le récipiendaire qui n'a pas répondu d'une manière satisfaisante est refusé ou ajourné.

Le récipiendaire ajourné ne peut plus se présenter à l'examen dans la même session, à moins qu'il n'y ait été autorisé lors de l'ajournement.

Le récipiendaire ajourné qui se représente, paye, dans tous les cas, le quart des frais d'examen.

Le récipiendaire refusé ne peut plus se présenter dans la même session, et il est tenu de payer la moitié des frais d'examen, s'il se présente à une autre session.

CHAPITRE VI. — *Des droits attachés aux grades.*

ART. 35. Nul n'est admis aux fonctions qui exigent un grade, s'il n'a obtenu ce grade de la manière déterminée par la présente loi.

ART. 36. Nul ne peut pratiquer en qualité d'avocat, de médecin, de chirurgien, d'accoucheur ou d'oculiste, s'il n'a été reçu docteur, conformément aux dispositions de la présente loi.

Néanmoins, le gouvernement peut accorder des dispenses spéciales pour certaines branches de l'art de guérir, après avoir pris l'avis du jury d'examen.

La dispense spécifie la branche, et ne peut s'appliquer qu'à ce qui y sera expressément désigné.

Nul ne peut exercer la profession de pharmacien, s'il n'a été reçu en cette qualité, conformément aux dispositions de la présente loi.

Nul ne peut être nommé juge de paix, greffier ou commis greffier près la cour de cassation, si indépendamment des autres conditions requises, il n'a obtenu le grade de docteur en droit.

Nul ne peut être nommé notaire, si indépendamment des autres conditions requises, il n'a subi devant le jury l'examen de candidat notaire.

Les articles 43 et 44 de la loi du 25 ventôse an XI sont abrogés.

ART. 37. Le gouvernement peut accorder des dispenses aux étrangers munis d'un diplôme de licencié, de docteur ou de pharmacien, sur un avis conforme du jury d'examen.

Cette disposition est également applicable aux Belges qui auront obtenu l'un ou l'autre de ces diplômes à l'étranger, et qui auront justifié de l'impossibilité où ils se sont trouvés de faire leurs études en Belgique.

La même disposition est encore applicable aux Belges qui auront obtenu l'un ou l'autre des diplômes susdits à l'université de Bologne (Italie), où ils auront fait leurs études aux frais de la fondation Jacobs, instituée près de cette université.

Toutefois, ils auront à subir devant le jury du doctorat un examen spécial sur les matières prescrites par la présente loi et qui ne font pas partie de l'enseignement à l'université de Bologne (loi du 25 mai 1847).

ART. 38. Toute disposition légale ou réglementaire contraire aux articles 35, 36 et 37 est abrogée.

TITRE II. — *Moyens d'encouragement.*

ART. 39. Huit médailles en or, de la valeur de 100 francs, pourront être décernées, chaque année, par le gouvernement aux élèves belges, quel que soit le lieu où ils font leurs études, auteurs des meilleurs mémoires en réponse aux questions mises au concours.

Les élèves étrangers qui font leurs études en Belgique sont admis à concourir.

La forme et l'objet de ces concours sont déterminés par les règlements.

ART. 40. Soixante bourses de 400 francs peuvent être décernées annuellement par le gouvernement à de jeunes Belges peu favorisés de la fortune, et qui, se destinant aux études supérieures, font preuve d'une aptitude dûment constatée.

Elles n'astreignent pas les titulaires à suivre les cours d'un établissement déterminé.

ART. 41. Ces bourses sont conférées par arrêté royal; il en sera fait une application plus spéciale à l'étude de la médecine.

ART. 42. Six bourses de 1 000 francs par an peuvent être décernées annuellement par le gouvernement, sur la proposition des jurys d'examen, à des Belges qui ont obtenu le grade de docteur avec la plus grande distinction, pour les aider à visiter des établissements étrangers.

ART. 43. Ces bourses sont données pour deux ans et réparties de la manière suivante : deux pour des docteurs en droit et en philosophie et lettres, et quatre pour les docteurs en sciences et en médecine.

ART. 44. Celles qui n'ont point été conférées une année, peuvent l'être l'année suivante.

TITRE III. — *Dispositions transitoires.*

ART. 45. Les récipiendaires qui, aux termes des lois antérieures, ont subi un examen ou une épreuve sur une ou plusieurs matières maintenues par la présente loi, pour l'obtention d'un grade ou d'un diplôme, sont dispensés d'un nouvel examen ou d'une nouvelle épreuve sur la même matière.

Les certificats d'études faites antérieurement à la présente loi, admis par le jury, dispenseront de l'examen sur les matières à certificats.

ART. 46. Les récipiendaires qui auront commencé leurs études pour le doctorat en droit sous l'empire de la loi du 15 juillet 1849, pourront, sur leur demande, être interrogés conformément à ladite loi.

Toutefois, les dispositions de la présente loi, en ce qui concerne les matières à certificats, leur seront applicables.

Art. 47. Pendant les deux premières années à partir de la publication de la présente loi, les pharmaciens reçus conformément aux dispositions de la loi du 15 juillet 1849, ou diplômés cinq ans au moins avant la publication de cette loi, pourront obtenir le grade de docteur en sciences naturelles en subissant l'examen requis pour ce grade. Ils seront dispensés de tout autre examen préparatoire.

Art. 48. Les récipiendaires qui, dans leur examen de candidat en médecine, n'auront pas été interrogés sur la pharmacologie et les éléments de pharmacie par application de l'article 71, § 1er, de la loi du 15 juillet 1849, seront examinés sur ces matières lors de leur premier examen de docteur.

Art. 49. Les docteurs en médecine qui ont été reçus conformément à la loi du 27 septembre 1835 sont autorisés à acquérir, en conformité de la même loi, les diplômes spéciaux de docteur en chirurgie et de docteur en accouchements.

Art. 50. Les certificats de premier examen de docteur en médecine obtenus, conformément à la loi du 27 septembre 1835, soit antérieurement à la publication de la loi du 15 juillet 1849, soit à l'une des deux premières sessions postérieures, seront assimilés aux certificats de premier examen de docteur en médecine, en chirurgie et en accouchements, d'après la loi de 1849.

Art. 51. Les brevets, diplômes et certificats de médecin militaire, d'officier de santé, de chirurgien de ville et de campagne, délivrés en Belgique en conformité des lois en vigueur avant le 1er juillet 1835, sont assimilés aux diplômes de candidat en médecine, pour le cas où les titulaires voudraient acquérir le grade de docteur. Le § 2 de l'article 39 de la loi du 27 septembre 1835 ne leur est pas applicable.

Art. 52. Le bénéfice de l'arrêté royal du 23 novembre 1823 continuera d'être appliqué aux médecins militaires entrés au service avant la promulgation de la loi de 1835.

Art. 53. Les chirurgiens, les officiers de santé, les accoucheurs et les pharmaciens autorisés à exercer dans la circonscription d'une province, peuvent pratiquer dans toute l'étendue du royaume, en se conformant à leurs titres.

Art. 54. Est dispensé de l'examen prescrit par le § 6 de l'article 36 celui qui a obtenu le titre de candidat notaire avant la publication de la loi du 15 juillet 1849.

Pendant les deux sessions qui suivront la publication de la présente loi, les aspirants au grade de candidat notaire sont dispensés de l'obligation prescrite par l'article 2. Ils seront interrogés conformément à la loi du 15 juillet 1849, sans préjudice de la dispense énoncée au dernier paragraphe de l'article 16.

Art. 55. Les articles 35 et 36 ne sont pas applicables à ceux qui exercent ou qui ont acquis le droit d'exercer une fonction ou un état en vertu des lois et règlements en vigueur.

Art. 56. L'article 2 n'est pas applicable à ceux qui justifieront avoir commencé des études relatives à l'enseignement supérieur avant le 1er janvier 1857.

Art. 57. Les élèves pharmaciens qui étaient régulièrement inscrits en cette qualité avant le 30 juillet 1849 peuvent réclamer les bénéfices de l'article 2 de la loi du 4 mars 1851.

Art. 58. Par dérogation aux dispositions contenues dans le deuxième paragraphe de l'article 23, les récipiendaires de toute catégorie pourront encore se présenter devant le jury à la session de Pâques de cette année, pour y passer leur examen, conformément à la présente loi.

Art. 59. Les titulaires de bourses affectées actuellement aux universités de l'État continueront à en jouir aussi longtemps qu'ils se trouveront dans les conditions exigées par la loi de 1849 pour l'obtention de ces bourses.

Art. 60. Le mode de formation des jurys d'examen, tel qu'il est déterminé par l'article 24 de la présente loi, est établi pour une période de trois années.

Art. 61. Les titres II, III et IV de la loi du 15 juillet 1849 sont abrogés.

—

RÈGLEMENT ORGANIQUE DES JURYS D'EXAMEN INSTITUÉS PAR LA LOI DU 1er MAI 1857.

CHAPITRE PREMIER. — *Des inscriptions aux examens.*

Art. 1er. Un avis publié dans le *Moniteur* un mois au moins avant l'ouverture de chaque session, indique les lieux où il peut être pris inscription pour les examens et les épreuves préparatoires à subir. Il rappelle les formalités à remplir et les sommes à payer. Les listes d'inscription sont ouvertes pendant dix jours.

Ce délai, en ce qui concerne les inscriptions pour les épreuves préparatoires, est prorogé jusqu'au 31 juillet inclusivement.

Art. 2. Les inscriptions sont reçues par les délégués du ministre de l'intérieur et par l'agent comptable des jurys d'examen.

Le lendemain de la clôture des listes, chaque délégué en adresse au département de l'intérieur une expédition accompagnée de la quittance constatant que le produit des inscriptions a été versé dans le trésor public.

Deux jours au moins avant l'ouverture de la session, les aspirants aux grades académiques font parvenir aux personnes qui auront été spécialement désignées à cette fin par le même ministre, les certificats qu'ils ont à produire pour justifier d'avoir fréquenté les cours d'enseignement supérieur.

Au moment de leur inscription, ils font connaître si leur intention est d'être examinés par écrit et oralement.

S'ils veulent subir, sur un ou plusieurs cours à certificat, l'examen sommaire prévu par le dernier paragraphe de l'art. 30 de la loi, ils doivent également le déclarer au moment de leur inscription et payer les frais de cet examen.

ART. 3. Le ministre de l'intérieur adresse au président de chaque jury la liste des récipiendaires à examiner dans la session. Les récipiendaires portés sur la liste peuvent seuls être admis aux examens.

Les récipiendaires *ajournés*, auxquels le jury aura permis de se représenter dans la même session, soit devant le même jury, soit exceptionnellement devant un autre jury, acquittent le *quart* des frais d'examen entre les mains du délégué qui a reçu leur première inscription. Le président ne peut admettre ces récipiendaires que sur la présentation de la quittance de versement.

ART. 4. Les certificats des études moyennes doivent être adressés par les intéressés, du 1er au 15 août, au gouverneur de la province où ils résident, ou dans laquelle les certificats ont été délivrés. Ils sont envoyés, en temps utile, par ce fonctionnaire au président du jury dont il est parlé à l'art. 5.

CHAPITRE II. — *De la constitution des jurys.*

ART. 5. Un jury central, siégeant à Bruxelles, constitué d'après les principes de l'art. 24 de la loi du 1er mai 1857, est chargé d'examiner la valeur des certificats des études moyennes et de procéder aux épreuves préparatoires. Ce jury pourra être divisé en autant de sections qu'il y a d'épreuves à subir; en ce cas, il sera donné au président un nombre suffisant de suppléants.

Ce jury commence ses opérations le 20 août au plus tard.

Il vérifie d'abord les certificats produits, et procède ensuite aux épreuves préparatoires et au jugement des compositions.

Le président règle les opérations du jury, en se conformant aux dispositions de la loi et aux instructions qui lui seront données par le ministre de l'intérieur.

Art. 6. Il sera institué, pour chaque session :

1° Des jurys *universitaires* siégeant dans les villes d'universités et composés, en nombre égal, de professeurs d'une université de l'État et de professeurs d'une université libre;

2° Un jury *central* pour chaque grade, siégeant à Bruxelles, et composé en nombre égal de professeurs des quatre universités et de membres pris en dehors de ces établissements.

Art. 7. Les certificats concernant des cours de l'enseignement supérieur sont soumis à l'appréciation du jury chargé de l'examen principal en vue duquel les certificats ont été délivrés. Ce jury ne procède aux examens sommaires que dans les cas prévus par les deux premiers paragraphes de l'art. 30 de la loi, s'il y a accord entre le jury et le récipiendaire.

Pour tous les autres cas, des sections du jury combiné, composées de professeurs qui ont donné des cours à certificat, seront formées en même temps que les jurys principaux, pour procéder aux examens sommaires. Ces sections fonctionneront, autant que possible, en même temps que les jurys chargés des examens principaux; elles seront présidées par des suppléants du président.

Art. 8. Le service sera réglé par le président du jury, auquel seront adressés, à l'ouverture de la session, les certificats produits et la liste des récipiendaires qui ont déclaré vouloir subir l'examen sommaire. Les convocations des professeurs et des élèves pour la section des examens sommaires seront faites par lui.

Art. 9. Le jury combiné, chargé de l'examen principal, s'occupe immédiatement, après son installation, de l'appréciation des certificats de tous les récipiendaires inscrits dans les deux universités réunies : le résultat de cette appréciation et les décisions du jury sont communiqués sans délai aux récipiendaires.

S'il y a lieu de procéder à des vérifications, elles seront ordonnées par le président, conformément à la décision du jury. Dans le cas où un certificat n'est pas admis par le jury, le récipiendaire qui l'a produit fait connaître immédiatement au jury s'il demande à subir son examen sommaire devant la même section que son examen principal, et, dans la négative, devant quel jury il entend que l'examen sommaire ait lieu.

Si le récipiendaire n'est pas présent ou si, étant présent, il ne fait pas connaître son intention, le jury en décide.

Art. 10. Il sera également créé, auprès du jury central, des sections spécialement chargées de procéder, d'après les mêmes règles, aux examens sommaires.

Art. 11. L'examen sommaire et l'examen principal auront lieu devant le jury pour lequel le récipiendaire se sera fait inscrire.

Il n'est pas tenu de se faire inscrire au même jury pour les deux examens.

Art. 12. Les récipiendaires qui, soit par défaut, soit par insuffisance de certificats, auront à subir un examen sommaire devant une des sections spécialement chargées de procéder aux examens de cette espèce, ne seront classés, pour l'époque de leur examen principal, qu'à la suite des autres récipiendaires inscrits.

ART. 13. Les opérations des jurys sont fixées, autant que possible, de telle manière que, pour chaque grade, les sections spécialement chargées des examens sommaires près des jurys combinés et du jury central, ne siégent qu'après que ces jurys auront fait la vérification des certificats, et de manière aussi que toutes les sections spéciales aient terminé les examens sommaires avant qu'aucun de ceux qui se sont présentés devant elles ait à subir son examen principal.

ART. 14. Il n'y a qu'un seul jury pour chaque faculté de deux universités réunies.

Les jurys universitaires siégent par sections correspondant aux divers examens dont ils sont chargés.

En cas d'empêchement d'un membre appelé à siéger, et lorsqu'il n'a pas été nommé de suppléants spéciaux, le président du jury peut désigner, pour le remplacer, un des membres qui ne siégent point dans la même section.

Le membre qui ne peut siéger doit en donner avis au président, de manière que ce dernier puisse convoquer celui qui doit le suppléer.

Le suppléant doit toujours appartenir à la même université que le membre qu'il est appelé à remplacer.

ART. 16. Les jurys universitaires des *sciences* sont subdivisés en quatre sections :

I. Pour le grade de candidat en sciences naturelles : cette même section fait l'examen de candidat en pharmacie;

II. Pour le grade de candidat en sciences physiques et mathématiques ;

III. Pour le grade de docteur en sciences naturelles;

IV. Pour le grade de docteur en sciences physiques et mathématiques.

ART. 18. Les jurys universitaires de *médecine* sont subdivisés en quatre sections.

I. Pour le grade de candidat en médecine, en chirurgie et en accouchements;

II. Pour le premier examen de docteur en médecine, en chirurgie et en accouchements;

III. Pour le deuxième examen de docteur en médecine, en chirurgie et en accouchements;

IV. Pour le troisième examen de docteur en médecine, en chirurgie et en accouchements.

La première section procède aux examens de pharmacien (1).

La IVe section procède à l'examen des docteurs en médecine qui, usant de la disposition transitoire contenue dans l'art. 49 de la loi du 1er mai 1857, voudront acquérir les diplômes spéciaux de docteur en chirurgie et de docteur en accouchements.

Art. 19. Il y a un jury central pour *la philosophie et les lettres*, un pour *les sciences*, deux pour *le droit*, et deux pour *la médecine, la chirurgie et les accouchements*.

Des deux jurys de *médecine*,

L'un fait les examens de candidat en médecine, en chirurgie et en accouchements et ceux de pharmacien;

L'autre fait les trois examens de docteur en médecine, en chirurgie et en accouchements, et, s'il y a lieu, les examens spéciaux de docteur en chirurgie et de docteur en accouchements, d'après la loi du 27 septembre 1835.

Art. 20. Il y a pour chaque jury un président, choisi en dehors du corps enseignant. Il pourra, au besoin, lui être donné autant de suppléants que le jury présidé par lui comprend de sections.

Les suppléants remplacent le président en cas d'empêchement de celui-ci.

Dans les jurys universitaires, lorsque deux sections d'un

(1) Modifié par la loi du 12 mars 1861.

même jury siégent simultanément, le suppléant préside une des *sections*.

En cas d'urgence, le président convoque un des suppléants nommés conformément au § 1er, ou, au besoin, désigne provisoirement lui-même un suppléant à son choix ; il en réfère immédiatement au ministre de l'intérieur. Dans ce cas, si le suppléant ne peut prêter serment entre les mains du président qu'il remplace, le président d'un des autres jurys pourra procéder à l'accomplissement de cette formalité.

Dans les autres cas, le suppléant est convoqué par le ministre de l'intérieur.

Art. 21. Il y a, pour chaque section du jury, un secrétaire choisi par le ministre de l'intérieur parmi les membres qui la composent. Il tient les écritures, les procès-verbaux et les registres de présence.

En cas d'empêchement, le secrétaire est remplacé par un membre désigné par le président.

Art. 22. Le jury s'assemble tous les jours, les dimanches et fêtes exceptés ; il peut délibérer dès que plus de la moitié des membres sont présents.

CHAPITRE III. — *De la tenue des sessions.*

Art. 23. Les sessions des jurys sont ouvertes par arrêté royal, aux époques fixées par la loi.

L'ordre des sessions des divers jurys est réglé par le même arrêté.

Les sessions des jurys combinés s'ouvrent alternativement, d'année en année, au siége des universités de l'État et au siége des universités libres. Quand une des sections du jury a épuisé la liste des inscriptions prises pour la ville où commencent les examens, elle se transporte dans l'autre, sauf les cas où la omposition des sections y mettrait obstacle.

ART. 24. La durée des épreuves préparatoires, prévues par l'art. 6 de la loi, est réglée de la manière suivante :

Épreuve préparatoire pour l'examen de candidat en philosophie et lettres et pour celui de candidat en sciences, dix heures en deux jours et en deux ou trois séances;

Épreuve préparatoire pour l'examen de candidat en pharmacie et pour celui de candidat notaire, six heures en un jour et en une ou deux séances.

Ces épreuves ont lieu par écrit simultanément pour tous les récipiendaires de chaque section.

ART. 25. Le département de l'intérieur convoque les récipiendaires le jour de l'ouverture de la session. Les convocations ultérieures se font par le président.

ART. 26. Pour la première séance de la session, le président et les membres du jury sont convoqués par le ministre de l'intérieur.

Le président prête serment entre les mains du même ministre ou de son délégué.

Pour les autres séances, les convocations sont faites par le président.

ART. 27. Le jour de l'ouverture de la session, les membres des sections des jurys appelées à procéder les premières aux examens, s'assemblent à neuf heures du matin.

Le président reçoit le serment de ses suppléants et des membres du jury qu'il préside.

ART. 28. Le président règle l'ordre des examens écrits et oraux, conformément aux dispositions de la loi.

ART. 29. Les questions pour l'examen écrit sont préparées, sur chaque matière, par deux membres au moins du jury, qui n'appartiennent pas au même établissement. Chaque question écrite est l'objet d'une appréciation particulière de la part de tous les membres du jury.

Le tirage, pour la désignation d'une question, a lieu entre trois questions au moins relatives à la même matière.

Art. 30. Les sections siégent simultanément, autant que faire se peut; dans le cas contraire, on commence par la section qui délivre le grade le moins élevé.

Dans l'un et l'autre cas, le jury procède d'abord à l'examen par écrit des récipiendaires qui se sont fait inscrire pour cette épreuve.

L'examen écrit ne peut durer plus de six heures. Il porte sur toutes les matières qui font l'objet de l'examen oral.

Avant tout examen, les récipiendaires produisent au jury leurs diplômes ou certificats autres que ceux dont il est parlé aux art. 2 et 4 du présent arrêté, dans le cas où la loi exige une épreuve antérieure ou des conditions préalables.

Art. 31. Pour l'examen écrit, les récipiendaires sont placés dans une même salle, d'après l'ordre d'un tirage au sort, de manière à ne point pouvoir communiquer entre eux.

Ils sont constamment surveillés, pendant leur travail, par deux membres du jury désignés, à tour de rôle, par le président, de telle sorte que, dans les jurys universitaires, un professeur de l'université de l'État soit toujours accompagné d'un professeur de l'université libre.

Le président et le secrétaire assistent à l'ouverture et à la clôture de la séance consacrée aux examens écrits.

Les récipiendaires ne peuvent avoir ni notes ni écrits quelconques. Ils ne peuvent faire usage que des livres qui auront été autorisés par le jury.

Art. 32. Les sujets de composition et les matières à rédaction et à traduction sont dictés aux récipiendaires par le président.

Les réponses écrites et signées sont recueillies par les membres du jury présents. Chacune est immédiatement renfermée dans une enveloppe scellée et parafée en présence du récipiendaire. L'enveloppe reçoit une suscription indiquant le nom du récipiendaire et le jour auquel l'examen oral aura lieu.

Les récipiendaires en sont informés séance tenante; cette information leur tient lieu de convocation.

Les réponses ne peuvent être écrites que sur du papier parafé et daté, à chaque feuillet, par un des membres du jury.

Le récipiendaire qui doit subir les examens de plusieurs grades dans la même session, reçoit un numéro qui lui assure la priorité pour l'examen oral.

Art. 33. Le nombre des élèves à interroger oralement en un jour est fixé ainsi qu'il suit :

Quatre élèves au moins quand l'examen doit durer une heure;

Trois élèves au moins quand l'examen doit durer une heure et que les récipiendaires ont subi l'examen écrit;

Trois élèves au moins quand l'examen doit durer une heure et demie pour chaque récipiendaire;

Deux élèves au moins quand l'examen doit durer deux heures pour chaque récipiendaire.

Lorsqu'un ou plusieurs aspirants font défaut, le jury peut compléter le nombre en appelant des récipiendaires des jours suivants. A cet effet, ces derniers sont tenus d'être présents à l'ouverture de la séance précédant celle qui a été fixée pour leur examen oral.

Le jury peut, en se conformant à la loi, admettre à l'examen oral deux ou trois récipiendaires dans la même séance, et les interroger alternativement sur chaque matière, sans que la durée de ces examens simultanés puisse dépasser trois heures.

La moitié de la durée de l'examen de candidat en pharmacie est attribuée à la chimie inorganique et organique.

La durée de l'examen pratique des pharmaciens est de trois jours au plus.

Les opérations de l'examen pratique des pharmaciens sont surveillées par deux membres du jury, désignés à tour de rôle par le président.

Le troisième examen de docteur en médecine dure trois heures.

Art. 34. Les réponses écrites des récipiendaires inscrits pour la double épreuve sont lues publiquement et appréciées par le jury immédiatement avant leur examen oral.

Dans l'examen oral, les élèves des universités sont, autant que possible, interrogés principalement par leurs professeurs.

Néanmoins, les autres professeurs sont tenus d'intervenir dans l'ensemble de cet examen.

Art. 35. Immédiatement après chaque examen oral, le jury se retire pour délibérer.

Les jurés votent à haute voix. Le procès-verbal de la délibération est immédiatement dressé. Il contient la mention du mérite de l'examen oral et, s'il y a lieu, de l'examen écrit. Il en est donné lecture en séance publique.

Il ne peut être rien ajouté, soit dans les diplômes ou certificats, soit dans les procès-verbaux, aux mentions permises par la loi.

Le membre du jury qui n'a pas voté sur l'admission d'un récipiendaire, est considéré comme n'ayant pas pris part à l'examen.

Lorsque, par l'absence d'un ou de plusieurs jurés, les membres présents se trouveront, avec le président, en nombre pair, s'il arrive qu'il y ait partage de voix, l'avis le moins favorable au récipiendaire prévaudra.

Art. 36. Les récipiendaires qui ont refusé, sans motif légitime admis par le jury, de subir l'examen oral au jour fixé, sont assimilés aux récipiendaires *refusés*.

Les récipiendaires empêchés par une indisposition grave bien constatée et annoncée en temps utile, sont assimilés aux *ajournés*.

Les certificats de médecin que les récipiendaires enverront au jury, seront légalisés par les administrations communales. Ces pièces seront adressées au président assez à temps pour que le jury puisse, au besoin, examiner un autre récipiendaire au jour fixé pour l'examen du récipiendaire empêché.

Tout certificat qui n'a pas été adressé au jury en temps utile, est considéré comme non avenu.

Le jury apprécie la valeur des motifs allégués et celle des certificats produits par les récipiendaires.

Art. 37. Il est tenu un registre de présence de chaque jury dans la forme à déterminer par le ministre de l'intérieur.

Ce registre sera coté par première et dernière, et parafé sur chaque feuille par le président.

Chaque jour, le procès-verbal de présence est clos séance tenante, signé par le président et contre-signé par le secrétaire.

CHAPITRE IV. — *Du produit des inscriptions et des dépenses.*

Art. 38. Le produit des inscriptions est versé dans le trésor public. Le ministre des finances porte annuellement de ce chef une prévision de recette dans le budget des voies et moyens.

Les allocations destinées à faire face aux dépenses des jurys sont annuellement proposées au budget du ministère de l'intérieur.

Les indemnités des membres des jurys sont fixées en raison de la durée des séances auxquelles chacun d'eux a assisté.

Dans la supputation des indemnités, on admet :

1° Pour l'installation du jury et l'appréciation des certificats tant des études moyennes que des cours universitaires, une séance de six heures, et, si le travail n'est pas terminé en une séance, une heure pour six récipiendaires;

2° Pour les examens sommaires, un quart d'heure par matière pour chaque récipiendaire, délibération comprise;

3° Pour les épreuves préparatoires, le nombre d'heures fixé par l'art. 24 du présent arrêté;

4° Pour l'appréciation des compositions des épreuves préparatoires, une heure par récipiendaire, lorsque l'épreuve écrite dure six heures, et une heure et demie, lorsqu'elle dure dix heures;

5° Pour chacune des séances consacrées aux examens écrits, six heures;

6° Pour chaque examen oral, la durée qui lui est assignée par la loi, et la moitié en sus pour le temps consacré à l'appréciation de l'examen et à la délibération : l'augmentation sera du double, lorsque l'examen oral sera précédé de la lecture d'un examen écrit;

7° Pour l'épreuve pratique de la candidature en médecine, un temps égal à la durée de l'examen oral;

8° Pour l'épreuve pratique de l'examen de pharmacien, dix-huit heures, à répartir en trois jours au plus;

9° Pour les examens prévus à l'art. 37 de la loi du 1er mai 1857, la durée qui leur aura été consacrée, d'après les bases indiquées au n° 6 ci-dessus;

10° Pour la séance consacrée à l'examen des demandes de bourses, six heures.

Art. 39. Les suppléants des présidents, chaque fois qu'ils sont appelés à siéger, reçoivent les mêmes indemnités que les présidents qu'ils remplacent.

CHAPITRE V. — *Des bourses.*

ART. 40. Les demandes en obtention de bourses, faites par des élèves qui sont déjà inscrits à une université ou qui indiquent dans leurs requêtes l'université dont ils veulent suivre les cours, sont renvoyées à l'avis des jurys combinés respectifs.

Les demandes faites par des jeunes gens qui ne suivent les cours d'aucun établissement d'enseignement supérieur, ou qui n'indiquent pas dans leurs requêtes l'université dont ils entendent suivre les cours, sont renvoyées à l'avis des sections respectives du jury central.

ART. 41. Toute demande en obtention de bourses doit être accompagnée d'un certificat délivré par l'autorité communale du lieu du domicile de l'aspirant, et constatant que lui ou ses parents sont peu favorisés de la fortune. L'aspirant doit également faire conster de son aptitude au moyen de certificats délivrés par les professeurs dont il a fréquenté les leçons, et au moyen d'autres preuves, s'il en a.

Dans le cas où il jouit de quelque bourse de fondation, il est tenu d'en faire la déclaration.

ART. 42. Indépendamment des propositions que chaque jury peut faire au gouvernement en vertu de l'art. 42 de la loi, les requêtes que les docteurs reçus *avec la plus grande distinction* adresseront directement au gouvernement, à l'effet d'obtenir des bourses de voyage, seront soumises à l'un des jurys.

Pour les doctorats auxquels on n'arrive qu'après plusieurs épreuves, sont considérés comme ayant été reçus avec la plus grande distinction, savoir :

En médecine :

Les docteurs qui ont obtenu la plus grande distinction à

l'une des trois épreuves, et la distinction à chacune des deux autres.

CHAPITRE VI. — *Dispositions générales et transitoires.*

ART. 43. Les récipiendaires qui ont commencé leurs études pour le doctorat en droit sous l'empire de la loi du 15 juillet 1849, déclareront, au moment de leur inscription, s'ils veulent être interrogés conformément à cette loi.

ART. 44. Les certificats et les diplômes relatifs aux grades académiques, les certificats de fréquentation des cours universitaires et les certificats d'études moyennes complètes, dont il s'agit dans la loi, sont rédigés conformément aux modèles annexés au présent arrêté.

ART. 45. Les certificats, ainsi que les diplômes de candidat, sont imprimés sur papier; le diplôme de docteur, celui de pharmacien et celui de candidat notaire sont imprimés sur parchemin.

ART. 46. Les registres des jurys sont clos à la fin de chaque session. Ils sont, ainsi que les archives, déposés au département de l'intérieur.

ART. 47. Les avis à donner par le jury, en conformité des art. 36 et 37 de la loi du 1er mai 1857, seront demandés au jury central.

ART. 48. Nos arrêtés du 24 juillet 1850, du 15 mars et du 2 avril 1851, et du 1er juillet 1854, sont rapportés.

ART. 49. Notre ministre de l'intérieur prendra les dispositions nécessaires pour assurer l'exécution du présent arrêté.

Donné à Laeken, le 10 juin 1857.

LÉOPOLD.

LOI ORGANIQUE DE L'ENSEIGNEMENT SUPÉRIEUR DU 15 JUILLET 1849.

Léopold, etc.

Les chambres ont adopté et nous sanctionnons ce qui suit :

DE L'ENSEIGNEMENT SUPÉRIEUR AUX FRAIS DE L'ÉTAT.

CHAPITRE PREMIER. — *Des universités.*

ART. 1er. Il y a deux universités aux frais de l'État, l'une à Gand et l'autre à Liége.

Chaque université comprend les facultés de philosophie et lettres; des sciences mathématiques, physiques et naturelles; de droit et de médecine.

ART. 2. Les facultés des sciences des deux universités sont organisées de manière que la faculté de Gand offre l'instruction nécessaire pour les arts et manufactures, l'architecture civile, les ponts et chaussées; et la faculté de Liége pour les arts et manufactures et les mines.

ART. 3. L'enseignement supérieur comprend :

Dans la faculté de médecine :

L'encyclopédie et l'histoire de la médecine; l'anatomie humaine (générale et descriptive); l'anatomie pathologique; la physiologie humaine et la physiologie comparée dans ses rapports avec la première; l'hygiène publique et privée; la pathologie générale; la thérapeutique générale, y compris la pharmacodynamique; la pharmacologie et les éléments de pharmacie; la pharmacie théorique et pratique; la pathologie et la thérapeutique spéciale des maladies internes; la clinique interne; la pathologie chirurgicale; la médecine opératoire; la clinique externe; le cours théorique et pratique des accouchements; la médecine légale.

Art. 5. La durée des cours est déterminée par le gouvernement, de telle sorte que les élèves n'aient pas plus de trois heures de leçons par jour, non compris les cliniques et les exercices pratiques.

Les programmes des cours sont soumis à son approbation.

Art. 6. Les grades légaux sont conférés conformément aux dispositions du titre III de la présente loi. Néanmoins, les universités pourront conférer les diplômes scientifiques, en observant les conditions qui seront prescrites par les règlements.

Ces diplômes ne conféreront aucun droit en Belgique.

CHAPITRE II. — *Des subsides.*

Art. 7. Des subsides seront accordés aux universités pour les bibliothèques, jardins botaniques, cabinets et collections, et pour subvenir à tous les besoins de l'instruction.

Les dépenses pour l'agrandissement, l'amélioration et l'entretien des bâtiments affectés aux universités sont à la charge des villes où sont fondés ces établissements.

En cas de contestation sur la nécessité ou l'utilité de ces dépenses, la députation du conseil provincial décide, sauf recours au roi.

Art. 8. Les hospices civils de Gand et de Liége serviront à l'enseignement clinique médical et chirurgical et à l'art pratique des accouchements.

CHAPITRE III. — *Des professeurs.*

Art. 9. Les professeurs portent le titre de professeur ordinaire ou extraordinaire.

Les professeurs ordinaires jouissent d'un traitement fixe de 6 000 fr., et les professeurs extraordinaires d'un traitement de 4 000 fr.

Le gouvernement pourra augmenter le traitement des professeurs ordinaires de 1 000 à 3 000 fr. lorsque la nécessité en sera reconnue, et sans que l'augmentation totale de dépense résultant de ce chef puisse, en aucun cas, excéder la somme de 10 000 fr. pour chaque université.

L'arrêté royal qui contiendra cette disposition en donnera les motifs précis.

Art. 10. Pour donner les cours prescrits par les art. 3 et 4, il y a dans chaque université neuf professeurs en sciences, huit en philosophie, *huit en médecine* et sept en droit.

En cas de nécessité, *un ou deux professeurs de plus* peuvent être nommés dans chacune de ces facultés.

Art. 11. Toute nomination de professeur indique la faculté à laquelle il est attaché et la science qu'il est appelé à enseigner.

Tout changement dans les attributions d'un professeur fait l'objet d'un arrêté royal pris sur l'avis de la faculté.

Art. 12. Les professeurs ne peuvent donner des répétitions rétribuées. Ils ne peuvent exercer une autre profession qu'avec l'autorisation du gouvernement.

Cette autorisation est révocable.

Art. 13. Le roi nomme les professeurs.

Nul ne peut être professeur s'il n'a le grade de docteur ou de licencié dans la branche de l'instruction supérieure qu'il est appelé à enseigner.

Néanmoins, des dispenses peuvent encore être accordées par le gouvernement aux hommes qui auront fait preuve d'un mérite supérieur, soit dans leurs écrits, soit dans l'enseignement ou la pratique de la science qu'ils sont chargés d'enseigner.

Art. 14. Des agrégés peuvent être attachés aux universités.

Ils sont nommés par le roi.

Les agrégés peuvent, selon l'autorisation du gouvernement, donner, soit des répétitions, soit des cours nouveaux, soit des leçons sur des matières déjà enseignées.

Ils ne jouissent d'aucun traitement; leurs cours sont rétribués comme ceux des professeurs.

Art. 15. Les agrégés peuvent remplacer les professeurs en cas d'empêchement légitime.

Ce remplacement ne peut durer plus de quinze jours sans autorisation du gouvernement.

CHAPITRE IV. — *Des autorités académiques.*

Art. 16. Les autorités académiques sont : le recteur de l'université, le secrétaire, les doyens des facultés, le conseil académique et le collége des assesseurs.

Le conseil académique se compose des professeurs assemblés sous la présidence du recteur.

Le collége des assesseurs se compose du recteur, du secrétaire du conseil académique et des doyens des facultés.

Art. 17. Les règlements arrêtés par le roi, pour l'exécution de la présente loi, détermineront les attributions des autorités académiques, le mode de nomination du recteur, du secrétaire de l'université et des doyens des facultés.

Dans tous les cas, le recteur est nommé pour trois ans, sauf révocation.

CHAPITRE V. — *Des étudiants.*

Art. 18. Chaque élève doit prendre annuellement une inscription; le droit d'inscription est de 15 francs.

La somme provenant de ces inscriptions appartient pour un tiers au recteur et pour un tiers au secrétaire de l'université; le reste est partagé également entre les appariteurs.

ART. 19. L'étudiant porté au rôle prend une inscription générale pour tous les cours relatifs aux matières de l'examen qu'il a l'intention de subir.

Il paye, pour cette inscription, 250 fr. par an pour la faculté de droit et 200 fr. pour les autres facultés.

Toutefois, l'inscription sera aussi de 250 fr. pour les cours de l'examen de candidature en philosophie et lettres.

Le gouvernement, sur l'avis de la faculté, peut autoriser l'inscription isolée à certains cours. Il fixe, dans ce cas, le taux des rétributions.

ART. 20. L'étudiant qui a payé une inscription annuelle peut suivre, pendant plusieurs années, les cours pour lesquels cette inscription a été prise.

ART. 21. Le produit des inscriptions est partagé, d'après les bases à déterminer par le gouvernement, entre les professeurs et les agrégés qui ont donné les cours.

Le gouvernement fixe, s'il y a lieu, les rétributions à payer pour les leçons de manipulation et d'opération. Ces rétributions sont perçues au profit de ceux qui ont donné les leçons.

ART. 22. Nul n'est admis aux leçons académiques que sur l'exhibition d'une carte délivrée par le receveur de l'université.

ART. 23. Il y a annuellement deux vacances : l'une du premier samedi d'août au premier mardi d'octobre; l'autre du jeudi qui précède le jour de Pâques jusqu'au deuxième mardi qui le suit.

CHAPITRE VI. — *Des peines académiques.*

ART. 24. Les seules peines académiques sont :

Les admonitions;

La suspension du droit de fréquenter les cours ou l'un d'eux; le terme de la suspension ne peut excéder un mois ;

L'exclusion de l'université.

La première peine peut être prononcée par le recteur; les deux autres par le conseil académique. Pour l'exclusion de l'université, il faut la majorité des deux tiers des voix; dans ce cas, une copie du procès-verbal motivé est adressée au gouvernement et à l'élève exclu.

Chaque université de l'État a le droit de refuser l'inscription de l'élève exclu par l'autre université.

L'élève accusé est toujours préalablement appelé ou entendu.

CHAPITRE VII. — *De la surveillance et de l'administration des universités de l'État.*

ART. 25. Il y a, près de chaque université, un commissaire du gouvernement, sous le titre d'administrateur-inspecteur de l'université. Ce fonctionnaire est nommé par le roi et jouit d'un traitement de 6000 fr.

Il doit résider dans la ville où se trouve l'université.

ART. 26. En sa qualité d'inspecteur, il veille à l'exécution des lois sur l'instruction supérieure et des règlements faits en conséquence de ces lois, et particulièrement à ce que les leçons soient données avec régularité et les programmes soigneusement observés.

ART. 27. En sa qualité d'administrateur, il veille à la conservation de la bibliothèque, des collections et généralement de tout le matériel de l'université; il veille également au bon emploi des sommes allouées pour ces objets et pour les besoins journaliers. Il surveille les fonctionnaires et employés que le gouvernement a nommés près de l'université.

De concert avec l'autorité locale, il veille à la conservation et à l'entretien des bâtiments.

CHAPITRE VIII. — *Dispositions générales.*

ART. 28. Le gouvernement est chargé de la surveillance et de la direction des universités de l'État.

Une fois au moins chaque année, le ministre réunit huit professeurs (un par faculté) pour délibérer sous sa présidence, de concert avec les autres personnes qu'il croit utile de leur adjoindre, sur les améliorations à introduire dans l'enseignement supérieur.

ART. 29. Le gouvernement fait les règlements, nomme aux divers emplois et fixe les traitements, le tout conformément à la présente loi.

ART. 30. Il est fait, tous les trois ans, aux Chambres, dans la première quinzaine de leur rentrée, un rapport sur la situation des universités de l'État.

Un état détaillé de l'emploi des subsides est joint à ce rapport.

ART. 31. Le gouvernement peut conserver les étrangers qui occupent des fonctions dans les universités actuelles, et appeler au professorat des étrangers d'un talent éminent, lorsque l'intérêt de l'instruction publique le réclame.

—

DIPLÔMES SCIENTIFIQUES SPÉCIAUX.

Il est créé un diplôme scientifique spécial en faveur des personnes qui, après avoir obtenu le grade légal de docteur, se seront appliquées à certaines spécialités de la science.

Ce diplôme est conféré par les universités de l'État.

Le diplôme scientifique spécial est une simple attestation de capacité, et ne confère aucun droit ni prérogative dans l'État.

Il n'y a qu'un seul grade, celui de docteur, avec la désignation de la branche sur laquelle ont porté les épreuves.

La faculté de philosophie et lettres confère les trois diplômes suivants :

1° Pour les *sciences philologiques* : littérature et antiquités grecques et latines, et, d'une manière accessoire, histoire de la littérature française ;

2° Pour les *sciences philosophiques* : logique, anthropologie, philosophie morale, métaphysique, droit naturel et histoire de la philosophie ;

3° Pour les *sciences historiques* : histoire ancienne, histoire du moyen âge, histoire de la Belgique, histoire politique moderne, géographie, et notamment géographie ancienne.

La faculté des sciences confère les six diplômes suivants :

1° Pour les *sciences mathématiques* : haute algèbre, géométrie analytique, géométrie descriptive, analyse, calcul des probabilités ;

2° Pour les *sciences physico-mathématiques* : analyse, physique mathématique, mécanique analytique, mécanique céleste ;

3° Pour les *sciences physiques* : physique expérimentale, géographie physique, météorologie, astronomie physique ;

4° Pour les *sciences chimiques et minéralogiques* : chimie organique et inorganique, manipulations chimiques, minéralogie et géologie ;

5° Pour les *sciences botaniques* : anatomie et physiologie végétales, familles naturelles, géographie des plantes, principes d'horticulture et d'agriculture, connaissance des plantes usuelles, flore de la Belgique ;

6° Pour les *sciences zoologiques* : zoologie, anatomie et physiologie comparées, paléontologie, faune de la Belgique.

La faculté de droit confère les trois diplômes suivants :

1° Pour le *droit romain* : histoire de ce droit, antiquités romaines, institutes, pandectes, exégèse ;

2° Pour le *droit moderne :* droit civil, théorie de la compétence et de la procédure, droit criminel et droit commercial ;

3° Pour le *droit public et administratif :* histoire politique moderne, économie politique, droit public et droit administratif.

La faculté de médecine confère les quatre diplômes suivants :

1° Pour les *sciences physiologiques :* anatomie et physiologie de l'homme, éléments d'anatomie et de physiologie comparées et de chimie animale, anatomie pathologique ;

2° Pour les *sciences médicales :* pathologie et thérapeutique (générales et spéciales) des maladies internes, pharmacodynamique, hygiène et anatomie pathologique ;

3° Pour les *sciences chirurgicales :* pathologie chirurgicale, théorie des accouchements, médecine opératoire, y compris les opérations obstétricales, médecine légale ;

4° Pour les *sciences pharmacologiques :* pharmacologie, pharmacie, chimie organique et inorganique, toxicologie et botanique médicale.

Nul ne peut se présenter aux épreuves du diplôme spécial s'il n'a, depuis au moins deux ans, été reçu, dans les formes légales, docteur dans la faculté à laquelle se rapporte la spécialité du diplôme.

Sont assimilés aux docteurs, quant à l'admissibilité aux épreuves du diplôme spécial :

a. Les professeurs agrégés de l'enseignement moyen du degré supérieur (faculté de philosophie et lettres ou faculté des sciences, selon que les récipiendaires sont gradués pour les humanités ou pour les sciences) ;

b. Les pharmaciens reçus suivant la loi du 15 juillet 1849 (faculté de médecine) ;

c. Les ingénieurs et les sous-ingénieurs effectifs ou honoraires des ponts et chaussées et des mines (faculté des sciences).

Les personnes comprises dans ces diverses catégories de spécialités doivent, comme les docteurs auxquels on les assimile, être en possession de leur diplôme au moins depuis deux ans.

Les épreuves pour l'obtention du diplôme spécial sont au nombre de quatre :

1° La rédaction d'une dissertation inaugurale;

2° Un examen sur toutes les matières relatives au diplôme qu'il s'agit de délivrer;

3° Une leçon orale sur un sujet indiqué par la faculté;

4° La défense publique de la dissertation et des thèses qui doivent y être annexées.

La dissertation inaugurale portera sur un sujet choisi librement par le récipiendaire parmi les matières rentrant dans la spécialité du diplôme.

Le temps des vacances et des sessions des jurys universitaires excepté, le récipiendaire pourra se présenter pour subir les épreuves pendant toute l'année.

Le récipiendaire versera dans la caisse du receveur de l'université une somme de cent cinquante francs, dont il produira la quittance avant l'examen.

Il payera, en outre, dix francs aux appariteurs pour l'examen et la défense publique. (Arrêté royal du 16 septembre 1853.)

—

EXPOSÉ DES MOTIFS DU PROJET DE LOI POUR L'INTRODUCTION DE LA PHARMACOPÉE OFFICIELLE.

Messieurs,

Mon prédécesseur a soumis à la Chambre des représentants, dans la séance du 22 avril 1856, un projet de loi ayant pour objet l'introduction d'une nouvelle pharmacopée officielle.

Ce projet de loi a été examiné en section centrale, et a donné lieu à un rapport déposé le 1er mai 1857.

J'ai l'honneur, Messieurs, de reproduire le projet dont il s'agit, après avoir apporté à l'art. 4 un changement de rédaction destiné à dissiper le doute qui s'est élevé sur la portée de la disposition pénale de cet article et du § 2 de l'art. 6.

Les considérations suivantes, extraites des réponses du département de l'intérieur aux observations de la section centrale qui a examiné le projet de loi, démontrent la nécessité de ce changement de rédaction.

Le projet de loi impose aux pharmaciens et, en général, aux praticiens autorisés à délivrer des médicaments, l'obligation d'avoir dans leur officine ou dépôt, préparés et conservés conformément aux indications de la Pharmacopée, les médicaments désignés dans les listes approuvées par le gouvernement. Mais il ne s'oppose pas à ce que, indépendamment de ces médicaments obligatoires, les pharmacies en contiennent d'autres admis par les pharmacopées étrangères, pourvu qu'ils soient de bonne qualité.

La disposition pénale des art. 4 et 6, relative aux médicaments *non préparés conformément à la Pharmacopée officielle*, n'est donc applicable qu'en ce qui concerne les médicaments indiqués dans les listes officielles et dans la Pharmacopée nouvelle. Pour dissiper le doute qui s'est élevé à ce sujet, il y a lieu de modifier le § 1er de l'art 4 dans le sens de la nouvelle rédaction proposée.

Cette rédaction exprime nettement que la loi ne défend pas de prescrire et d'avoir dans les officines pharmaceutiques des médicaments préparés d'après les autres pharmacopées ou d'après les indications particulières données par les médecins.

Elle a de plus l'avantage de déterminer clairement le sens qu'il faut attacher à la disposition de l'art. 6 du § 2, relative aux médicaments *non préparés de la manière requise*, puisqu'il serait entendu que les seuls médicaments indiqués dans les listes et dans la Pharmacopée officielle, doivent être préparés conformément au nouveau Codex.

Il est important que la loi exige que les médicaments de cette dernière catégorie soient préparés d'après les indications de la Pharmacopée, car à quoi servirait l'introduction d'un code pharmaceutique officiel, si le médecin ne trouvait pas, dans la loi même, la garantie que les médicaments qu'il prescrit, *sans indication spéciale*, seront toujours de bonne qualité et préparés d'une manière uniforme et convenable?

Le ministre de l'intérieur,
CH. ROGIER.

PROJET DE LOI

Léopold, etc.

ART. 1er. Des arrêtés royaux déterminent les mesures jugées nécessaires pour la rédaction et la publication de la Pharmacopée officielle, ainsi que pour les modifications à y apporter par la suite.

ART. 2. Les pharmaciens, et, en général, toutes les personnes autorisées à délivrer des médicaments, sont tenus d'avoir, en tout temps, dans leur officine ou dans leur dépôt, et en quantités requises, les médicaments indiqués dans les listes dressées par les commissions médicales provinciales et approuvées par le ministre de l'intérieur.

Ces médicaments doivent être préparés et conservés conformément aux prescriptions de la Pharmacopée.

Art. 3. Ceux qui, six mois après la publication de la Pharmacopée, n'auront pas dans leur officine ou dans leur dépôt, dûment conservés et en quantités requises, les médicaments portés dans les listes précitées, seront passibles d'une amende de cinq francs pour chaque infraction; l'amende sera double en cas de récidive.

Art. 4. L'amende sera de vingt-six francs pour chacun des médicaments de la Pharmacopée qui n'aura pas été composé comme le Codex l'indique, ainsi que pour tout médicament qui sera trouvé gâté ou de mauvaise qualité, encore que ce médicament ne serait pas mentionné dans la Pharmacopée, ou serait préparé d'après une indication spéciale.

L'amende sera double en cas de récidive.

Celui qui, étant en état de récidive, aura subi une nouvelle condamnation, ne pourra délivrer aucun médicament pendant un terme qui sera fixé par le juge, et qui ne pourra être inférieur à un mois, ni excéder une année.

Celui qui enfreindra cette défense, sera passible d'une amende de cent francs et d'un emprisonnement de six mois.

Art. 5. Les dispositions de la loi du 17 mars 1856, relatives à la falsification des substances alimentaires, et celles de la loi du 4 octobre 1855, relatives à l'application du système décimal en matière de poids et mesures, sont rendues applicables à la falsification et au débit des médicaments.

Toutefois, un délai de six mois est accordé aux intéressés pour se conformer aux dispositions de cette dernière loi.

Art. 6. Les pharmaciens et autres personnes autorisées à délivrer des médicaments sont tenus de rendre, en tout temps, leurs officines et leurs dépôts accessibles aux personnes déléguées pour les visiter.

Les médicaments qui seront trouvés mauvais, gâtés ou n'ayant pas été préparés de la manière requise, seront immédiatement enlevés.

Art. 7. Ceux qui contreviendront aux dispositions de l'article précédent encourront une amende de cinquante à deux cents francs.

En cas de récidive, il pourra leur être interdit de délivrer aucun médicament pendant un mois au moins et trois mois au plus, sous peine, en cas d'infraction, d'une amende de cinq cents francs et d'un emprisonnement de six mois.

Art. 8. Les contraventions aux arrêtés qui seront rendus pour assurer l'exécution de la présente loi, seront punies d'une amende de cinq à dix francs.

En cas de récidive, l'amende sera de vingt-six à cent francs.

Art. 9. En condamnant à l'amende, les cours et tribunaux ordonneront qu'à défaut de payement dans le délai de deux mois, à dater du jugement s'il est contradictoire, et de sa signification s'il est par défaut, cette amende soit remplacée par un emprisonnement correctionnel qui ne pourra excéder six mois, dans les cas prévus par les art. 4, 7 et 8, § 2, ou par un emprisonnement de simple police, qui ne pourra excéder le terme de sept jours, dans les cas mentionnés aux art. 3 et 8, § 1.

Le condamné pourra toujours se libérer en payant l'amende.

Art. 10. En ce qui concerne la condamnation aux frais, prononcée au profit de l'État, la durée de la contrainte par corps sera déterminée par le jugement ou l'arrêt, sans qu'elle puisse être au-dessous de huit jours, ni excéder un an ou un mois, suivant que l'infraction est un délit ou une contravention.

Néanmoins, les condamnés qui justifieront de leur insolvabilité suivant le mode prescrit par le code d'instruction criminelle, seront mis en liberté, après avoir subi sept jours de contrainte, quand les frais n'excéderont pas vingt-cinq francs.

La contrainte par corps n'est ni exercée, ni maintenue

contre les condamnés qui ont atteint leur soixante-dixième année.

Art. 11. Lorsqu'il existera des circonstances atténuantes en faveur du prévenu, les peines d'amende et d'emprisonnement, prononcées par les art. 4, § 1er et § dernier, 7 et 8, § 2, pourront être réduites respectivement au-dessous de huit jours et au-dessous de vingt-six francs, sans qu'en aucun cas elles puissent être inférieures à celles de simple police.

Donné à Bruxelles, le 28 janvier 1858.

LÉOPOLD.

Par le roi :
Le ministre de l'intérieur,
Ch. Rogier.

LOI POUR L'INTRODUCTION DE LA NOUVELLE PHARMACOPÉE OFFICIELLE

Léopold, etc.

Art. 1er. Des arrêtés royaux déterminent les mesures jugées nécessaires pour la rédaction et la publication de la Pharmacopée, ainsi que pour les modifications à y apporter par la suite. Le texte latin est seul officiel.

Art. 2. Les pharmaciens, et, en général, toutes les personnes autorisées à délivrer des médicaments, sont tenus d'avoir, en tout temps, dans leur officine ou dans leur dépôt, et en quantités requises, les médicaments indiqués dans les listes dressées par les commissions médicales provinciales, et approuvées par le ministre de l'intérieur.

Ces médicaments doivent être préparés et conservés conformément aux prescriptions de la Pharmacopée.

Art. 3. Ceux qui n'auront pas dans leur officine ou dans

leur dépôt, dûment conservés et en quantités requises, les médicaments prescrits par l'article précédent, seront passibles d'une amende de cinq francs pour chaque infraction. L'amende sera double en cas de récidive.

Toutefois, cette disposition ne sera applicable que six mois après la publication des listes officielles.

Art. 4. L'amende sera de dix francs pour chacun des médicaments de la Pharmacopée qui n'aura pas été composé comme le Codex l'indique, ainsi que pour tout médicament qui sera trouvé gâté ou de mauvaise qualité, lors même que ce médicament ne serait pas mentionné dans la Pharmacopée.

L'amende sera double en cas de récidive.

Celui qui aura délivré des médicaments gâtés ou de mauvaise qualité encourra, pour chaque infraction, une amende de vingt-six francs, qui sera portée au double en cas de récidive.

Celui qui, étant déjà en cas de récidive, aux termes des paragraphes précédents, subit une nouvelle condamnation du même chef, pourra être privé, en outre, de la faculté de délivrer aucun médicament, pendant quinze jours au moins et six mois au plus.

L'infraction à cette défense sera punie d'une amende de cent francs et d'un emprisonnement qui ne pourra être moindre de huit jours, ni excéder six mois.

Art. 5. Les dispositions de la loi du 17 mars 1856, relatives à la falsification des substances alimentaires, sont rendues applicables à la falsification des médicaments et des substances médicamenteuses.

Les deux derniers paragraphes de l'art. 4 de la présente loi sont, en outre, déclarés applicables à la détention des médicaments falsifiés, dans le cas prévu par l'art. 3 de la loi précitée du 17 mars 1856.

Sont, en outre, rendues applicables à la prescription et au

débit des médicaments, les dispositions de la loi du 1er octobre 1855 sur le système décimal métrique des poids et mesures.

Les ordonnances des médecins sont assimilées aux actes énoncés à l'art. 3 de la même loi.

Toutefois, un délai de deux ans est accordé aux intéressés pour se conformer à cette dernière loi.

Art. 6. Les pharmaciens et autres personnes autorisées à délivrer des médicaments sont tenus de rendre, en tout temps, leurs officines et leurs dépôts accessibles aux personnes déléguées pour les visiter. Ils ne peuvent s'opposer à ce que les médicaments qui seront trouvés mauvais, gâtés ou n'ayant pas été préparés de la manière requise, soient immédiatement enlevés.

Art. 7. Ceux qui contreviendront aux dispositions de l'article précédent encourront une amende de cinquante à deux cents francs.

En cas de récidive, il pourra leur être interdit de délivrer aucun médicament pendant quinze jours au moins et trois mois au plus, sous peine, en cas d'infraction, d'une amende de cinq cents francs et d'un emprisonnement qui ne pourra être moindre de huit jours ni excéder six mois.

Art. 8. Les contraventions aux arrêtés qui seront rendus pour assurer l'exécution de la présente loi seront punies d'une amende de cinq à dix francs.

En cas de récidive, l'amende sera de dix francs à vingt-cinq francs.

Dans ce dernier cas, il pourra être prononcé un emprisonnement qui n'excédera pas sept jours.

Art. 9. Il y a récidive dans les cas prévus par la présente loi, lorsque le contrevenant a déjà été condamné pour la même infraction dans les douze mois précédents.

Art. 10. En condamnant à l'amende, les cours et tribunaux ordonneront qu'à défaut de payement dans le délai de deux mois, à dater du jugement, s'il est contradictoire, et de sa signification, s'il est par défaut, cette amende soit remplacée par un emprisonnement correctionnel qui ne pourra excéder six mois, dans les cas prévus par les §§ 3 et 5 de l'art. 4, et par l'art. 7, ou par un emprisonnement de simple police, qui ne pourra excéder le terme de sept jours, dans les cas mentionnés à l'art. 3, aux §§ 1 et 2 de l'art. 4 et à l'art. 8.

Le condamné pourra toujours se libérer en payant l'amende.

Art. 11. En ce qui concerne la condamnation aux frais, prononcée au profit de l'Etat, la durée de la contrainte par corps sera déterminée par le jugement ou l'arrêt, sans qu'elle puisse être au-dessous de huit jours, ni excéder un an ou un mois, suivant que l'infraction est un délit ou une contravention.

Néanmoins, les condamnés qui justifieront de leur insolvabilité suivant le mode prescrit par le Code d'instruction criminelle, seront mis en liberté, après avoir subi sept jours de contrainte, quand les frais n'excéderont pas vingt-cinq francs.

La contrainte par corps n'est ni exercée, ni maintenue contre les condamnés qui ont atteint leur soixante et dixième année.

Art. 12. Lorsqu'il existe des circonstances atténuantes en faveur du prévenu, les peines d'amende et d'emprisonnement prononcées par les §§ 3 et 5 de l'art. 4, et par l'art. 7, pourront être réduites respectivement au-dessous de huit jours et au-dessous de vingt-six francs, sans qu'en aucun cas elles puissent être inférieures à celles de simple police.

Art. 13. Les délits et contraventions prévus spécialement par la présente loi se prescrivent par un an.

Art. 14. Les tribunaux de simple police appliqueront les peines prononcées par la présente loi jusqu'à concurrence de sept jours d'emprisonnement et de vingt-cinq francs d'amende.

Promulguons la présente loi, ordonnons qu'elle soit revêtue du sceau de l'Etat et publiée par la voie du *Moniteur*.

Donné à Lacken, le 9 juillet 1858.

LÉOPOLD.

Par le roi :
Le ministre de l'intérieur,
CH. ROGIER.

—

CIRCULAIRE DE LA COMMISSION MÉDICALE PROVINCIALE DU BRABANT DU 15 NOVEMBRE 1858, AUX PHARMACIENS ÉTABLIS DANS LA PROVINCE, CONCERNANT LE STAGE OFFICINAL.

Messieurs,

Aux termes de l'une des dispositions de l'art. 65 de la loi du 15 juillet 1849 sur l'enseignement supérieur, le récipiendaire, qui se présente pour subir l'examen final de pharmacien, est tenu de justifier, par la production de certificats approuvés par une des commissions médicales provinciales, de deux années de stage officinal, à partir de l'époque à laquelle il a obtenu le grade de candidat en pharmacie.

Pour assurer l'exécution de cette disposition de la loi, les circulaires ministérielles des 21 avril 1856 et 14 octobre 1857 portent :

Lorsqu'un récipiendaire, inscrit pour subir l'examen de candidat en pharmacie, aura obtenu ce grade, il en informera immédiatement la commission médicale de la province où il veut faire son stage ; il joindra, à cette communication, un état indiquant ses nom et prénoms, son lieu de naissance, sa demeure, les nom et prénoms de son patron, et enfin le jour où il est entré dans l'officine de celui-ci.

Pendant les deux années, chaque stagiaire devra, à la fin de chaque trimestre, faire parvenir au secrétariat de la commission médicale un certificat de son patron, attestant qu'il a été employé chez lui pendant ce trimestre. Au bout des deux années, la commission sera en possession de huit certificats partiels, pour chaque candidat en pharmacie, et pourra, avec beaucoup plus de sécurité, approuver le certificat général qui doit être produit au jury.

Le stage, accompli antérieurement à l'obtention du grade de candidat en pharmacie, ne peut pas venir en déduction des deux années de stage officinal exigées par l'art. 65 de la loi du 15 juillet 1849.

Le secrétaire,
Dr De Biefve.

Le président,
Dr Seutin.

ARRÊTÉ ROYAL DU 28 DÉCEMBRE 1859 APPROUVANT LA PHARMACOPÉE.

Léopold, etc.

Vu la loi du 9 juillet 1858, relative à l'introduction de la Pharmacopée officielle;

Attendu qu'il y a lieu de prendre les dispositions nécessaires pour l'exécution de ladite loi;

Sur le rapport de notre ministre de l'intérieur,

Nous avons arrêté et arrêtons :

Art. 1er. La Pharmacopée rédigée par ordre du gouvernement et publiée sous le titre de *Pharmacopœa belgica nova*, est approuvée.

Son texte latin est seul officiel.

Art. 2. Aucun exemplaire de la Pharmacopée nouvelle ne pourra être livré sans être muni d'un timbre du ministère de l'intérieur et du visa de l'inspecteur général du service médical civil.

ART. 3. Tous ceux qui sont autorisés à délivrer des médicaments doivent avoir :

1° Un exemplaire de la Pharmacopée officielle;

2° Des aéromètres pour mesurer la densité des liquides;

3° Un alcoomètre centésimal;

4° De bonnes balances et des poids décimaux exacts, y compris les subdivisions du gramme jusqu'au centigramme inclusivement.

ART. 4. Les médecins, dans leurs prescriptions se serviront du poids décimal et emploieront les dénominations de la Pharmacopée officielle, pour désigner les substances médicamenteuses décrites dans ce recueil.

S'ils désirent que le remède soit autrement préparé, ils en donnent la formule dans l'ordonnance, ou bien ils indiquent la pharmacopée où elle se trouve.

ART. 5. Les doses des médicaments seront indiquées exclusivement en grammes et en centigrammes, et, pour prévenir toute erreur accidentelle, on évitera d'employer la virgule ou le point destiné à séparer les unités des fractions décimales.

ART. 6. Les pharmaciens dans l'exécution des prescriptions de médicaments, et, en général, pour tout ce qu'ils vendent ou délivrent, se serviront du poids décimal.

S'il leur arrive des prescriptions formulées en poids médical ancien, ils sont autorisés à faire la réduction de ce poids sur le pied suivant : ils donneront pour la livre médicale 360 grammes; pour l'once 30 grammes; pour le gros ou drachme 3 grammes 75 centigrammes; pour le scrupule 1 gramme 25 centigrammes, et pour le grain 5 centigrammes.

ART. 7. Les vases, boîtes, etc., servant à renfermer les médicaments, porteront en termes lisibles les noms des substances, tels qu'ils sont exprimés dans la Pharmacopée officielle.

ART. 8. Les officines, les magasins, dépôts ou laboratoires des pharmaciens, et, en général, de tous ceux qui vendent ou délivrent des médicaments, seront visités par des délégués des commissions médicales provinciales, au moins une fois l'an, à des époques indéterminées et sans avis préalable. Les délégués examineront toutes les provisions qui se trouvent dans les officines, magasins, etc., et spécialement les médicaments dont la surveillance importe le plus, ils feront enlever les médicaments qui seront trouvés mauvais ou falsifiés ou qui n'auront pas été préparés de la manière requise. Si le propriétaire le désire, il pourra y apposer son scellé.

ART. 9. Les commissions médicales remettront les procès-verbaux et autres pièces constatant les contraventions entre les mains du ministère public chargé de diriger les poursuites devant les tribunaux.

ART. 10. Notre ministre de l'intérieur est chargé de l'exécution du présent arrêté.

Donné à Laeken, le 28 décembre 1859.

LÉOPOLD.

Par le roi :
Le ministre de l'intérieur,
(Signé) CH. ROGIER.

—

ARRÊTÉ MINISTÉRIEL DU 30 DÉCEMBRE 1859, CONCERNANT LES SUBSTANCES ET PRÉPARATIONS MÉDICAMENTEUSES QUI DOIVENT SE TROUVER EN TOUT TEMPS DANS LES PHARMACIES.

Le ministre de l'intérieur,

Vu l'art. 2 de la loi du 9 juillet 1858, relative à l'introduction de la nouvelle Pharmacopée officielle, lequel est ainsi conçu :

« Les pharmaciens, et, en général, toutes les personnes

autorisées à délivrer des médicaments, sont tenus d'avoir, en tout temps, dans leur officine ou dans leur dépôt, et en quantités requises, les médicaments indiqués dans les listes dressées par les commissions médicales provinciales et approuvées par le ministre de l'intérieur. »

Vu les listes dressées par ces différents colléges en exécution de ladite disposition ;

Arrête :

Art. 1er. Les substances et préparations médicinales portées dans les listes annexées au présent arrêté devront constamment se trouver dans les pharmacies et dans les dépôts de médicaments tenus par les médecins et les chirurgiens en quantité nécessaire pour pourvoir, au moins pendant huit jours, aux besoins ordinaires de ces officines, et, en tout cas, pour que les agents chargés de la surveillance puissent s'assurer de leur bonne qualité.

Art. 2. Un exemplaire des listes ci-dessus mentionnées sera transmis à chaque intéressé par les soins de la commission médicale provinciale dans le ressort de laquelle il est établi.

Art. 3. Les listes approuvées par le présent arrêté seront revisées avant le 1er janvier 1861.

Bruxelles, le 30 décembre 1859.

(Signé) Ch. Rogier.

—

Liste des médicaments qui doivent se trouver en tout temps dans les dépôts de médicaments des médecins et chirurgiens de campagne de la province de Brabant, conformément à l'article 1er de l'arrêté ministériel du 30 décembre 1859.

Acetas morphinæ s. morphicus.
— (sub-) plumbi liquidus.
Acidum aceticum dilutum.
— chlorhydricum venale.
Acidum nitricum venale.
— sulphuricum dilutum.
— tannicum.
— tartaricum.

Æther.
— sulphuricus alcoholicus.
Agaricus præparatus.
Alcool 20°.
Alcoholetum camphoræ.
— fœniculi.
— menthæ.
Aloe soccotrina.
Althææ radix.
Alumen venale.
Ammonia liquida.
Aqua destillata.
— calcis.
Asa fœtida.
Axungia porci depurata.
Balsamum copaïvæ.
Boras sodæ.
Calomelas.
Camphora.
Cantharides.
Carbonas ferri.
— magnesiæ.
— plumbi venalis.
— sodæ venalis.
— (bi-) sodæ.
Chamomillæ romanæ flores.
China fusca.
— regia.
Cina s. santonicum.
Digitalis folia, vel foliorum pulv.
Emplastrum cantharidum.
— fuscum.
— saponatum.
Extractum absinthii.
— belladonnæ, ex herba.
— chinæ fuscæ.
— hyoscyami, ex herba.
— nucis vomicæ.
Extractum opii.
— ratanhiæ.
Farina seminum lini.
— » sinapis.
Gentianæ radix.
Gummi arabicum.
— ammoniacum.
Hirudo medicinalis.
Hydrargyrum sublimat. corrosivum.
Ioduretum potassii.
Ipecacuanhæ radix, vel radic. pulv.
Jalappæ radix, vel radic. pulv.
Jecoris aselli oleum.
Kermes minerale Cluzelii.
Laudanum liquidum Sydenhami.
Lichen islandicus.
Lycopodii semen.
Mel album.
Menthæ piperitæ herba.
Nitras argenti fusus.
— potassæ depuratus.
Oleum menthæ essentiale.
— crotonis.
— terebinthinæ.
Opium depuratum.
Oxydum hydrargyri.
— (bi-) manganesii.
— zinci.
Pilulæ purgantes Haenii.
Pix alba.
Pulvis potassæ et calcis.
Rhei radix, vel radicis pulv.
Ricini, oleum.
Salep, vel salep pulv.
Sapo medicatus.
Sarsaparillæ radix.

Scilla, vel scillæ pulv.
Secale cornutum.
Sennæ folia.
Sparadrapum commune.
Stramonii folia.
Sulphas aluminæ et potassæ ex-siccat.
— cupri.
Sulphas quininæ.
— sodæ.
Sulphur depuratum.
Sulphuretum potassii officinale.
Syrupus corticum aurantiorum.
— ipecacuanhæ.
— menthæ.
— opii.

Tartras potassæ et antimonii.
Terebinthina veneta.
Tinctura cinnamomi.
— catechu.
— colchici, e seminibus.
— digitalis.
— scillæ.
— valerianæ.
Unguentum basilicum.
— cantharidum.
— hydrargyri.
— nitratis hydrargyri.
— populeum.
— de styrace.
Valerianæ radix, vel radic. pulv.

Liste des médicaments que les pharmaciens de la province de Brabant sont tenus d'avoir en tout temps dans leurs officines, conformément à l'article 1er de l'arrêté ministériel du 30 décembre 1859.

Les médicaments obligatoires sont désignés, savoir : ceux pour les pharmacies de Bruxelles et de Louvain, par la lettre *a*, et ceux pour les officines des autres villes et des communes rurales, par la lettre *b*.

Absinthii herba, *a. b.*
Acetas ammoniæ liquidus, *a. b.*
— (sub-) cupri, *a. b.*
— morphinæ s. morphicus, *a. b.*
— plumbi depuratus, *a. b.*
— (sub-) plumbi liquidus, *a. b.*
— potassæ, *a. b.*
— zinci, *a.*
Acetum, *a. b.*
— aromaticum, *a.*
— colchici, *a.*
— scillæ, *a. b.*

Acidum aceticum dilutum, *a. b.*
— arseniosum, *a. b.*
— benzoïcum medicinale, *a. b.*
— boricum medicinale, *a. b.*
— chlorhydricum venale, *a. b.*
— citricum, *a. b.*
— cyanhydricum, *a.*
— nitricum venale, *a. b.*
— oxalicum, *a. b.*
— sulpho-hydricum liq., *a.*
— sulphuricum alcoholisat., *a. b.*

Acidum sulphuricum dilutum, *a. b.*
— » purum, *a.*
— » venale, *a. b.*
— tannicum, *a. b.*
— tartaricum venale, *a. b.*
Aconiti herba, *a.*
Æther, *a. b.*
— aceticus, *a. b.*
— chlorhydricus alcoholicus, *a.*
— nitricus alcoholicus, *a. b.*
— sulphuricus alcoholicus, *a. b.*
Agaricus albus, *a. b.*
— præparatus, *a. b.*
Alcannæ radix, *a. b.*
Alcohol, *a. b.*
— 20°, *a. b.*
— rectificatissimus, *a. b.*
Alcoholatum aromaticum, *a. b.*
— bryoniæ compositum, *a.*
— cinnamomi, *a. b.*
— » aquosum, *a.*
— cochleariæ, *a. b.*
— corticum aurantiorum, *a.*
— melissæ, *a. b.*
— polyaromaticum, *a. b.*
— vulnerarium, *a. b.*
Alcoholetum anisi, *a.*
— aromaticum ammoniacale, *a.*
camphoræ, *a. b.*
— carvi, *a.*
— chamomillæ romanæ, *a.*
— citri, *a.*
— fœniculi, *a. b.*
— hyssopi, *a. b.*
— juniperi, *a. b.*
Alcoholetum lavandulæ, *a. b.*
— » compositum, *a.*
— melissæ, *a.*
— menthæ, *a. b.*
— romarini, *a.*
— saponis, *a. b.*
Aloë lucida s. soccotrina, *a. b.*
Althææ radix, folia, flores, *a. b.*
Alumen crudum, *a. b.*
Ammonia liquida, *a. b.*
Ammoniacum gummi, *a. b.*
Amygdali fructus, *a. b.*
Angelicæ radix, *a. b.*
Angusturæ cortex, *a.*
Anisi stellati semen, *a.*
— vulgaris semen, *a. b.*
Antimonias (bi-) potassæ, *a. b.*
Aqua, *a. b.*
— amygdalarum amararum, *a.*
— calcis, *a. b.*
— chamomillæ, *a. b.*
— chlori, *a.*
— cinnamomi, *a. b.*
— destillata, *a. b.*
— florum aurantiorum, *a. b.*
— fœniculi, *a. b.*
— hyssopi, *a.*
— lactucæ sativæ, *a.*
— lauro-cerasi, *a. b.*
— melissæ, *a.*
— menthæ piperitæ, *a. b.*
— rosarum, *a. b.*
Arnicæ radix, flores, *a. b.*
Arrow-root, *a.*
Arsenias (bi-) potassæ, *a.*
— sodæ siccatus, *a. b.*
Arsenis potassæ solutus, *a.*

Artemisiæ radix, herba florens, [*a. b.*
Asa fœtida, *a. b.*
Atropina, atropinum s. atropium, [*a.*
Axungia, *a. b.*
— benzoata, *a.*
Balsamum copaïvæ s. de copaïba, [*a. b.*
— peruvianum, *a. b.*
— tolutanum, *a. b.*
Bardanæ radix, *a.*
Belladonnæ radix, folia, *a. b.*
Benzoe, *a. b.*
Bismuthum, *a.*
Boras sodæ, *a. b.*
Bolus armena, *a. b.*
Bryoniæ radix, *a. b.*
Calomelas, *a. b.*
Calx viva s. usta, *a. b.*
Camphora, *a. b.*
Cantharides, *a. b.*
Caragaheen, *a.*
Carbonas ammoniæ, *a.*
— » pyro-oleosus, *a.*
— calcis depuratus, *a.*
— ferri, *a. b.*
— kalicus depuratus, *a. b.*
— magnesiæ, *a. b.*
— (bi-) sodæ, *a. b.*
— sodæ venalis, *a. b.*
Cardamomi minoris semen, *a.*
Cardui benedicti herba, *a.*
Caryophylli aromatici flores, *a.*
Castoreum, *a. b.*
Catechu, *a. b.*
Centaurii minoris herba, flores, [*a. b.*
Cera, *a. b.*
Ceratum, *a.*
— cum acetate plumbi, *a. b.*
— » aqua, *a. b.*
— simplex, *a. b.*
Cetaceum, *a. b.*
Chamomillæ romanæ flores, *a. b.*
— vulgaris flores, *a. b.*
China fusca, *a. b.*
— regia, *a. b.*
— rubra, *a.*
Chinium sulfuricum, *a. b.*
Chloras potassæ, *a.*
Chlorhydras ammoniæ, *a. b.*
— » depuratus, *a.*
— morphinæ, *a.*
Chloroformum, *a. b.*
Chloruretum (per-) auri, *a.*
— auri et sodii, *a.*
— baryi, *a.*
— calcis, *a. b.*
— ferri ammoniacale, *a.*
— (sesqui-) ferri, *a.*
— (proto-) stibii liquidum, *a.*
— zinci, *a.*
Cichorei radix, folia, *a. b.*
Cicutæ herba, *a. b.*
Cinæ semen, *a. b.*
Cinnamomi cortex, *a. b.*
Citrus, fructus, oleum, *a.*
Citrus aurantium, fol. flor, cor- [tex, *a. b.*
Coccionella, *a. b.*
Colchici bulbus, semen, *a. b.*
Colla piscium, *a. b.*
Collodion s. colodium, *a.*
Colocynthidis fructus, *a.*
Colophonium, *a. b.*

Columbo radix, *a*.
Confectio sennæ composita, *a*.
Conserva cassiæ, *a*.
— tamarindorum, *a. b*.
Cornu cervi, *a. b*.
Cremor tartari, *a. b*.
Creta alba, *a*.
Croci florum stygmata, *a. b*.
Cubebæ fructus, *a. b*.
Cyanuretum hydrargyri, *a*.
— potassii, *a*.
— zinci s. zincicum, *a*.
Cynoglossi radix, *a*.
Digitalis folia, *a. b*.
Diosma crenata, *a*.
Dulcamaræ stipites, *a. b*.
Electuarium catechu compositum, *a*.
— sennæ compositum, *a. b*.
— theriacale, *a*.
Elemi, *a. b*.
Elixirium acidum Halleri, *a. b*.
Emplastrum adhæsivum, *a. b*.
— » fuscum, *a. b*.
— cantharidum, *a. b*.
— cantharidum perpet., *a*.
— cicutæ, *a. b*.
— commune, *a. b*.
— fuscum, *a. b*.
— hydrargyri, *a. b*.
— lithargyri cum resinis, *a*.
— meliloti, *a*.
— picis burgundicæ, *a. b*.
— resinosum, *a. b*.
— de sapone camphoratum, *a. b*.
Euphorbium, *a*.
Extractum absinthii, *a. b*.
Extractum aconiti, *a. b*.
— » alcoholicum, *a*.
— aloes alcoholicum, *a. b*.
— » aquosum, *a*.
— arnicæ alcoholicum, *a*.
— » e floribus, *a*.
— belladonnæ alcoholicum, *a*.
— » ex herba, *a. b*.
— cardui benedicti, *a*.
— centaurii minoris, *a. b*.
— chamomillæ romanæ, *a. b*.
— chinæ flavæ, *a. b*.
— » fuscæ, *a*.
— » rubræ, *a*.
— cichorei, *a. b*.
— cicutæ alcoholicum, *a*.
— » ex herba, *a. b*.
— cinæ æthereum, *a*.
— colchici alcohol. e sem. *a*.
— colocynthidis alcohol., *a*.
— columbo alcoholicum, *a*.
— » aquosum, *a*.
— digitalis alcoholicum, *a*.
— » cum fœcula, *a*.
— dulcamaræ, *a. b*.
— filicis æthereum, *a*.
— fumariæ, *a. b*.
— graminis, *a. b*.
— guajaci, *a*.
— helenii, *a*.
— hyoscyami alcoholicum, *a*.
— » ex herba, *a. b*.
— juglandis, *a. b*.
— juniperi, *a. b*.
— lactucæ sativæ cum fœc., *a. b*.
— myrrhæ, *a*.
— nucis vomicæ, *a. b*.

Extractum opii, *a. b.*
— quassiæ, *a.*
— ratanhiæ, *a.*
— rhei, *a. b.*
— saponariæ, *a. b.*
— sarsaparillæ alcoholicum, *a.*
— scillæ alcoholicum, *a.*
— secalis cornuti, *a.*
— stramonii alcoholicum, *a.*
— » ex herba, *a. b.*
— taraxaci, *a. b.*
— trifolii aquatici, *a. b.*
— valerianæ aquosum, *a. b.*
Fafaræ fol., flores, *a. b.*
Fel tauri inspissatum, *a.*
Ferro-cyanuretum potassii depurat., *a.*
Ferrum pulveratum, *a. b.*
Filicis maris radix, *a. b.*
Fœniculi semen, *a. b.*
Fœnigræci semen, *a. b.*
Fuligo, *a.*
Fumariæ herba, *a. b.*
Galbanum, *a. b.*
Gallæ, *a. b.*
Gelatina baccarum sambuci, *a. b.*
Gemmæ pini, *a.*
Gentianæ radix, *a. b.*
Glycerina, *a. b.*
Graminis radix, *a. b.*
Granatum, cortex radicis, fructus, *a.*
Guajaci lignum, *a. b.*
Gummi arabicum, *a. b.*
— guttæ, *a. b.*
— tragacanthæ, *a. b.*
Hederæ terrestris herba florens, *a. b.*
Hellebori albi radix, *a. b.*
— nigri radix, *a. b.*
Helmintochorton, *a. b.*
Hirudo medicinalis, *a. b.*
Hydrargyrum, *a. b.*
— dulce, *a. b.*
— » præcipitatum, *a. b.*
— » vaporosum, *a. b.*
— sublimatum corrosivum, *a. b.*
Hyoscyami folia, semen, *a. b.*
Iodina, iodium, iodum, *a. b.*
Ioduretum amyli, *a.*
— (bi-) hydrargyri, *a.*
— (proto-) hydrargyri, *a.*
— plumbi, *a. b.*
— potassii, *a. b.*
— sulphuris, *a.*
Ipecacuanhæ radix, *a. b.*
Iridis florentinæ radix, *a. b.*
Jalappæ radix, *a. b.*
Jecoris aselli oleum, *a. b.*
Juglandis drupæ, folia, oleum, *a.*
Juniperi baccæ, *a. b.*
Kermes minerale Cluzelii, *a. b.*
Kino, *a. b.*
Kreosotum, *a. b.*
Labdanum, *a.*
Lactas ferri s. ferrosus, *a. b.*
Lactucarium, *a. b.*
Ladanum s. labdanum, *a.*
Lapathi acuti radix, *a.*
Lapis calaminaris, *a.*
Lauri folia, baccæ, oleum, *a. b.*
Lavandulæ flores, oleum, *a.*
Lichen islandicus, *a. b.*
Lini farina, oleum, semen, *a. b.*
Liquiritiæ radix, succus, *a. b.*
Lithargyrum, *a. b.*

Lupuli strobili, *a. b.*
Lupulina, *a.*
Lycopodii semen, *a. b.*
Magnesia, *a. b.*
Malvæ sylvestris herba, *a. b.*
Manna, *a. b.*
Mel, *a. b.*
— depuratum, *a. b.*
— escharoticum, *a. b.*
Meliloti summitates floridæ, *a.*
Melissæ herba, *a. b.*
Mellitum rosatum, *a. b.*
Menthæ piperitæ folia, summit., *a. b.*
Mezerei cortex, *a. b.*
Moschus, *a. b.*
Myrrha, *a. b.*
Nitras argenti crystallisatus, *a.*
— » fusus, *a. b.*
— (sub-) bismuthi, *a. b.*
— hydrargyri ammoniacalis, *a.*
— potassæ, *a. b.*
Nux vomica, *a. b.*
Oleum absinthii æthereum, *a.*
— amygdalarum æthereum, *a.*
— » expressum, *a. b.*
— anisi æthereum, *a. b.*
— » sulphuratum, *a.*
— cacao, *a.*
— caryophyllorum æther., *a. b.*
— chamomillæ vulgar, infus., *a.*
— cinnamomi, *a.*
— citri æthereum, *a. b.*
— crotonis tiglii, *a. b.*
— fœniculi æthereum, *a. b.*

Oleum hyoscyami infusum, *a. b.*
— lauri, *a. b.*
— lavandulæ, *a. b.*
— menthæ piperitæ æther., *a. b.*
— de narcoticis, *a.*
— olivarum, *a. b.*
— ricini, *a. b.*
— rorismarini æther., *a. b.*
— rutæ æthereum, *a.*
— sabinæ æthereum, *a.*
— salviæ æthereum, *a.*
— sinapis nigri æthereum, *a.*
— terebinthinæ essentiale, *a. b.*
Opium, *a. b.*
— depuratum, *a. b.*
Oxalas (bi-) potassæ, *a. b.*
Oxychloruretum antimonii s. stibii, *a.*
Oxydum ferri nigrum, *a.*
— hydrargyri, *a. b.*
— (bi-) manganesii, *a. b.*
— zinci s. zincicum, *a. b.*
Oxymel scilliticum, *a. b.*
— simplex, *a. b.*
Papaveris albi capita, semen, *a. b.*
— rhæados flores, *a. b.*
Phellandrii aquatici semen, *a.*
Phosphas sodæ, *a.*
Phosphorus venalis, *a.*
Pilulæ aloeticæ cum myrrha, *a.*
— ferruginosæ Blaud., *a.*
— hydrargyricæ, *a.*
— opii compositæ, *a.*
— purgantes Haenii, *a. b.*
— rufi, *a.*
Pix alba, *a. b.*
— liquida, *a.*

Pix nigra, *a.*
Polygala amara, tota planta, *a.*
— senega, radix, *a.*
Potassa fusa, *a. b.*
Pulvis opii compositus s. Doweri, [*a. b.*
Quassiæ lignum, *a. b.*
Quercus cortex, glandes, *a.*
Ratanhiæ radix, *a. b.*
Resina guajaci, *a. b.*
— jalappæ, *a. b.*
Rhei radix, *a. b.*
Rob juniperi, *a.*
Rosæ rubræ flores, *a. b.*
Rutæ herba, *a. b.*
Sabina, *a. b.*
Saccharum lactis, *a. b.*
— raffinatum, *a. b.*
Sagapenum, *a.*
Salep, *a. b.*
Salviæ herba, *a. b.*
Sambuci baccæ, cortex, flores, [*a. b.*
Sapo animalis, *a.*
— aromaticus, *a.*
— medicatus, *a.*
Sarsaparillæ radix, *a. b.*
Sassafras, *a. b.*
Scammonia s. scammonium, *a. b.*
Scillæ s. squillæ radix, *a. b.*
Secale cornutum, *a. b.*
Sennæ folia, *a. b.*
Sinapis alba, semen, *a.*
— nigra, semen, farina, *a. b.*
Soda liquida, *a.*
Sparadrapum commune, *a. b.*
Spigeliæ herba, radix, *a. b.*
Spireæ ulmariæ herba, flores, [*a. b.*
Stramonii folia, semen, *a. b.*
Strychnina, *a.*
Styrax solidus, *a. b.*
Succinas ammoniæ empyr. li- [quid., *a.*
Succinum, *a.*
Succus citri, *a.*
Sulphas aluminæ et potassæ ex- [siccatus, *a. b.*
— cupri venalis, *a.*
— ferri crystallisatus, *a. b.*
— magnesiæ s. magnesicus, [*a. b.*
— morphinæ, s. morphicus. [*a.*
— quininæ, *a. b.*
— sodæ depuratus, *a. b.*
— zinci s. zincicus cum aq., [*a. b.*
Sulphur auratum antimonii, *a. b.*
— depuratum s. lotum, *a. b.*
— præcipitatum, *a.*
— venale, *a. b.*
Sulphuretum antimonii nigrum, [*a.*
— calcii liquidum, *a. b.*
— hydrargyri nigrum, *a. b.*
— » rubrum, *a.*
— potassii officinale, *a. b.*
— sodii officinale, *a.*
Syrupus althææ, *a. b.*
— amygdalarum, *a. b.*
— asparagi, *a.*
— capillorum veneris, *a. b.*
— cichorei cum rheo, *a. b.*
— cochleariæ compositus, [*a. b.*
— corticis peruviani, *a. b.*
— corticum aurantiorum, *a. b.*

Syrupus fœniculi compositus, *a.*
— ipecacuanhæ, *a. b.*
— menthæ, *a. b.*
— mororum, *a. b.*
— opii, *a. b.*
— papaveris albi, *a. b.*
— » rhæados, *a. b.*
— rhamni cathartici, *a. b.*
— rhei, *a. b.*
— » compositus, *a. b.*
— ribesiorum, *a. b.*
— rubi idæi, *a. b.*
— sarsaparillæ compositus, *a. b.*
— simplex, *a. b.*
— succi citri, *a. b.*
— » cydoniorum, *a.*
— violarum, *a. b.*
Tabellæ bi-carbonatis sodæ, *a. b.*
— ipecacuanhæ, *a. b.*
— menthæ, *a. b.*
— sulphuris, *a. b.*
Tamarindi fructus, *a. b.*
Tanaceti herba, flores, *a. b.*
Tannas plumbi, *a.*
Taraxaci herba, radix, *a.*
Tartras potassæ et antimoni, *a. b.*
— » et sodæ, *a.*
Terebinthina, *a. b.*
— cocta, *a.*
Tiglii semen, oleum, *a.*
Tiliæ flores, *a. b.*
Tinctura absinthii, *a.*
— aconiti, *a. b.*
— » ætherea, *a.*
— aloes, *a.*
— arnicæ, *a. b.*
— asæ fœtidæ, *a. b.*
Tinctura balsami tolutani, *a.*
— belladonnæ, *a. b.*
— benzoes, *a. b.*
— » composita, *a. b.*
— cantharidum, *a. b.*
— castorei canadensis, *a. b.*
— » sibirici, *a.*
— catechu, *a.*
— chinæ crocata, *a. b.*
— » flavæ, *a. b.*
— » fuscæ, *a.*
— » rubræ, *a.*
— chlorureti ferri ætherea, *a.*
— cicutæ s. conii, e semin., *a.*
— cinnamomi, *a. b.*
— colchici, e seminibus, *a. b.*
— corticum aurantiorum, *a. b.*
— croci, *a.*
— digitalis, *a. b.*
— gentianæ, *a. b.*
— hyoscyami, *a.*
— jalappæ, *a. b.*
— kino, *a.*
— lobeliæ, *a. b.*
— myrrhæ, *a. b.*
— nucis vomicæ, *a. b.*
— opii, *a. b.*
— » benzoïca, *a.*
— » fermentatione parata, *a.*
— pyrethri, *a.*
— quassiæ, *a.*
— rhei, *a. b.*
— scillæ, *a. b.*
— stramonii, *a.*
— valerianæ, *a. b.*
Tutia s. tuthia, *a.*

Unguentum acetatis (sub-) plum-
[bi, *a. b.*
— basilicum, *a. b.*
— camphoratum, *a.*
— cantharidum album, *a. b.*
— fœnigræci composit., *a. b.*
— hydrargyri, *a. b.*
— » mitius, *a. b.*
— laurinum, *a.*
— mezerei, *a.*
— nitratis hydrargyri, *a. b.*
— oxydi hydrargyri, s. hy-
[drargyrici, *a. b.*
— oxygenatum, *a.*
— populeum, *a. b.*
— rosatum, *a. b.*
— sabinæ, *a.*
— styracis compositum, *a. b.*
Uvæ ursi folia, *a. b.*
Valerianæ radix, *a. b.*
Valerianas quininæ, *a.*
— sesqui-oxydi ferri, *a.*
— zinci s. zincicus, *a.*
Verbasci folia, flores, *a. b.*
Veronicæ officinalis herba, *a. b.*
Vinum amarum alcalisatum, *a.*
— antimoniatum, *a. b.*
— aromaticum, *a.*
— aurantiorum compositum,
[*a.*
— colchici, e seminibus, *a.*
— opii aromaticum, *a. b.*
— rhei, *a. b.*
Violæ odoratæ flores, *a. b.*
Zedoariæ radix, *a. b.*
Zincum, *a. b.*
Zingiberis radix, *a. b.*

Pour la commission médicale du Brabant :

Le secrétaire, DE BIEFVE.

Le président, SEUTIN.

Approuvé en conformité de l'art. 2 de la loi du 9 juillet 1858.

Bruxelles, le 31 décembre 1859.

Le ministre de l'intérieur,
CH. ROGIER.

ARRÊTÉ ROYAL DU 4 JUILLET 1860 ADOPTANT LE SYSTÈME DÉCIMAL POUR LE DÉBIT DES MÉDICAMENTS.

Léopold, etc.

Vu l'art. 5, §§ 3, 4 et 5 de la loi du 9 juillet 1858 ayant pour objet l'introduction d'une nouvelle Pharmacopée officielle, lesquels sont ainsi conçus :

« Sont applicables à la prescription et au débit des médicaments, les dispositions de la loi du 1er octobre 1855, sur le système décimal métrique des poids et mesures.

« Les ordonnances des médecins sont assimilées aux actes énoncés à l'art. 3 de la même loi.

« Toutefois, un délai de deux ans est accordé aux intéressés pour se conformer à cette dernière loi. »

Vu la loi précitée du 1er octobre 1855, ainsi que les arrêtés royaux des 4, 6 et 9 octobre 1855, 13 novembre 1858 et 6 février 1860, qui en ont réglé l'exécution;

Vu l'arrêté royal du 21 octobre 1819 concernant l'ancien poids médical;

Sur la proposition de notre ministre de l'intérieur,

Nous avons arrêté et arrêtons :

Art. 1er. A dater du 10 juillet 1860, il est interdit aux pharmaciens et, en général, à toutes les personnes autorisées à délivrer des médicaments, de se servir des poids médicaux dont ils ont fait usage jusqu'ici, et même de les avoir dans leur officine ou dépôt, ainsi que dans les lieux qui en dépendent, lesquels poids sont abrogés par la loi du 9 juillet 1858.

Art. 2. A partir de ladite époque ils se serviront exclusivement de poids décimaux métriques, dont la valeur et la dénomination sont déterminés dans le tableau annexé à la loi du 1er octobre 1855 sur les poids et mesures.

Art. 3. Les dispositions en vigueur concernant la composition, la forme, le poinçonnage, la vérification et la surveillance des poids et instruments de pesage destinés aux transactions commerciales en général, sont rendues applicables aux poids et aux balances dont il est fait usage dans les officines pharmaceutiques, sauf les modifications indiquées ci-après.

Art. 4. Les pharmaciens et autres personnes autorisées à délivrer des médicaments, sont tenus d'avoir, en tout temps, dans leur officine ou dans leur dépôt, la série de poids suivants :

1	poids de	500	grammes	(demi-kilogramme) ;
1	—	200	—	(double hectogramme) ;
2	—	100	—	(hectogramme) ;
1	—	50	—	(demi-hectogramme) ;
1	—	20	—	(double décagramme) ;
2	—	10	—	(décagramme) ;
1	—	5	—	(démi-décagramme) ;
2	—	2	—	(double gramme) ;
1	—	1	gramme ;	
1	—	1	demi-gramme ;	
1	—	20	centigrammes	(double décigramme) ;
2	—	10	—	(décigramme) ;
1	—	5	—	(demi-décigramme) ;
1	—	2	—	(double centigramme) ;
2	—	1	centigramme ;	
1	—	1	demi-centigramme.	

Ces poids seront en cuivre jaune fondu et massifs. Ils auront la forme d'un cylindre surmonté d'un bouton.

Toutefois, les poids, depuis et y compris le demi-gramme jusqu'au demi-centigramme, pourront être faits avec des lames d'argent, de platine ou de cuivre jaune, minces et coupées carrément. Pour les saisir plus facilement, l'un des coins sera relevé.

Art. 5. Ils sont également tenus d'avoir, en tout temps, au moins deux balances à bras égaux, l'une particulièrement destinée à peser les multiples du gramme, sensible au décigramme, et l'autre particulièrement destinée à peser le gramme et ses sous-multiples, sensible à 5 milligrammes.

Art. 6. Les médecins, et en général toutes les personnes autorisées à prescrire des médicaments, se conformeront exclusivement dans leurs ordonnances aux dénominations des poids décimaux métriques adoptés par la loi du 1er octobre 1855.

Art. 7. Sans préjudice du droit que la loi du 1er octobre 1855 confère aux agents dénommés à l'art. 13, les commissions médicales veilleront à ce que les prescriptions du présent arrêté soient fidèlement observées.

Art. 8. Notre ministre de l'intérieur est chargé de l'exécution du présent arrêté.

Donné à Laeken, le 4 juillet 1860.

(Signé) LÉOPOLD.

Par le roi :
Le ministre de l'intérieur.
(Signé) Ch. Rogier.

ARRÊTÉ ROYAL DU 12 MARS 1861, PORTANT MODIFICATION AU RÈGLEMENT ORGANIQUE DU JURY D'EXAMEN, EN DATE DU 10 JUIN 1857, EN CE QUI CONCERNE LE JURY CHARGÉ DE PROCÉDER AUX EXAMENS DE PHARMACIEN.

Léopold, roi des Belges,

Revu les articles 18 et 19 de notre arrêté du 10 juin 1857, concernant le jury chargé de procéder aux examens de pharmacien,

Sur la proposition de Notre ministre de l'intérieur,

Nous avons arrêté et arrêtons :

Art. 1er. Les art. 18 et 19 de notre arrêté du 10 juin 1857, portant règlement organique des jurys d'examen institués par la loi du 1er mai 1857, sont remplacés par les deux dispositions suivantes :

« Art. 18. Les jurys universitaires de *médecine* sont subdivisés en cinq sections.

« I. Pour le grade de candidat en médecine, en chirurgie et en accouchements;

« II. Pour le premier examen de docteur en médecine, en chirurgie et en accouchements;

« III. Pour le deuxième examen de docteur en médecine, en chirurgie et en accouchements;

« IV. Pour le troisième examen de docteur en médecine, en chirurgie et en accouchements;

« V. Pour l'examen de pharmacien.

« La IVe section procède à l'examen des docteurs en médecine qui, usant de la disposition transitoire contenue dans l'art. 49 de la loi du 1er mai 1857, voudront acquérir les diplômes spéciaux de docteur en chirurgie et de docteur en accouchements.

« Art. 19. Il y a un jury central pour la philosophie et les lettres, un pour les sciences, deux pour le droit et deux pour la médecine, la chirurgie et les accouchements.

« Des deux jurys de droit,

« L'un fait les examens de candidat;

« L'autre fait les examens du doctorat en droit et, après avoir été modifié selon les besoins, les examens de candidat notaire et ceux du doctorat en sciences politiques et administratives.

« Des deux jurys de médecine,

« L'un fait les examens de candidat en médecine, en chirurgie et en accouchements;

« L'autre fait les trois examens de docteur en médecine, en chirurgie et en accouchements et, s'il y a lieu, les examens spéciaux de docteur en chirurgie et de docteur en accouchements, d'après la loi du 27 septembre 1835.

« Une section spéciale est adjointe au jury central du doctorat en médecine, en chirurgie et en accouchements, pour procéder aux examens de pharmacien. »

Art. 2. Notre ministre de l'intérieur est chargé de l'exécution du présent arrêté.

Donné à Bruxelles, le 12 mars 1861.

LÉOPOLD.

LOI DU 27 MARS 1861 ÉTABLISSANT L'EXAMEN DE GRADUÉ EN LETTRES.

Léopold, etc.,

Les Chambres ont adopté, et Nous sanctionnons ce qui suit :

Art. 1er. Le mode de nomination des membres des jurys d'examen, déterminé par l'art. 24 de la loi du 1er mai 1857, et provisoirement établi pour une période de trois ans par l'art. 60 de la même loi, est prorogé pour les deux sessions de chacune des années 1861 et 1862.

Le système d'examen établi par la même loi sera revisé avant la deuxième session de 1862.

Art. 2. Nul n'est admis à l'examen de candidat en philosophie et lettres, ou de candidat en sciences, s'il n'a obtenu le titre de gradué en lettres.

Nul n'est admis à l'examen de candidat en pharmacie ou de candidat notaire, s'il n'a obtenu le titre de gradué en lettres ou subi avec succès un examen qui en tient lieu.

Art. 3. L'examen de gradué en lettres comprend :

1° Une composition latine ;

2° Une traduction du latin en français;

3° Une traduction du grec en français;

4° Une composition française, flamande ou allemande, au choix du récipiendaire;

5° Une traduction du latin en français, ou en flamand, à livre ouvert;

6° L'algèbre jusqu'aux équations du second degré;

7° La géométrie plane ou la géométrie à trois dimensions, au choix du récipiendaire.

Les récipiendaires qui se destinent à la candidature en sciences seront toujours interrogés sur la géométrie à trois dimensions.

L'examen préalable à celui de candidat en pharmacie comprend :

1° Une traduction du latin en français;

2° Une rédaction française;

3° L'algèbre jusqu'aux équations du second degré.

L'examen préalable à celui de candidat notaire comprend :

1° Une traduction du latin en français;

2° Une rédaction française;

3° L'algèbre jusqu'aux équations du second degré;

4° La géométrie plane;

5° La trigonométrie rectiligne.

Ces examens ont lieu par écrit et oralement. Pour l'examen de gradué en lettres, l'épreuve écrite porte sur les quatre premiers numéros; pour les deux autres examens, sur les deux premiers numéros; l'épreuve orale embrasse les autres matières.

ART. 4. Nul n'est admis aux examens déterminés par l'art. 3, s'il ne justifie par certificat, conformément à la loi du 1er mai 1857, qu'il a suivi un cours d'humanités jusqu'à la rhétorique inclusivement, ou s'il ne subit avec succès l'examen supplémentaire dont il sera parlé à l'article suivant, et qui remplace l'épreuve préparatoire établie par la loi du 1er mai 1857.

Le certificat constate spécialement l'étude des matières comprises dans l'examen supplémentaire.

ART. 5. L'examen supplémentaire comprend :

1° Les principes de rhétorique;

2° L'histoire grecque et l'histoire romaine;

3° L'histoire de Belgique;

4° La géographie;

5° Le flamand, l'allemand ou l'anglais, au choix du récipiendaire;

6° L'arithmétique;

7° Les notions élémentaires de physique.

Le récipiendaire qui se prépare au notariat ne sera pas examiné sur les nos 1, 2, 5 et 7; celui qui se destine à la pharmacie ne sera pas examiné sur les nos 1, 2 et 5.

ART. 6. La durée et le mode des examens prescrits par la présente loi sont déterminés par le gouvernement.

ART. 7. Le gouvernement procède à la formation des jurys chargés de la vérification des certificats et des examens susmentionnés.

Il prend les mesures réglementaires que leur organisation nécessite.

Il compose chaque jury de sorte que les professeurs de l'enseignement dirigé ou subsidié par l'État et ceux de l'enseignement privé y soient appelés en nombre égal.

Le président du jury est choisi en dehors du corps enseignant.

ART. 8. Les frais d'examen sont réglés ainsi qu'il suit :

Pour chacun des examens déterminés à l'art. 3, 20 francs.

Pour l'examen supplémentaire, 10 francs.

Pour la vérification du certificat d'études moyennes, 10 francs.

Le récipiendaire qui n'a pas répondu d'une manière satisfaisante est refusé ou ajourné.

Le récipiendaire ajourné paye le quart des frais d'examen, et le récipiendaire refusé, la moitié des frais d'examen, s'ils se présentent à une autre session.

Art. 9. Les dispositions de l'art. 2 et suivants de la présente loi ne sont pas applicables à ceux qui auront satisfait aux prescriptions analogues, soit de l'art. 37, § 1, ou de l'art. 65, § 9, de la loi du 15 juillet 1849, soit de l'art. 2 de la loi du 1er mai 1857, ou qui auront profité du bénéfice de l'art. 56 de cette dernière loi.

La disposition du § 2 du n° 7 de l'art. 3 n'est pas applicable aux récipiendaires qui se présenteront à la session de 1861.

Ceux qui prouveront avoir commencé leur stage notarial avant le 1er mai 1860 sont également dispensés de l'examen établi par la présente loi.

Art. 10. La présente loi sera obligatoire le lendemain du jour de sa publication.

Promulguons la présente loi, ordonnons qu'elle soit revêtue du sceau de l'Etat et publiée par la voie du *Moniteur*.

Donné à Laeken, le 27 mars 1861.

LÉOPOLD.

—

CIRCULAIRE MINISTÉRIELLE DU 24 MAI 1861, ATTRIBUANT AUX COMMISSIONS MÉDICALES PROVINCIALES, A L'EXCLUSION DES COMMISSIONS MÉDICALES LOCALES, LA VISITE DES PHARMACIES.

Monsieur le gouverneur,

La question qui fait l'objet de ma circulaire du 3 octobre 1860 a été résolue par un arrêt de la Cour d'appel de Bruxelles, en date du 5 avril 1861, dans ce sens que l'arrêté royal du 28 décembre 1859 enlève légalement aux commissions médicales locales le pouvoir de faire la visite des pharmacies et des dépôts de médicaments établis au siége desdites commissions, cet arrêté ayant exclusivement attribué la visite dont il s'agit aux commissions médicales.

Je vous prie, Monsieur le gouverneur, de vouloir bien inviter les commissions médicales de votre province à se conformer à cette jurisprudence et charger les administrations communales des villes de votre ressort où existent des commissions médicales locales, d'adresser à celles-ci la même invitation.

Bruxelles, le 24 mai 1861.

Le ministre de l'intérieur,
CH. ROGIER.

FIN

TABLE DES MATIÈRES

CHAPITRE Ier.

Étymologie des mots apothicaire et pharmacien 1
Origine de la pharmacie 2
Esquisse générale de l'histoire de la pharmacie depuis les temps les plus reculés jusqu'en 1803 2
Déclaration royale de France relative aux poisons (juillet 1682) 10
Arrêt du Parlement de Paris de 1748 enjoignant aux apothicaires de suivre le formulaire de la Faculté de médecine. 13
Déclaration du roi de France de 1777, réglant les professions de pharmacien et d'épicier 14
Statuts du Collége de pharmacie de France en 1780 19
Tarif des droits et frais pour la réception d'un maître en pharmacie. 25

CHAPITRE II.

La pharmacie dans l'ancienne Belgique 27
Placards, ordonnances, édits et règlements publiés dans les différentes provinces belges du XIVe au XVIIe siècle, sur la pharmacie 29
Réflexions 42

CHAPITRE III.

La pharmacie en Belgique sous la domination française, depuis 1791 jusqu'en 1814 48

Loi du 21 germinal et arrêté du 25 thermidor an XI. Décret du 25 fructidor an XII 65
Loi interprétative de l'article 36 de celle du 21 germinal sur la police de la pharmacie. 79
Ordonnance concernant l'exercice de la pharmacie et la vente des plantes médicinales 80
Loi du 25 thermidor an XI, concernant les écoles de pharmacie 82
Ordonnance de 1806, concernant les élèves en pharmacie . . 94
Ordonnance de l'an XII, concernant l'exercice de la pharmacie et la vente des plantes médicinales. 96
Ordonnance concernant la vente des substances vénéneuses. 98
Ordonnance de l'an XII et de 1810, concernant la vente en gros et en détail des plantes médicinales indigènes fraîches ou sèches 101
Décret impérial de l'an XIII, relatif à la vente et à la distribution publique de certains remèdes. 105
Décret impérial de 1810, concernant les remèdes secrets . . 105
Projet d'organisation et plan de travail pour la commission des remèdes secrets. 108
Instruction aux propriétaires de remèdes secrets du 18 août 1810 111
Décret impérial prorogeant le délai fixé du décret de 1810, relatif aux remèdes secrets 113
Réflexions 113

CHAPITRE IV.

Législation et organisation des études pharmaceutiques en Belgique sous la domination hollandaise, depuis 1815 jusqu'en 1830 131
Loi du 12 mars 1818, réglant tout ce qui a rapport à la police et à la discipline médicales 139
Règlement ou arrêté de 1818, concernant les commissions médicales provinciales. 151
Arrêté de 1818, concernant les fonctions des commissions médicales provinciales. 158
Arrêté de 1818, concernant la surveillance à exercer en cas de maladies contagieuses 160

Instructions approuvées par arrêté du 31 mai 1818 pour les docteurs en médecine. 162
Idem, pour les chirurgiens de ville. 170
Idem, pour les chirurgiens de campagne. 174
Idem, pour les accoucheurs 180
Idem, pour les apothicaires 183
Idem, pour les sages-femmes. 188
Idem, pour les droguistes. 191
Sur quelques dispositions de la loi du 12 mars et l'arrêté du 31 mai 1818 en ce qui concerne les droguistes . . . 194
Arrêté du 15 juillet 1818, renfermant les dispositions touchant la vente des drogues médicinales ou préparations chimiques 197
Arrêté royal du 28 avril 1821 sur l'introduction de la Pharmacopée belgique 198
Loi du 12 juillet 1821, contenant des dispositions sur l'usage de la Pharmacopée belgique. 200
Réflexions critiques, au point de vue des abus, sur les commissions médicales provinciales 202
Idem, sur la délivrance des médicaments par les médecins de campagne 212
Idem, sur la vente des médicaments par les droguistes. . . 242
Idem, sur la prescription et la vente des remèdes secrets et des spécialités des produits pharmaceutiques. 246
De la cession des brevets d'invention pour remèdes 254
Des prête-noms ou associations fictives 256
De la concurrence pharmaceutique. 264

CHAPITRE V.

La pharmacie en Belgique sous le règne de Léopold Ier. Modifications apportées à l'enseignement supérieur de la pharmacie depuis 1830 jusqu'en 1861 266
Arrêté royal du 6 avril 1845, déterminant le mode de nomination des présidents et secrétaires des commissions médicales provinciales 292
Arrêté royal du 2 juin 1846, fixant la rétribution à payer aux commissions médicales provinciales pour le visa des

diplômes conférant le droit d'exercer une branche de l'art de guérir 293
Circulaire ministérielle du 8 septembre 1846, concernant la taxe à allouer aux médecins, pharmaciens, etc., lorsqu'ils sont appelés devant les cours ou tribunaux à raison des visites, rapports, etc., faits par eux. 295
Circulaire ministérielle du 18 novembre 1846, concernant le payement des honoraires et vacations des médecins et pharmaciens appelés devant la justice 296
Décision ministérielle du 20 janvier 1847, concernant le mode de payement des rétributions pour examens et visas de diplômes devant les commissions médicales provinciales. 299
Loi du 25 mai 1847, autorisant le gouvernement à dispenser des boursiers belges de l'université de Bologne d'une partie des examens universitaires 300
Circulaire ministérielle du 28 janvier 1850, réglant la réception des pharmaciens par les jurys 300
Arrêté royal du 31 décembre 1850, réglant les dépenses résultant du service des commissions médicales provinciales. 302
Circulaire ministérielle du 20 février 1851, concernant les examens à faire subir aux pharmaciens allant s'établir dans une province autre que celle dans laquelle ils ont été diplômés 306
Loi du 17 mars 1856, réprimant la falsification des denrées alimentaires et médicamenteuses 308
Loi du 1er mai 1857 sur les jurys d'examen pour la collation des grades académiques 311
Règlement organique des jurys d'examen. 328
Loi organique de l'enseignement supérieur aux frais de l'État, du 15 juillet 1849. 343
Des diplômes scientifiques spéciaux. 349
Exposé des motifs du projet de loi pour l'introduction de la Pharmacopée officielle. 352
Projet de loi pour l'introduction de la nouvelle Pharmacopée. 354
Loi pour l'introduction de la nouvelle Pharmacopée officielle. 357
Circulaire de la commission médicale provinciale du Brabant, du 15 novembre 1858, aux pharmaciens établis dans la province, concernant le stage officinal 361

Arrêté royal du 28 décembre 1859 approuvant la Pharmacopée. 362
Arrêté ministériel du 30 décembre 1859, concernant les substances et préparations médicamenteuses qui doivent se trouver en tout temps dans les pharmacies 364
Liste des médicaments qui doivent se trouver en tout temps dans les dépôts et officines des médecins de campagne et des pharmaciens. 365
Arrêté royal du 4 juillet 1860, adoptant le système décimal pour le débit des médicaments 375
Arrêté royal du 12 mars 1861, portant modification au règlement organique du jury d'examen en ce qui concerne le jury chargé de procéder aux examens de pharmaciens. . 378
Loi du 27 mars 1861, établissant l'examen de gradué en lettres 380
Circulaire ministérielle du 24 mai 1861, attribuant aux commissions médicales provinciales, à l'exclusion des commissions médicales locales, la visite des pharmacies. . . . 383

FIN DE LA TABLE DES MATIÈRES

TABLE ALPHABÉTIQUE

DES ANNOTATIONS

Arrêt de la Cour de cassation de France de 1811, concernant la vente des vins et spiritueux par les pharmaciens. . . 72

Arrêts concernant la vente des remèdes secrets. . . 74. 144. 149

Arrêt de la Cour de Liége de 1836, concernant la délivrance des poisons. 143

Arrêt du Conseil d'État du 15 mai 1718, concernant les remèdes secrets 127

Arrêt de la Cour de cassation, concernant les prête-noms. . 257

Arrêté (l') du 31 mai 1818 pour les apothicaires est-il obligatoire en Belgique? 183

Association entre pharmaciens et étrangers. 258

Charlatanisme 122

Circulaire du 19 décembre 1851 de M. le ministre de l'intérieur relative à la vente des remèdes secrets 288

Conventions entre médecins et pharmaciens. 150

Commissions (les) médicales locales sont des établissements communaux 158

Délivrance des médicaments par les maisons religieuses. 217. 239

Droguistes (les) peuvent-ils exposer en vente des médicaments qu'ils ne peuvent vendre? 73. 191

Dispositions testamentaires en faveur des pharmaciens. . . 43

Débit des médicaments par les personnes étrangères à la pharmacie 143

Exercice illégal de l'art de guérir. 143. 144. 145. 146

Exercice illégal de la pharmacie. 148

Élèves en pharmacie ; leur admission dans les hôpitaux . . 89

Élèves en pharmacie qui veulent s'établir dans le but d'enlever la clientèle de leurs patrons 95

Herboriste (l') peut-il cumuler deux professions s'il paye la la patente la plus élevée? 102

Infractions (les) non prévues par la loi peuvent-elles être punies? 82
Instructions (les) du 31 mai 1818 sont-elles nulles pour défaut de publication et absence de sanction pénale? 162

Légalité de la taxe pour frais de visite dans les pharmacies. . 91
Lettre du prévôt de pharmacie de France de 1695, concernant la liberté du commerce pharmaceutique. 219
Loi du 28 mars 1817 sur l'entrée des médicaments en France. 250. 254
Loi (la) de 1818 a-t-elle abrogé celle du 21 germinal? . . . 139

Officier (l') qui délivre gratuitement des médicaments commet-il un délit? 82
Officiers (les) de santé sont-ils justiciables des tribunaux de commerce? 70
Officier (un) de santé peut-il fournir des médicaments? . . 82
Ordonnance d'Anvers de 1786 33
— du Brabant de 1649. 34
— des Flandres de 1683 34
— de Liége de 1699. 35

Pénalités applicables aux pharmaciens qui ne transcrivent pas les poisons qu'ils délivrent 73. 143
Priviléges du pharmacien. 45
Probité imposée aux pharmaciens 43
Prohibition de la vente des médicaments par une personne étrangère à la pharmacie 69. 143. 145. 243
Pharmacien (le) est-il commerçant? 69
Pharmacien (le) peut-il faire dans son officine un commerce autre que celui des préparations médicinales? 72
Pharmacien (le) qui ne tient pas sous clef les poisons est-il punissable? 73
Pharmacien (le) peut-il tenir deux officines? 68
Prête-noms. 147. 256. 257

Quid de l'exposition des compositions et préparations pharmaceutiques par les droguistes. 191
Quid de la vente d'une pharmacie à un élève non diplômé. . 261

Remèdes secrets 74. 144. 149. 288
Règlement de l'École spéciale de pharmacie de Bruxelles. . 274
Responsabilité des élèves en pharmacie. 66
Responsabilité des pharmaciens. 45
Responsabilité des pharmaciens dans les empoisonnements involontaires 118

Sentence du lieutenant de police de France de 1760 contre les Jésuites pour vente de médicaments 218

ERRATA : Page 212, ligne 18, lisez *instruction* au lieu de *institution*.

FIN DE LA TABLE DES ANNOTATIONS

Bruxelles. — Typ. Combe & Vande Weghe, Vieille-Halle-aux-Blés, 15.

www.ingramcontent.com/pod-product-compliance
Ingram Content Group UK Ltd.
Pitfield, Milton Keynes, MK11 3LW, UK
UKHW020319200726
13857UKWH00001B/217